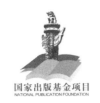

国家出版基金项目
NATIONAL PUBLICATION FOUNDATION

"十二五"国家重点图书出版规划项目

公共安全应急管理丛书

地震应急医学救援
"两期三段"研究
——基于玉树地震医学救援实证分析

张鹭鹭　康　鹏　顾　洪◎主编

国家自然科学基金重大研究计划培育项目(编号：91224005)
国家自然科学基金青年项目(编号：71103194)
上海市卫生系统重要疾病联合攻关项目重点项目(编号：2013ZYJB0006)
军队"2110工程"三期建设

科 学 出 版 社
北 京

内 容 简 介

　　本书聚焦地震应急医学救援规律，重点对玉树地震应急医学救援行动进行实证分析，并与汶川地震等国内外多次重大地震灾害应急医学救援比较，提出伤病员救治和救援力量部署的"两期三段"系统结构理论，基于"伤员流"与"救援力量"两条主线，从本地救援力量、区域支援力量、战略支援力量三个层面，开展"两期三段"系统研究与效率评估，并附有"中国青海玉树地震应急医学救援评估报告"，为灾害医学救援实践提供理论支持。

　　本书是应用实践与探索性研究相结合的参考书，可供卫生事业管理及相关专业的本科生、研究生，以及本领域的管理人员和科研人员参考使用，同时对应急医学救援政策制定具有重要意义。

图书在版编目(CIP)数据

　　地震应急医学救援"两期三段"研究：基于玉树地震医学救援实证分析/张鹭鹭，康鹏，顾洪主编. —北京：科学出版社，2016

　　（公共安全应急管理丛书）

　　ISBN 978-7-03-043187-5

　　I.①地… II.①张…②康…③顾… III.①地震灾害-急救-研究 IV.①R459.7

　　中国版本图书馆 CIP 数据核字（2015）第 017984 号

责任编辑：魏如萍　王景坤/责任校对：刘亚琦
责任印制：霍　兵/封面设计：无极书装

科 学 出 版 社 出版
北京东黄城根北街 16 号
邮政编码：100717
http://www.sciencep.com

中国科学院印刷厂 印刷
科学出版社发行　各地新华书店经销

*

2016 年 7 月第　一　版　开本：720×1000　1/16
2016 年 7 月第一次印刷　印张：18 1/2
字数：373 000

定价：110.00 元
（如有印装质量问题，我社负责调换）

丛书编委会

主　编

范维澄　教　授　清华大学
郭重庆　教　授　同济大学

副主编

吴启迪　教　授　国家自然科学基金委员会管理科学部
闪淳昌　教授级高工　国家安全生产监督管理总局

编　委（按姓氏拼音排序）

曹河圻　研究员　国家自然科学基金委员会医学科学部
邓云峰　研究员　国家行政学院
杜兰萍　副局长　公安部消防局
高自友　教　授　国家自然科学基金委员会管理科学部
李湖生　研究员　中国安全生产科学研究院
李仰哲　局　长　国家发展和改革委员会经济运行调节局
李一军　教　授　国家自然科学基金委员会管理科学部
刘　克　研究员　国家自然科学基金委员会信息科学部
刘铁民　研究员　中国安全生产科学研究院
刘　奕　副教授　清华大学
陆俊华　副省长　海南省人民政府
孟小峰　教　授　中国人民大学
邱晓刚　教　授　国防科技大学
汪寿阳　研究员　中国科学院数学与系统科学研究院
王飞跃　研究员　中国科学院自动化研究所
王　垒　教　授　北京大学
王岐东　研究员　国家自然科学基金委员会计划局
王　宇　研究员　中国疾病预防控制中心

本书编委会

主 编　张鹭鹭　康　鹏　顾　洪

副主编　梁万年　刘　源　刘　旭

编 者 （以姓氏笔画为序）

王博文	吕奕鹏	刘　宁	刘　旭	刘　源
刘志鹏	安　伟	李正懋	杨国士	杨鸿洋
时兴彪	沈　燕	张　义	张鹭鹭	陈羽中
林俊聪	周　俊	郝　璐	祝增红	顾　洪
唐碧菡	康　鹏	梁万年	葛　阳	薛　晨

总　序

　　自美国"9·11事件"以来，国际社会对公共安全与应急管理的重视度迅速提升，各国政府、公众和专家学者都在重新思考如何应对突发事件的问题。当今世界，各种各样的突发事件越来越呈现出频繁发生、程度加剧、复杂复合等特点，给人类的安全和社会的稳定带来更大挑战。美国政府已将单纯的反恐战略提升到针对更广泛的突发事件应急管理的公共安全战略层面，美国国土安全部2002年发布的《国土安全国家战略》中将突发事件应对作为六个关键任务之一。欧盟委员会2006年通过了主题为"更好的世界，安全的欧洲"的欧盟安全战略并制订和实施了"欧洲安全研究计划"。我国的公共安全与应急管理自2003年抗击"非典"后受到从未有过的关注和重视。2005年和2007年，我国相继颁布实施了《国家突发公共事件总体应急预案》和《中华人民共和国突发事件应对法》，并在各个领域颁布了一系列有关公共安全与应急管理的政策性文件。2014年，我国正式成立"中央国家安全委员会"，习近平总书记担任委员会主任。2015年5月29日中共中央政治局就健全公共安全体系进行第二十三次集体学习。中共中央总书记习近平在主持学习时强调，公共安全连着千家万户，确保公共安全事关人民群众生命财产安全，事关改革发展稳定大局。这一系列举措，标志着我国对安全问题的重视程度提升到一个新的战略高度。

　　在科学研究领域，公共安全与应急管理研究的广度和深度迅速拓展，并在世界范围内得到高度重视。美国国家科学基金会（National Science Foundation，NSF）资助的跨学科计划中，有五个与公共安全和应急管理有关，包括：①社会行为动力学；②人与自然耦合系统动力学；③爆炸探测预测前沿方法；④核探测技术；⑤支持国家安全的信息技术。欧盟框架计划第5～7期中均设有公共安全与应急管理的项目研究计划，如第5期（FP5）——人为与自然灾害的安全与应急管理，第6期（FP6）——开放型应急管理系统、面向风险管理的开放型空间数据系统、欧洲应急管理信息体系，第7期（FP7）——把安全作为一个独立领域。我国在《国家中长期科学和技术发展规划纲要（2006—2020年）》中首次把公共安全列为科技发展的11个重点领域之一；《国家自然科学基金"十一五"

发展规划》把"社会系统与重大工程系统的危机/灾害控制"纳入优先发展领域；国务院办公厅先后出台了《"十一五"期间国家突发公共事件应急体系建设规划》、《"十二五"期间国家突发事件应急体系建设规划》、《"十二五"期间国家综合防灾减灾规划》和《关于加快应急产业发展的意见》等。在 863、973 等相关科技计划中也设立了一批公共安全领域的重大项目和优先资助方向。

　　针对国家公共安全与应急管理的重大需求和前沿基础科学研究的需求，国家自然科学基金委员会于 2009 年启动了"非常规突发事件应急管理研究"重大研究计划，遵循"有限目标、稳定支持、集成升华、跨越发展"的总体思路，围绕应急管理中的重大战略领域和方向开展创新性研究，通过顶层设计，着力凝练科学目标，积极促进学科交叉，培养创新人才。针对应急管理科学问题的多学科交叉特点，如应急决策研究中的信息融合、传播、分析处理等，以及应急决策和执行中的知识发现、非理性问题、行为偏差等涉及管理科学、信息科学、心理科学等多个学科的研究领域，重大研究计划在项目组织上加强若干关键问题的深入研究和集成，致力于实现应急管理若干重点领域和重要方向的跨域发展，提升我国应急管理基础研究原始创新能力，为我国应急管理实践提供科学支撑。重大研究计划自启动以来，已立项支持各类项目八十余项，稳定支持了一批来自不同学科、具有创新意识、思维活跃并立足于我国公共安全核应急管理领域的优秀科研队伍。百余所高校和科研院所参与了项目研究，培养了一批高水平研究力量，十余位科研人员获得国家自然科学基金"国家杰出青年科学基金"的资助及教育部"长江学者"特聘教授称号。在重大研究计划支持下，百余篇优秀学术论文发表在 SCI/SSCI 收录的管理、信息、心理领域的顶尖期刊上，在国内外知名出版社出版学术专著数十部，申请专利、软件著作权、制定标准规范等共计几十项。研究成果获得多项国家级和省部级科技奖。依托项目研究成果提出的十余项政策建议得到包括国务院总理等国家领导人的批示和多个政府部门的重视。研究成果直接应用于国家、部门、省市近十个"十二五"应急体系规划的制定。公共安全和应急管理基础研究的成果也直接推动了相关技术的研发，科技部在"十三五"重点专项中设立了公共安全方向，基础研究的相关成果为其提供了坚实的基础。

　　重大研究计划的启动和持续资助推动了我国公共安全与应急管理的学科建设，推动了"安全科学与工程"一级学科的设立，该一级学科下设有"安全与应急管理"二级学科。2012 年公共安全领域的一级学会"（中国）公共安全科学技术学会"正式成立，为公共安全领域的科研和教育提供了更广阔的平台。在重大研究计划执行期间，还组织了多次大型国际学术会议，积极参与国际事务。在世界卫生组织的应急系统规划设计的招标中，我国学者组成的团队在与英、美等国家的技术团队的竞争中胜出，与世卫组织在应急系统的标准、设计等方面开展了密切合作。我国学者在应急平台方面的研究成果还应用于多个国家，取得了良好的国际声誉。各类国际学术活动的开展，极大地提高了我国公共安全与应急管理在国际学术界的声望。

为了更广泛地和广大科研人员、应急管理工作者以及关心、关注公共安全与应急管理问题的公众分享重大研究计划的研究成果，在国家自然科学基金委员会管理科学部的支持下，由科学出版社将优秀研究成果以丛书的方式汇集出版，希望能为公共安全与应急管理领域的研究和探索提供更有力的支持，并能广泛应用到实际工作中。

为了更好地汇集公共安全与应急管理的最新研究成果，本套丛书将以滚动的方式出版，紧跟研究前沿，力争把不同学科领域的学者在公共安全与应急管理研究上的集体智慧以最高效的方式呈现给读者。

重大研究计划指导专家组

前　言

灾难从未远离人类，学会向灾难学习是人类社会进步的必经之路。因此，系统总结我国应急医学救援行动经验，揭示规律，将为指导应急管理实践提供理论依据。

本书相关研究始于 2008 年，第二军医大学军队卫生事业管理研究所于"5·12"汶川地震后开始聚焦地震应急医学救援行动实证研究，在地震一线灾区现场调研的基础上，发现并总结出地震应急医学救援的"两期三段"基本规律（地震伤病员发生"两期"规律与地震救援力量部署"三段"规律）。2010 年，受命卫生部应急办公室指令性课题任务，持续跟踪研究玉树地震应急医学救援行动，通过对青海、陕西、甘肃、四川、西藏五省（自治区）进行现场调研，搜集 57 所收治医院全部地震伤病员完整病历资料与相关救援力量调查问卷，获得地震应急医学救援实证研究数据本底，基于前期所提出的"两期三段"研究视角，系统分析玉树地震应急医学救援行动，历经六年的系统研究积累与深化，最终形成本书。

本书聚焦地震应急医学救援规律，重点对玉树地震应急医学救援行动进行实证分析，并与汶川地震等国内外多次重大地震灾害应急医学救援行动比较，提出伤病员救治和救援力量部署的"两期三段"系统结构理论，基于"伤员流"与"救援力量"两条主线，从本地救援力量、区域支援力量、战略支援力量三个层面，开展"两期三段"系统研究与效率评估，为灾害医学救援实践提供理论支持。

全书正文包括三部分：第一部分是总论部分，主要概述本书研究的目的与意义、方法及相关原理。第二部分主要是分析以"伤员流"为主线的地震伤病员救治，包括伤病员发生、现场救治、医疗后送、住院救治、急性高原病防治、卫生防疫与心理救援等内容。第三部分主要分析以"救援力量"为主线的救援力量部署、本地力量与支援力量结构分析和卫生物资保障与配置效率等内容。为便于读者阅读，对各章内容分别进行小结。另外，正文后附有"中国青海玉树地震应急医学救援评估报告"。

本书先后得到国家自然科学基金重大研究计划培育项目（编号：91224005）、国家自然科学基金青年项目（编号：71103194）、上海市卫生系统重要疾病联合攻关项目重点项目（编号：2013ZYJB0006）以及军队"2110 工程"三期建设的持续资助；在此特别感谢国家卫生和计划生育委员会、总后卫生部、国家自然科学基金委员会管理科学部以及上海市卫生和计划生育委员会的支持与帮助。感谢青海省卫生和计划生育委员会应急办在现场调研、数据与文献收集方面给予的大力支持；感谢陕西、甘肃、四川、西藏卫生和计划生育委员会给予的数据支持；感谢第二军医大学科研部、卫生勤务学系以及军队卫生事业管理研究所各位领导和同事的帮助。

地震医学救援"两期三段"研究基于汶川、玉树地震等国内应急医学救援实证研究结果，并荟萃集成国内外相关研究结论，不成熟之处在所难免，尚需在未来的应急医学救援实践中验证和转化。期待本书能从系统结构与规律的角度，引发读者对应急医学救援行动效率等问题的深入思考，为提高我国灾害应急管理及医学救援能力，加强救援工作整体效能和综合效益尽微薄之力。

主　编

2016 年 4 月 5 日

目　录

第一章　地震应急医学救援"两期三段"研究导论

第一节　地震应急医学救援研究必要性

一、世界范围地震灾害频发，严重威胁人类生命财产安全

在人类历史上，极端天气和自然灾害的肆虐对人类的生产、生活和社会活动带来了严重的影响，对人类的生命财产造成了重大损失。据联合国机构"国际减灾战略"发布全球自然灾害最新统计报告指出，2000～2010 年，全球共发生 3800 多起自然灾害，造成 78 万多人丧生，近 20 亿人受到影响，经济损失高达 9600 亿美元。1990～1999 年，全球平均每年发生 258 起自然灾害、4.3 万人死亡。2000～2010 年，自然灾害频发，年均灾害数量及致死人数分别增至 385 起和 7.8 万人，其中，亚洲遭受自然灾害的打击最严重，死伤人数约占全球总数的 85%。从全球范围来看，破坏性极大的强烈地震依然是致人死亡和经济损失的最主要灾害种类（表 1-1）。地震的发生会通过震波引起地面震动，从而造成地面建筑物的倒塌和损毁，地面倾斜断裂，道路桥梁坍塌，山体滑坡以及泥石流灾害，沿海地区的地震还会导致海啸的发生。与此同时，在地震发生后由于大量建筑物受损，还会导致火灾、易燃易爆气体泄漏、核设施损毁及核泄漏等次生灾害的发生。中国位于世界两大地震带——环太平洋地震带与欧亚地震带的交汇部位，地震活动频度高、强度大、震源浅、分布广，是一个震灾严重的国家。2008 年中国四川省汶川地区发生里氏 8.0 级地震，造成 6.9 万人死亡，37.6 万人受伤，这是继唐山地震后中国所遭受的伤亡最大、灾情最严重的自然灾害。时隔不到两年，2010 年 4 月 14 日青海玉树发生里氏 7.1 级地震，最终造成 2698 人死亡，12 135 人受伤。地震灾害俨然已成为威胁人类生命和社会财产安全的最主要的非常规突发事件之一（Shih et al.，2001）。

表 1-1　近年来世界范围内大地震震情与伤亡

发生地	发生时间	震级（里氏）/级	伤亡人数/人
中国台湾	1999.09.21	7.6	伤 1.1 万；亡 2400 余
土耳其	1999.08.17	7.6	伤 4.3 万；亡 1.8 万

发生地	发生时间	震级（里氏）/级	伤亡人数/人
印度	2001.01.26	7.7	伤 16.7 万；亡 2.5 万
伊朗	2003.12.26	7	伤 3.0 万；亡 2.6 万
印度尼西亚	2004.12.26	8.7	伤 51 万；亡 29 万
巴基斯坦	2005.10.08	7.8	伤 6.5 万；亡 3.6 万
印度尼西亚	2006.05.27	6.2	伤 3.6 万；亡 0.6 万
中国汶川	2008.05.12	8	伤 37.6 万；亡 6.9 万
海地	2010.01.12	7.3	伤 50 万；亡近 20 万
中国玉树	2010.04.14	7.1	伤 1.2 万；亡 2698

二、探讨地震应急医学救援规律，加紧建立规范化救援体系

科学开展针对地震应急医学救援行动规律的研究有助于地震应急医学救援实践宝贵经验的积累，促进卫生应急工作体系和工作机制的健全与完善，科学提高国家应急医学救援能力。自"非典"以来，中国政府在突发公共卫生事件和自然灾害的应急医学救援实践中不断总结，汲取经验。多年来，卫生应急部门就突发公共卫生事件和自然灾害应急医学救援问题展开了广泛研究、教学和培训工作。2008 年"5·12"汶川地震后，中国政府深刻总结和反思特大地震应急医学救援行动，在应急组织指挥、救援力量抽组与部署、伤病员救治与后送等方面开展广泛研究和能力建设，但尚缺乏全国层面的针对自然灾害医学救援的全面、系统的研究，导致救援经验的积累与固化存在严重不足，灾害应急医学救援行动救援效率仍然不高（土红雷等，2009）。因此，中国卫生应急体系应尽快从"框架构建"逐步过渡到"规范化管理"的阶段，针对突发公共卫生事件和自然灾害应急医学救援问题展开广泛研究，力求把握"应急医学救援"这一特殊背景下的特殊规律。这对卫生应急工作提出了更高的要求，不仅仅是在历次突发事件、自然灾害应急医学救援行动发生后亡羊补牢式地总结教训和回到原点，而应在每次行动中贯彻质量控制和绩效管理的思想，从预案制订、行动开展、检查评估、调整执行中循序渐进（姚卫光，2007）。本书承前启后，既是对前期自然灾害医学救援工作的一次总结与回顾，也是评价体系建立上的一次探索与积累，将对今后应急医学救援工作的进行提供方法和路径上借鉴。

三、开展地震应急医学救援实证研究，基于"两期三段"特征分析

地震发生的不可重复性，使得地震应急医学救援实证研究显得尤为重要，系统总结我国应急医学救援行动经验，揭示规律，将为指导应急管理实践提供理论依据。本书在地震一线灾区现场调研的基础上，发现并总结出地震应急医学救援的"两期三段"系统结构理论，即地震伤病员发生"两期"分布规律（增长期和稳定期）与地震救援力量部署"三段"规律（应急段、有效段和维持段）（图1-1）。2010年，受命卫生部应急办公室指令性课题任务，持续跟踪研究玉树地震应急医学救援行动，通过对青海、陕西、甘肃、四川、西藏五省（自治区）进行现场调研，获得地震应急医学救援实证研究数据本底，基于前期所提出的"两期三段"研究视角，系统分析玉树地震应急医学救援行动，并与汶川地震等国内外多次重大地震灾害应急医学救援行动比较，基于"伤员流"与"救援力量"两条主线，从本地救援力量、区域支援力量、战略支援力量三个层面，开展"两期三段"系统研究与效率评估，为灾害医学救援实践提供理论支持。深入研究与固化

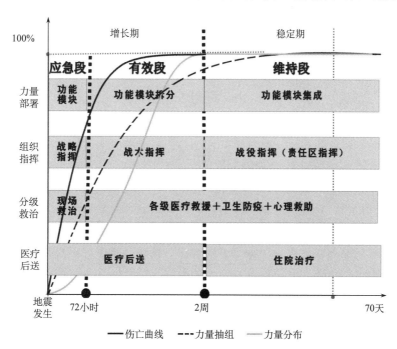

图1-1 汶川地震医学救援阶段特征

地震应急医学救援"两期三段"系统结构理论，可以系统地揭示地震应急医学救援行动中伤病员救治与后送、救援力量抽组与部署行动中所存在的问题，有利于提高地震救援与应急管理工作的能力与效率。

第二节 地震应急医学救援研究发展历程

一、项目来源与基金支持

本书相关研究始于 2008 年，第二军医大学军队卫生事业管理研究所于"5·12"汶川地震后开始聚焦地震应急医学救援行动实证研究。2010 年，受命卫生部应急办公室指令性课题任务，持续跟踪研究玉树地震应急医学救援行动，通过对青海、陕西、甘肃、四川、西藏五省（自治区）进行现场调研，获得地震应急医学救援实证研究数据本底，基于前期所提出的"两期三段"研究视角，系统分析玉树地震应急医学救援行动。历经六年系统研究积累与深化，先后得到国家自然科学基金重大研究计划培育项目（编号：91224005）、国家自然科学基金青年项目（编号：71103194）以及上海卫生系统重要疾病联合攻关项目重点项目（编号：2013ZYJB0006）的持续资助，最终形成本书。

二、地震医学救援研究目标

1. 研究目的

地震应急医学救援实证研究借鉴非战争军事行动卫生勤务学理论、灾害医学理论与复杂系统科学理论（张雁灵，2009a），基于研究所前期卫生资源配置以及汶川地震应急医学救援实证研究所提出的"两期三段"特征的进展与融合，聚焦玉树地震应急医学救援行动"地震伤员流"与"救援力量"两条主线，从玉树（本地救援力量）、青海（区域支援力量）、军队（战略支援力量）三个层面，采用现场调研、专家访谈、复杂系统建模、数据库与决策支持系统以及实证研究方法，重点关注地震医学救援中基于"伤员流"伤病员发生规律与救治和基于"配置效率"的医学救援力量与指挥，并以此系统总结与固化玉树地震应急医学救援经验，获得地震应急医学救援特点和规律，为灾害医学救援实践与理论研究提供指导与借鉴。这是我国首次针对重大自然灾害应急医学救援行动，从第三方视角进行科学、系统、客观的实证研究（图 1-2）。

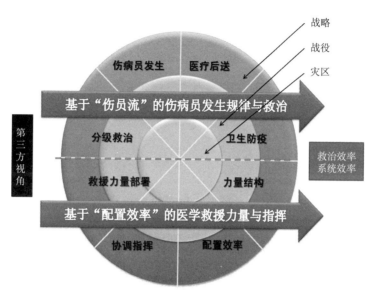

图 1-2　针对重大自然灾害应急医学救援行动研究示意图

2. 研究意义

以第三方视角客观、系统评估地震医学救援系统效率，用科学思想、先进理论和方法评估救援力量的配置效率，总结与固化地震应急医学救援宝贵经验，获得地震应急医学救援的特点和规律，对于加强我国灾害应急管理及医学救援能力，提高地震救援与应急管理工作整体效能和综合效益，具有积极的借鉴和指导意义。

第三节　地震应急医学救援研究关键问题

一、研究框架

本书围绕以"伤员流"为核心的医学救援与以"救援力量"为核心的指挥与力量部署两条主线，将玉树地震应急医学救援作为一个复杂适应性系统，需方是地震伤病员，供方为应急医学救援力量。围绕供需双方在震后 72 小时的应急阶段、72 小时至 1 周内的有效部署阶段与 1 周后的维持稳定阶段的行为演变与发展，对需方——伤病员在应急医学救援系统内的流动（发生—灾区救治—后送—

后方救治—高原病防治—卫生防疫防病—心理救援），以及供方——救援力量的结构（战略支援力量—区域支援力量—本地救援力量）及其组织指挥、物资保障与配置效率进行系统分析，以针对需方的救援效果（effectiveness）和针对供方的救援效率（efficiency）为主要评估指标，引入伤员流、分级救治、卫勤力量部署、多主体系统、卫生资源配置等理论（卢世壁，2008），并与国内外重大灾难的应急医学救援行动进行比较分析，获得地震灾害医学救援系统化体系和组织模式。

二、研究内容

全书包括三部分：第一部分是总论部分（第一章和第二章），主要概述了本书研究的目的与意义、方法及相关原理。第二部分主要分析以地震"伤员流"为主线的地震伤病员发生、现场救治、医疗后送、住院救治、急性高原病防治、卫生防疫与心理救援等内容（第三章至第八章）。第三部分主要分析以地震"救援力量"为主线的救援力量部署、本地力量与支援力量结构分析、卫生物资保障与配置效率等内容（第九章至第十三章）。

三、相关概念界定

1. 地震伤病员（earthquake patients）

地震伤病员，包括因地震灾难直接造成或间接造成外伤或疾病的伤病员、灾区因地震破坏影响治疗的伤病员以及救援人员中的伤病员等。军队卫生勤务学中用减员的概念表示由于各种原因失去作战能力而离开分队的军队参战人员，并以减员预计作为卫勤需求保障的基础（张鹭鹭等，2008）。虽然国内也有学者提出，在地震、洪水、海啸等非战争军事行动中因参战官兵作战能力损失而离队，导致部队人员减少，称为非战争军事行动减员，但是由于非战争军事行动卫勤保障对象的多元性，传统的作战军队减员概念显然已不适用，因此提出非战争军事行动伤病员的概念（张雁灵，2009a）。

地震伤病员是由于破坏性地震所造成的伤员与病员的总称，既包括救援人员伤病员，也包括地方民众伤病员。地震伤病员的概念不仅涵盖以往减员的概念，也反映非战争军事行动卫勤保障对象的多元性，将灾后医疗机构的救援对象扩展到地方民众，既包括第一时间救援的地方民众，也包括后期救援流入医疗机构的地方民众伤病员。

2. 分级救治（grading treatment）

在大规模伤亡事件中，当地医疗资源超负荷运作，仍不能满足所有伤员的需求，有必要根据伤情将其中的部分伤员转送至其他医疗机构（Mulvey et al.，2008）。"阶梯治疗"原则认为伤员的治疗与后送是一个分阶段的连续过程，应采取阶梯式的方法，并明确指出在各医疗后送阶段所需外科救助的量，以及后送伤员的方法和手段。国内多把"阶梯治疗"改称为"分级救治"，其实质和内涵是一致的，在表达上逐步改用"分级救治"和"阶梯后送"的提法。灾害医学救援分级救治阶梯可分为三级或二级（卢世璧，2008）。对于大灾来说，大体可分为三级救治阶梯，第一级为现场抢救，包括伤员的自救互救和外援力量组织的现场急救。紧急救治范围包括现场救治（如止血、包扎、固定等）、检伤分类、抗感染、抗休克、实施紧急救命手术等，并留治1周内能治愈的轻伤病员。第二级为早期救治，在灾区医疗站或灾区医院对现场送来的伤员进行早期处理，检伤分类，进行的专科治疗包括紧急专科治疗和完善专科治疗，前者主要实施各专科的早期治疗措施，包括彻底清创、抗休克、截肢术、损伤控制性手术等。第三级为专科治疗，是在较稳定的环境中和完善的设备条件下进行的彻底解除伤病原因和生命威胁的根本性治疗，也称确定性治疗，是在伤病员救治过程中起着决定性作用的环节，通常由基地医院和后方医院等专科救治机构完成。

3. 伤病员医疗后送（medical evacuation of the patients）

地震伤病员医疗后送，指各级救治机构对伤病员进行救护、治疗和后送工作的总称，是伤病员经现场急救，通过各级救治机构的分级救治与后送逐步完善治疗的过程。伤病员后送是指将伤病员从灾区向后方救治机构的运动过程，是保证大批伤病员及时获得医疗救护的重要手段之一。医疗后送体制严格来说是指伤病员医疗后送工作的组织体系和制度，包括救治机构的开设及其救治任务、救治范围、相互关系和后送原则等，根据大规模伤亡事件实际情况、伤病员救治需要和医疗后送所提供的可能而确立。

4. 救援力量（rescue forces）

地震应急医学救援力量按照来源可分为战略支援力量、区域支援力量，战略支援力量指由国家协调的省外的支援力量，以及军队、武警部队的医学救援力量，区域支援力量主要指灾区所在省的支援力量。地震应急医学救援力量按照性质可分为医疗救治力量、卫生防疫防护力量等，前者包括各类医疗队（如专家医疗队、野战方舱医院、专科救治队等）、伤员中转站，后者包括卫生防疫队、疾病预防控制机构与心理救援力量（专家组）、心理救援队（专家组）。此外，地震应急医学救援力量还包括进行伤病员收治的医院，分为灾区前线医院，即地震后仍能展开伤病员救治的灾区当地医院；非灾区后方医院，包括区域（省内）及区域外（省外）大型医院。

地震灾害医学救援力量抽调是指应急情况下卫生行政管理机关从医疗机构、卫生防疫机构抽取所需医学力量，参与地震医学救援工作。地震灾害医学救援力量抽调要体现快速的特点，按照既有的标准化功能模块进行，实现高效抽调，提高医学救援力量使用效率与时效性（焦健，2010）。地震灾害医学救援力量部署是地震灾害医学救援行动中卫生行政领导机关对医学救援力量的编成和配置。要求与地震医学救援任务相符合，与交通道路、地形条件相适应。地震灾害医学救援力量要坚持靠前部署，突出现场急救、快速医疗后送（王红雷等，2009）。

5. 卫生资源配置（health resources distribution）

卫生资源是开展卫生服务的物质基础，是人类进行一切卫生活动所使用的社会资源（如人力、物力、财力、技术、信息、管理等）的总和。在平时开展的医疗卫生活动中，所使用的卫生资源主要包括机构、床位、人力、设备、经费等几类卫生资源。应对抗震救灾等突发事件、开展应急医学救援所需的卫生资源可简要概括为人力资源和物力资源两部分，其中人力资源主要是指由卫生专业人员所组成的医疗队、防疫队、心理救援队等，物力资源主要包括药品、血液、器材、设备、床位，以及救护车、医院方舱等。卫生资源配置指所有卫生资源在卫生行业内的分配和转移（流动），是一个有目标的过程，决定资源的聚集、组织和消耗，具体指卫生服务资源来自哪里、用在哪些方面和为谁而用，是特定区域内卫生资源配置状况的反映，应根据当地经济发展情况、人口数量与结构、自然环境、居民的主要卫生问题和不同的卫生需求等因素来配置。卫生资源的配置关注的是资源的投入、分布和结构，也就是要重点解决配置多少、配在哪里和怎么配的问题，必须符合公平性、可及性、有效性原则。在地震灾害医学救援行动中，卫生资源配置的对象主要是救援力量，也就是投入抗震救灾医学救援行动的医疗队伍。由于受灾当地医疗机构损毁，以及短时间内产生大量伤病员，从而形成卫生资源严重的供需不平衡。因此，在实际应急救援工作中，必须要对应急医学救援力量进行合理的配置，提高救援力量的使用效率，减少救援力量部署时间、地点不合理，各级救援力量间衔接不顺畅，救援力量内部结构失衡等原因造成的低效率损失，确保救援力量抽调、部署的科学、合理。

四、技术路线（图1-3）

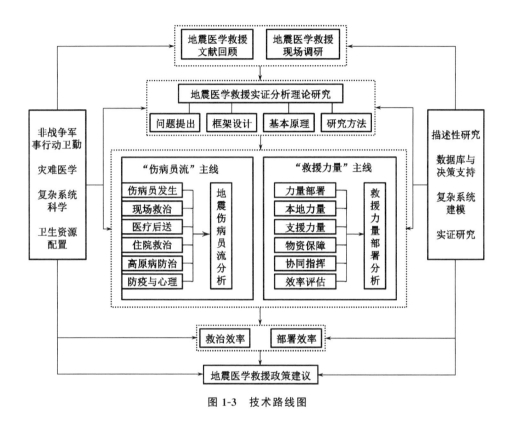

图1-3 技术路线图

第四节 本书主要结论与创新

一、玉树地震"伤员流"分析

这部分研究主要基于"两期三段"特征，分析地震"伤员流"及救治，包括地震伤病员发生、医疗后送、分级救治、高原病防治、卫生防疫与心理救援等救治内容。

1. 关于地震伤病员发生

地震报道伤亡72小时内呈爆发式增长，报道伤亡人数1周内快速增长后趋于稳定，均呈现"两期"特征。地震伤病员伤情特点符合以往地震伤病基本特征，受伤部位主要以四肢伤为主，且下肢伤发生率高于上肢。地震 72 小时后，灾区疾病发生逐渐增加，主要以救援人员中急性高原病为主，其次为灾民呼吸系统疾病。

2. 关于灾区伤病员救治

72 小时内灾区伤病员救治"两级四站"体系形成，伤病员采取集中救治策略，以止血包扎、清创缝合为主，符合早期救治原则。灾区救治范围 1 周内由外伤转向内科疾病。解放军方舱医院 1 周后到达灾区迅速展开救援，替代玉树当地医院实施早期专科治疗工作，扩大灾区救治范围，提高了伤病员整体的救治效果。空运中转站于玉树巴塘机场首次建立，提高了伤病员后送与早期救治效率，但方舱医院与空运中转站的建立存在机动能力与标准化程度不足等问题。

3. 关于伤病员医疗后送

24 小时内伤病员医疗后送开始实施，形成"灾区—后方医院"两级后送体系，确定"早期、协同"的后送原则提高了后送效率。72 小时内 50% 以上伤病员后送至省内及相邻四省后方医院，后送阶梯的简化与国际趋同。军队与民航飞机发挥重要作用，80% 以上伤病员通过空运后送至后方医院接受专科治疗，但这一过程中暴露出空中专业卫生运力缺乏、伴随救护能力不足等缺陷。空运中转站成为医疗后送的重要环节，保证了伤病员"送治结合"与安全后送，但标准化程度尚待提高。

4. 关于住院伤病员救治

震后 72 小时为伤病员入院高峰期，住院伤病员以地震外伤为主，诊断符合率达 79.2%，主要实施专科对症治疗，并采取医、防与康复连续的救治策略，住院伤病员预后良好，住院手术率为 19.61%。早期专科救治，医、防与康复连续的救治策略，可有效降低伤病员死亡率与致残率，减少伤病员平均住院天数，提高伤病员专科救治整体效果。

5. 关于急性高原病防治

由于玉树灾区地处青藏高原东部，高原缺氧，救援队员普遍缺乏急性高原病预防措施与相应物资准备，加之身心压力较大，来自全国范围的救援队员发生不同程度的急性高原病，以轻度急性高原反应为主，甚至发生高原肺水肿及高原脑水肿，严重影响玉树地震救援效率，甚至严重威胁救援人员的身体健康。卫生部迅速派出专家组开展高原病防治工作，采取紧急预防与现场救治相结合的方式展开紧急救治，效果明显，后期急性高原病发病率逐渐降低。

6. 关于卫生防疫与心理救援

地震灾区卫生防疫工作与医疗救援同期展开,1周内实现卫生防疫全覆盖。疫情监测与灾民疫苗接种同步进行,无重大传染病疫情发生。动物防疫与鼠疫重点加强防控,预防性灭獭工作效果突出,未发生重大动物疫情和动物源性人畜共患病。饮用水与食品监督工作有效展开,覆盖面广。同时,应急心理救援工作于72小时内启动,心理援助与伤病员救治同步,后期按计划开展灾区心理危机干预与心理健康宣传教育工作。

二、玉树地震应急医学救援力量部署分析

这部分研究主要基于"两期三段"特征,以"救援力量"为主线分析救援力量部署与指挥,包括医学救援力量部署、本地救援力量分析、支援力量内部结构分析、组织指挥、卫生物资保障与配置效率评估等内容。

1. 关于医学救援力量部署

玉树地震医学救援力量的总量充足,医疗力量抽组更加快速,48小时内力量抽组与部署较一致;全程模块化部署体系迅速建立,"医防重建一体"的思想更利于救援效率提升,模块化部署体系更加成熟。灾区本地卫生力量水平存在局限但行动最快,在救援早期发挥重要作用。支援力量就近快速模块化抽组,并按需求配置,医疗、防疫、心理、高原病防治力量要素齐全,技术水平较高。其中,区域支援力量抽组最迅速,72小时内医疗力量抽组近90%,力量抽组与部署更趋一致;战略支援力量为主要力量,采取就近原则抽组,四川省派出力量最多,部分战略支援力量部署在近灾区,军队支援力量大部分在灾区展开救治。

2. 关于灾区本地力量

灾区本地力量反应迅速,90%的卫生人员就地展开早期伤病员应急医学救治工作。本地救援人员以26~35岁年龄组为主,学历以大专为主,专业技术职称以初级为主;发挥了不可代替的作用,但由于缺乏急救医学相关培训,救治范围存在局限性,卫生专业技术水平有待进一步提高。

3. 关于支援力量内部结构

医学救援支援力量专业构成以外科为主,药剂、医技人员配置偏低,年龄以中青年为主,主要学历为本科,职称为中级。医护比与国内外救援队情况基本吻合,人员组成学历层次高、专业技术强,集中医学救援优势力量,有效提高重症伤员的救治成功率,但由于缺少高原病防治人员,应对特殊环境准备不足,导致支援力量急性高原病发生率较高。

4. 关于卫生物资保障

地震卫生物资保障实行两级指挥、一体化的组织体系，指挥扁平化，有效缩短灾难应急响应时间，保证应急医学救援卫生物资第一时间到达救灾现场。地震灾区药材保障及时，品类符合灾区具体情况，血液供应准备充分，库存充足，基本满足应急医学救援需要，大型卫生装备紧急运至灾区投入使用，保障效果显著，但应急救护车存在前期不足、后期过剩及配置效率较低的现象。

5. 关于救援组织指挥

战略机构快速反应，针对救援力量主体多元化特征，形成"两级四方"协同指挥机制，指挥机构整体靠前部署，以属地化管理为特征，实现了"扁平化，靠前指挥"应急医学救援组织指挥模式，应急医学救援行动组织更加迅速，军队卫生组织指挥体系更加明晰，独立性强，但军地协同仍需加强。

6. 关于救援力量效率

72 小时内快速部署，医学救援力量迅速增加，高效完成大部分伤员救治工作，72 小时后重点转向灾区居民医疗服务；医疗救援队投入产出评价效果不佳，医学救援力量内部配置结构失衡导致低效率损失；救援力量部署顶峰出现较晚，部署速度仍然有待提升；区域医学救援力量工作负荷低于本地和战略医学救援力量。

第二章　地震应急医学救援实证研究进展

第一节　地震应急医学救援研究理论回顾

地震应急医学救援实证研究以非战争军事行动卫生勤务学、灾难医学和应急管理学为理论基础，在传统灾难应急医学救援管理研究方法基础上，引入卫生资源配置理论与复杂系统建模与模拟理论，完成灾难应急医学救援实证研究与外部评估。

一、非战争军事行动卫生勤务学

非战争军事行动卫生勤务学（science of health service in military operations other than war）是军队卫生勤务学的分支学科，是针对非战争军事行动卫生勤务范畴的拓展，研究军队非战争军事行动条件下卫生勤务基本理论与保障规律的科学。非战争军事行动卫生勤务学研究的方法和手段可供应急医学救援研究借鉴（张雁灵，2009a）。

二、灾难医学

灾难医学（disaster medicine）是医学的分支学科，研究在各种自然灾害和人为事故中所造成的灾难性损伤条件下实施紧急医学救治、疾病预防和卫生保障的一门科学，包括自然灾害与人为灾难。灾难医学直接为地震应急医学救援提供技术手段和措施。

三、应急管理学

应急管理学（emergency management）是管理学的分支学科。应急管理是公共管理部门应对紧急事态所进行的决策、计划、组织、指挥、控制等活动，是社会管理的一种特殊类型。应急管理学的基本理论是组成地震应急医学救援组织指挥方面的知识基础（李小明，2010）。

四、复杂适应系统理论

复杂适应系统（complex adaptive system，CAS）理论认为系统演化的动力本质上来源于系统内部,微观主体的相互作用生成宏观的复杂性现象,其研究思路着眼于系统内在要素的相互作用;其研究深度不限于对客观事物的描述,而是更着重于揭示客观事物构成的原因及其演化的历程;其研究方法是定性判断与定量计算相结合,微观分析与宏观综合相结合。CAS 理论具有模拟生态、社会、经济、管理、军事等复杂系统的巨大潜力。地震发生突然,表现在发生的时间、区域、强度、范围等的不确定性,加之对交通、环境、通信等造成的破坏,决定了地震紧急应急医学救援不同于平时条件下的柔性管理和稳定的组织形态,不可能有较长时间的策划和准备,必然是应急情况下的迅即决策,如快速的组织体系建立、多方救援力量的抽组与部署、适时的任务转换等,具有典型的复杂适应系统特点。

五、卫生资源配置理论

卫生资源配置理论(theory of health resources allocation)指出,开展应急应急医学救援所需的卫生资源主要包括人力资源和物力资源两部分,其中人力资源主要是指由卫生专业人员所组成的医疗队、防疫队、心理救援队等,物力资源主要包括药品、血液、器材、设备、床位,以及救护车、医院方舱等(Reitherman,1986)。由于存在卫生资源的有限性和卫生需求的无限性这一矛盾,在实际应急救援工作中必须要对卫生资源的利用进行合理的配置。卫生资源的配置关注的是资源的投入、分布和结构,也就是要重点解决配置多少、配在哪里和怎么配的问题,必须符合公平性、可及性、有效性原则。在本书中,对于应急医学救援的卫生资源配置主要从利用效率、系统效率和配置效率三个方面进行评价。利用效率的评价是对医疗队卫生人力投入总量及其工作量进行描述性分析,对战

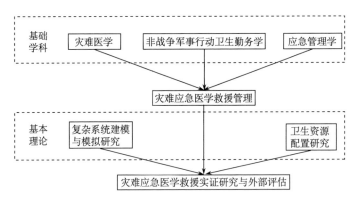

图 2-1　灾难应急医学救援实证研究基础学科与理论

略、区域和本地三类医疗队利用效率进行评价和比较；系统效率的评价主要是运用数据包络分析方法，以医疗队投入（床位、人力）和产出（接诊量）作为指标，分析其技术效率和规模效率，为医疗队在技术、结构和规模上的配置提供评价参考依据；配置效率则是从医疗队部署时间和地点两个维度对其配置合理性进行评估。

灾难应急医学救援实证研究基础学科与理论，如图 2-1 所示。

第二节　地震应急医学救援实证研究调研实施

一、现有资料收集

①卫生部相关发文；②卫生部值班信息；③青海玉树地震灾区医疗卫生防疫人员、车辆派出的总体情况；④卫生部上报信息统计表；⑤卫生防疫组工作信息统计情况；⑥卫生部青海玉树地震卫生应急领导小组会议纪要；⑦灾后重建信息表；⑧物资调运卫生防疫报表。

二、现场调研数据

按照评估计划，课题组成员先后赴卫生部及青海省进行玉树地震应急医学救援现场调研，并对四川、陕西、甘肃、西藏进行了补充调研。调研主要瞄准"三个层面"，即玉树（本地救援力量）、青海（区域支援力量）、军队（战略支援力量），紧抓"两条主线"，即围绕"伤病员流"的伤情、救治、后送与防疫心理，以及"救援力量"的指挥与力量部署，针对"三种对象"，即指挥机构、救援分队和救援人员，具体成果有：①考察灾区的伤员发生情况；②调研国家区域灾区应急医学救援指挥机构，包括卫生部、青海省卫生厅、总后勤部卫生部、兰州军区联勤部卫生部，以及部分救援分队指挥员；③调查国家抽组和灾区本地应急医学救援力量和收治地震伤病员的后方医院；④访谈医学专家与各级应急医学救援工作负责人 60 余名；⑤举行包括伤员收治医院、各救援分队与各级应急医学救援指挥人员的座谈会 10 余次；⑥发放问卷调查共 378 份，对象分别为支援医疗队队员、空运中转站医护人员、本地救援人员；⑦查阅相关文件报表 500 余份。

现场调研资料整理后主要包括：①青海省卫生厅玉树地震应急应急医学救援值班信息 49 份，相关报表 120 余份；②74 支灾区一线医疗队的每日巡诊、接诊等工作量数据。玉树抗震救灾应急医学救援现场调研时间表，如表 2-1 所示。

表 2-1　玉树抗震救灾应急医学救援现场调研时间表

时间	地点	资料收集情况
2010 年 4 月	青海玉树	走访灾区一线医疗救援机构 指挥员与专家访谈
2010 年 8 月	北京	卫生部文件收集与整理 数据评估 专家访谈
2010 年 12 月	青海	青海省卫生厅文件收集与整理 区域支援力量调查 灾区救援力量调查 伤病员医疗后送调查 专家访谈与座谈会讨论
2011 年 2 月	四川、甘肃、陕西、西藏	后方医院治疗情况调查 战略支援力量调查

三、文献检索

通过检索 ProQuest、PubMed 和中国生物医学文献数据库（Chinese Biomedical Literature Database），使用主题词为："汶川地震"（Wenchuan earthquake）或"玉树地震"（Yushu earthquake）、"地震和医疗救援"（earthquake and medical rescue）、"地震和灾害管理"（earthquake and management）、"地震和伤亡"（earthquake and casualty）、"地震和后送"（earthquake and evacuation）、"地震和公共卫生"（earthquake and public health）、"地震和 PTSD"（earthquake and PTSD）及"地震和卫生政策"（earthquake and health policy），筛选出与本书研究主旨相符的文章，选择其中符合内容标准的作为参考文献。另外，课题组检索了其他相关资料，如国务院、卫生部、四川省政府、青海省政府、抗震救灾医疗救治组及各地震救援医疗队发布的文件、统计数据、公告、特别报道、新闻报道、评估报告、会议信息和出版物等。

第三节　地震应急医学救援实证研究方法荟萃

本书主要研究方法详述如表 2-2 所示。

表 2-2 主要研究方法

内容	主要评估方法
地震伤病员	现场调研、文献归纳荟萃、问卷调查、数理统计方法
现场救治	现场调研、文献归纳荟萃、问卷调查法、专家访谈法、描述性统计方法
医疗后送	现场调研、文献归纳荟萃、问卷调查、专家访谈法、数理统计方法（卡方检验、Fisher 精确概率法、描述性统计方法）、系统动力学建模与模拟方法
后方医院救治	现场调研、文献归纳荟萃、专家访谈法、描述性统计方法
高原病防治	文献归纳荟萃法
卫生防疫与心理救援	文献归纳荟萃法
力量部署整体情况	现场调研、文献归纳荟萃、问卷调查、描述性统计方法、多主体建模与仿真方法
本地/支援救援力量部署	现场调研、文献归纳荟萃、问卷调查法、描述性统计方法、系统比较与分析方法
卫生物资保障	文献归纳荟萃、专家咨询法、头脑风暴法、系统比较与分析方法
组织指挥	现场调研、文献归纳荟萃、专家访谈法、系统比较与分析方法
配置效率	文献归纳荟萃、数据包络分析（DEA）、计量经济学方法

一、现场调研法

现场调研法（field research）是指为了达到预定的研究目的，深入客观对象中了解情况，获取关于该对象的信息与事实，并收集其他有关的文献资料，综合地进行分析研究，从而把握该客观对象的一种科学研究方法。有关医疗后送活动的信息、情报与认知，仅靠观察或试验是很难得到的，调研方法则是掌握其现状的主要途径，是对未来伤病员医疗后送能力评估及决策的基础。很多学者运用此法对医疗后送资源现状及储备状况进行研究，为合理利用和分配卫生资源，制订可行的医疗后送方案提供依据。调研方法亦是解决医疗后送历史问题的主要基础方法。例如，通过调查研究以往战争或大规模伤亡事件的伤病员及医疗救治情况，不仅能够总结医疗后送工作的经验教训，而且还是进行预测的基础（Whittaker et al.，1974）。本书针对 2008 年汶川地震与 2010 年玉树地震进行了实地调研。赴卫生部、四川省卫生厅、成都军区联勤部卫生部、青海省卫生厅、兰州军区联勤部卫生部、玉树藏族自治州卫生局等相关部门调查、咨询，了解抗震救灾应急医学救援伤病员医疗后送的组织指挥、资源配置、体系机制、伤病员预后等数据资料，收集各类抗震救灾应急医学救援简报、总结材料等。

二、文献归纳荟萃法

本书运用文献归纳荟萃法（literature induction）收集了大量抗震救灾卫勤保障、伤病员医疗后送或转运、地震建模与仿真研究的国内外书籍、学术期刊、学术论文、研究报告等文献资料，对其进行分析、比较、整理与综合，在此基础上提出本书的研究角度和研究内容，为后续的现况分析、建模研究和实证分析提供了必要的理论基础，在研究方法上也具有启示和借鉴作用。

对抗震救灾卫勤保障文献进行系统综述，目的是获得抗震救灾医疗后送系统研究的基本框架；对复杂系统理论、系统动力学、运筹学的各类方法和工具进行综述，确定抗震救灾伤病员医疗后送系统建模的基本方法，尤其是通过系统动力学建模（包括课题组以往的医疗服务系统建模研究）的相关文献资料收集，确立抗震救灾伤病员医疗后送系统研究框架。对汶川和玉树抗震救灾相关文献资料的分析，有利于各主体及主体交互的实证分析（李建华，2008）。

三、专家咨询法

专家咨询法（expert interview）又称德尔菲（Delphi）法，是在专家会议预测法的基础上发展形成的，其核心是通过几轮函询征求专家们的意见，并对每一轮的意见都进行汇总整理，作为参考资料再寄发给每一位专家，供专家们分析判断，提出新的意见，如此多次反复，意见逐步趋于一致，得到一个比较一致的且可靠性较大的结论或方案。专家咨询法的应用可分为预测和评价两个方面，在计划管理的实际工作中和科学研究工作中，都有非常广泛的应用。本书针对抗震救灾应急医学救援中的指挥层级、协同机制、系统观测与效率指标的确立、框架设计、系统动力学建模（SD建模）中的有关问题和缺失的部分数据，采用问卷调查方式进行专家访谈与咨询。

专家咨询法是一种对观点或事物进行判断的方法。如果应邀专家对研究的内容不具备充足的知识，就很难提出正确的评价意见和有价值的判断。应注意专家咨询法拟选的专家是指对研究内容的"知情者"，根据研究项目的主题，拟选的专家不能仅仅局限于一个领域；另外，选择专家主要根据研究内容进行。在选择专家过程中，不仅要注意选择有一定名望的专家，还要选择一些边缘学科的专家，同时也要考虑某些专家能否有足够的精力和时间来完成咨询工作；评估或预测的精度与参加人数呈函数关系，即精度随着专家人数的增加而提高。一般情况下，专家人数以15~50人为宜，但对于一些重大问题，专家人数可适当增加。即使专家同意参加该项目研究，但也不一定每轮必答，有的甚至中途退出，因此，在预选专家时应适当多选一些。

本书选择卫生部应急办、总后勤部卫生部、四川省卫生厅、青海省卫生厅应急办、成都军区联勤部卫生部、兰州军区联勤部卫生部、抗震救灾医疗队、后方医院等机构参与汶川、玉树抗震救灾应急医学救援组织指挥工作的专家共17名。这些专家中既有抗震救灾医疗后送指挥人员，也有在医疗救治一线的医务人员，分布在抗震救灾医疗后送救治链（一线—后送工具—伤病员后送中转站—后方医院）的各个环节（表2-3）。

表 2-3　咨询专家的单位构成情况

单位	频数	高级职称人数
卫生部应急办	2	2
总后勤部卫生部	2	1
四川省卫生厅	1	1
青海省卫生厅应急办	2	1
成都军区联勤部卫生部	2	1
兰州军区联勤部卫生部	2	1
华西医院	1	1
兰州军区总医院	2	2
西宁市红十字医院	1	1
第二军医大学	2	2
合计	17	13

常规的专家咨询法一般分四轮进行：

第一轮：寄发给专家的征询表没有任何限制，只针对研究内容提出问题（以开放式问题为主），参加的专家不受任何干扰，自由表达观点和意见。研究者对专家填写寄回的咨询表进行汇总整理，合并同类事件，排除次要事件，用术语设计一份"某一研究项目的专家咨询表"，并作为第二轮征询表寄发给各位专家。

第二轮：要求专家对第二轮的征询表中所列的各个问题作出评判，并注明理由。研究者根据再次返回来的咨询表，对专家们的意见进行统计分析，并将修改后的专家咨询表再寄发给各位专家。

第三轮：根据第二轮修改后的专家咨询表，再一次进行判断，进一步提出修改意见，并充分陈述理由。有的研究在第三轮时，仅要求持不同意见的专家充分陈述理由，因为这些专家的意见可能曾被忽略，这样充分听取不同意见可使其他专家作出更准确的判断。

第四轮：在第三轮的基础上，专家们再次进行判断和论证，或仍保留第三轮的意见。

通过以上四轮探讨，征询专家们的意见一般达到相当协调的程度。由于许多研究项目在第一轮只是向专家们提供研究内容的背景资料等，多数短期评估及预测经过第二轮或第三轮，专家的意见即已相当一致，专家咨询反复过程即可省略。在卫生服务研究中，专家咨询法常用于确定研究方向、确定指标等定性研究。

四、描述性研究

科学调研分为三种类型：探索性研究（exploration）、描述性研究（descriptive research）、解释性研究（explanation）。其中，描述性研究的目的是发现事实。描述总体是描述性研究最为本质的特征，其主要研究方法为归纳。

描述性研究是利用已有的资料或对专门调查的资料，按不同地区、不同时间及不同人群特征分组，把事件状态的分布情况真实地描绘、叙述出来。描述性研究在揭示因果关系的探索过程中是最基础的，可以说，对任何因果关系的确定，无不始于描述性研究。描述性研究是社会研究的三个基本目的（探索、描述、解释）之一。本书针对汶川、玉树抗震救灾应急医学救援进行大规模现场调查研究，对地震伤病员、抗震救灾应急医学救援组织指挥情况、力量部署、医疗救治、医疗后送、伤病员转归、防疫与心理等数据资料进行了全面的整理，描述性研究是本书数据分析的基础。

五、卫生资源配置评价方法

卫生资源配置的评价（health resource allocation evaluation）主要是从资源配置的系统效率（systemic efficiency，SE）和资源配置的公平性两个维度展开。卫生资源配置的系统效率是指由卫生资源配置产生的，卫生服务系统整体经济、社会效益等方面产出效率的总和。系统效率由技术效率（technical efficiency，TE）与配置效率（allocation efficiency，AE）两部分组成。配置效率是指卫生系统在获得一定资源量前提下，达到较为合理的总体产出时的资源结构度量，反映卫生资源在不同服务项目或地区之间的配置状况，关注"配多少、配在哪"；技术效率是指用给定的卫生资源量（即一定的卫生资源配置效率），在系统达到最大产出时的资源结构和组合度量，关注"怎么配"。公平性的评价分为垂直公平和水平公平两个部分，其中垂直公平是指提供的要素卫生资源和内生性卫生资源水平不同，支付的卫生费用不同；水平公平是指相同收入水平的人为同等水平卫生资源支付相同的卫生费用。

本书对于应急医学救援力量的卫生资源配置主要从利用效率、系统效率和配置效率三个方面进行评价。利用效率的评价是对医疗队卫生人力投入总量及其工作量进行描述性分析，对战略、区域和本地三类医疗队救援力量的利用效率进行分析和比较，评价投入玉树灾区的救援力量是否得到了有效运用；系统效率的评价主要是运用数据包络分析方法，以所研究的样本医疗队的资源投入（床位、人力）和产出（接诊量）作为评价的指标，分别测量其技术效率和规模效率的高低，为医疗队在技术、结构和规模上的有效性提供评价参考依据；配置效率则是从医疗队部署时间和地点两个维度对其配置合理性进行评估。

六、复杂系统建模与模拟方法

1. 复杂适应性系统理论（theory of complex system science）

分析复杂适应系统的关键是定义系统中不同个体的行为规则，非常适于基于主体（agent）的仿真建模方法。这是一种自底向上（from bottom to top）的建模方法，它将主体视为系统的基本抽象单位，采用相关的主体实现技术，先建立组成系统的每个主体；然后根据这些主体之间的关系，采用一定的合适的体系将这些主体组装起来，最终建立整个系统的仿真程序模型。使用传统的仿真模型是为了尽可能地使构造的系统逼近现实，而使用主体的建模方法是为了尽可能地使微观个体与实际个体特征一致，然后观察在不同实验条件下系统可能的演化特征。

本书正是基于 CAS 理论基础，将抗震救灾医疗后送系统视为复杂适应系统，从复杂性和多主体的角度研究系统内各主体以及主体相互作用导致抗震救灾医疗后送系统演化过程的规律和特征。

2. 系统动力学建模方法（system dynamics modeling）

本书基于前期课题组关于（1＋N）HDS 复杂模型体系，运用 vensim DSS 专业软件进行地震伤病员医疗后送系统动力学模型构建与模拟。运用系统模拟解决管理问题最大的好处是可以进行政策实验，即运用建立的数学模拟模型，通过改变、调整各种参数或者调整模型构造来表示不同的政策方案，在计算机上进行反复模拟运行，以观察政策实验的结果，从而为科学决策提供依据。

3. 多主体系统建模与仿真方法（multi-sgent system modeling and simulation）

按照 CAS 理论，复杂系统由不同的主体构成，每个主体具备特定功能。对于现实中复杂的、大规模的问题，只靠单个的主体往往无法描述和解决，因此一个应用系统中往往包括多个主体，这些主体不仅具备自身的问题求解能力和行为目标，而且能够相互协作，来达到共同的整体目标，这样的系统被称为多主体系统（mutli-agent sysetm，MAS）。

基于主体的建模和仿真（agent-based modeling and simulation，ABMS）是建模与仿真领域的一种新兴研究方向。基于对 CAS 理论上述特点的认识，人们开始期望通过低层次具有简单行为的实体（如生物领域的人体、器官、细胞、分子，以及军事领域的无人驾驶飞行器等）仿真，表现系统级复杂的、无法预测的、合乎实际的涌现行为。ABMS 正是一种实验技巧和框架，可以对待研究的系统进行假设限定，建立满足特定精度、分辨率和逼真度要求的模型以表示个体的行为及交互，然后在计算机上进行仿真实验，辅助对复杂系统的研究。ABMS最初在生物学领域得到广泛应用并积累了很多经验，现在已在计算机科学、人工智能、经济学、社会学、物理学、生物学、军事学和人类学等众多学科中发挥着重要作用。

结合多主体建模的一般步骤和方法，本书基于多主体的观点，主要实现抗震救灾卫勤力量各主体概念模型，以及主体交互作用模型，具体如下：

（1）依据文献研究和现场调研的资料，辨识抗震救灾卫勤力量系统的微观主体，主要包括决策者、救援力量、伤病员、指挥部门、卫生机构、其他机构，任务包括医疗救治、卫生防疫、物资筹措等。

（2）将这些微观个体抽象出相应的主体类别，包括任务主体（救援力量）、对象主体（伤病员、灾民、救援部队等）、决策主体（卫生指挥机构）、环境主体（地震环境、交通、通信等），建立各类主体的概念模型，即各类主体的组成、属性（主动性、被动性）、性质（强适应、弱适应）和结构。

（3）分析主体之间的交互行为，设计不同主体的行为规则，根据不同主体之间的信息交互和作用机制建立主体相互作用模型。此处，主要包括不同层次主体间的信息传递、任务主体与对象主体的救援关系等。

七、卫勤决策支持平台

第二军医大学军队卫生事业管理研究所构建的卫勤决策支持平台（decision-supporting system for health service），是实现各种条件下持续卫生决策支持的大型辅助决策工具，主要用于平时、战时与各种应急状态下的决策支持，是卫生决策支持理论、技术与装备的集成平台（张鹭鹭，2007）。拥有资料库、数据库、工具库、模型库、软件库、方案库与大样本数据处理，卫生循证决策，仿真模拟工程，复杂系统建模四大技术，旨在通过对卫生决策机理、技术与方法的研究，解决卫生决策的复杂性、快速反应性、持续性和精确性问题。

数据库（database，DB）是按照数据结构来组织、存储和管理数据的仓库，数据管理不再仅仅是存储和管理数据，而转变成用户所需要的各种数据管理的方式。决策支持系统（decision support system，DSS）是辅助决策者通过数据、模型和知识，以人机交互方式进行半结构化或非结构化决策的计算机应用系统。它是管理信息系统（MIS）向更高一级发展而产生的先进信息管理系统。它为决策者提供分析问题、建立模型、模拟决策过程和方案的环境，调用各种信息资源和分析工具，帮助决策者提高决策水平和质量。决策支持系统是用来协助人类作出决策的资讯系统，协助人类规划与解决各种行动方案，通常以交谈式的方法来解决半结构性（semi-structured）或非结构性（non-structured）的问题，其强调的是支援而非替代人类进行决策。

本书基于课题组构建的卫勤决策支持平台，在大规模现场调查、翔实的数据分析的基础上建立关于汶川地震、玉树地震抗震救灾与国际上 16 次类似灾难的应急医学救援系统数据集，采用 DSS 技术为抗震救灾应急医学救援提供循证决策支持。

八、实证研究法

实证研究（empirical study）指研究者亲自收集观察资料，为提出理论假设或检验理论假设而展开的研究。实证研究具有鲜明的直接经验特征。

实证研究的基本原则是尊重科学结论的客观性和普遍性，强调结论必须建立在观察和实验的经验事实上，通过经验观察的数据和实验研究的手段来揭示一般结论，并且要求这种结论在同一条件下具有可证性。根据以上原则，实证性研究方法可以概括为通过对研究对象大量的观察、实验和调查，获取客观材料，从个别到一般，归纳出事物的本质属性和发展规律的一种研究方法。

实证研究方法有狭义和广义之分。狭义的实证研究方法是指利用数量分析技术，分析和确定有关因素间相互作用方式和数量关系的研究方法。狭义实证研究方法研究的是复杂环境下事物间的相互联系方式，要求研究结论具有一定程度的广泛性。广义的实证研究方法以实践为研究起点，认为经验是科学的基础。广义实证研究方法泛指所有经验型研究方法，如调查研究法、实地研究法、统计分析法等。广义的实证研究方法重视研究中的第一手资料，但并不刻意研究普遍意义上的结论，研究方法是具体问题具体分析，研究结论只作为经验的积累。

鉴于这种划分，实证研究可分为数理实证研究和案例实证研究。数理实证研究比较适合研究较为复杂的问题。应急医学救援系统是一个典型的复杂巨系统，主体之间存在着极为复杂的相互作用机制，而运用建模等数学计量工具可以将有关影响因素予以固定，从而把握复杂现象之间的内在联系。案例实证研究可以分为单个案例研究和多个案例研究。单个案例研究不仅有助于积累广泛而深入的资料，形成对于问题的实感，也可以为调查者获得第一手资料提供帮助。

　　本书以循证为基本理念，以地震后伤病员发生的两期——"伤亡增长期"和"伤亡稳定期"，以及应急医学救援的三段——"应急段"、"有效段"和"维持段"的伤病员与救援特征规律为研究对象，对汶川、玉树地震与国际上 16 次类似灾难的应急医学救援进行多个案例研究与点对点比较，对救援力量部署、组织指挥协同、伤病员医疗后送等进行建模等数理实证研究。

第三章　地震伤病员发生——基于"两期"分析

第一节　地震救援的逻辑起点（地震伤病员发生）

地震伤病员的发生是抗震救灾一切救援行动的逻辑起点，也是地震灾害所造成的最直接损失。地震灾害使大量建筑物遭到严重破坏、人员伤亡数量在短时间内急剧增加，尤其是随着人类城市化进程的不断推进，人口急剧膨胀，发生破坏性地震造成的人员伤亡数量较以往明显增加。自 20 世纪初至 90 年代，世界范围内因地震死亡人数达 260 万人，占各种灾害总死亡人数的 58%，受伤人数约为死亡人数的 3 倍。中国地震活动频度高、强度大，是震灾严重的国家之一。1900年以来，中国死于地震的人数达 55 万人之多，占国内所有自然灾害（包括洪水、山火、泥石流、滑坡等）死亡人数的 54%。因此，针对地震伤病员发生规律的研究可以帮助救援人员迅速了解与掌握地震伤员的分布及伤病特征，并为后续救援工作的有效组织及救援方案的制订提供可靠的理论依据。

汶川地震是近年来世界范围内发生的破坏性最强、波及范围最广、救灾难度

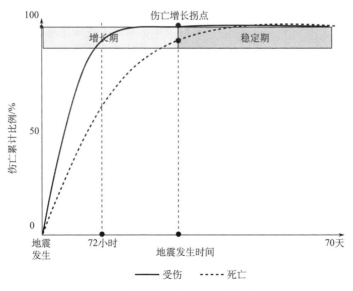

图 3-1　地震伤亡发生"两期"特征

最大、伤亡人数最多的地震灾害。课题组通过对汶川抗震救灾的实证研究提出地震伤亡增长的"两期"特征（图 3-1）。从地震伤亡累计比例的时间分布来看，地震伤亡增长曲线存在明显拐点并将伤亡增长区分为两个时期，拐点前为伤亡"增长期"，伤亡报告数持续增加，医疗资源呈持续高需求。尽管大部分伤亡发生在地震瞬间，但由于医疗救援力量无法在第一时间进入灾区，再加上余震频繁以及山体滑坡、泥石流等次生灾害，伤亡报告数在救援力量开进的同时持续增加。拐点后伤亡曲线趋于平缓，进入伤亡"稳定期"。本章重点关注的伤病员发生集中于伤亡"增长期"，同时地震受伤与遇难人数两者曲线趋于一致，因此用伤亡累计比例来描述伤亡时间分布。

第二节　地震伤员流与伤病员分析

一、卫生减员与地震伤病员

卫生减员的概念来源于军队卫生勤务学，表示由于各种原因失去作战能力而离开分队并需要经过一定救治机构救治的军队参战人员，包括战伤减员、疾病减员与非战斗外伤，并以减员预计作为军队卫生保障需求的基础。由于近年来我国自然灾害频发，有国内学者提出，在地震、洪水、泥石流抢险救灾等非战争军事行动中，因参战官兵作战能力损失而离队，导致的部队人员减少，可称为非战争军事行动减员。然而，由于非战争军事行动样式复杂、卫勤保障对象的多元性，在维护海洋权益和海上战略通道行动、封边控边等行动中，参与力量主要是部队和武警官兵，军队卫勤保障的对象主要是军队人员，因此可以沿用战时军队卫生勤务学使用的减员及卫生减员等概念及相关理论；而在地震、洪水、泥石流等抢险救灾等行动中，军队卫勤力量主要实施应急救援，保障对象主要是灾民，传统的作战军队卫生减员概念显然已不适用（张鹭鹭等，2008）。在美国军队中通常用"patient"一词表达经过军医或专业人员救治的伤员、病员。在非战争军事行动卫生勤务学中，卫生减员的概念又衍生为非战争军事行动伤病员。在非战争军事行动中，伤病员是军队卫勤机构保障的伤员与病员的总称，既包括军队官兵伤病员，也包括地方民众伤病员（张雁灵，2009b）。非战争军事行动伤病员的概念不仅涵盖卫生减员的概念，也反映出非战争军事行动卫勤保障对象的多元性，将军队卫勤机构的保障对象扩展到地方民众，既包括第一时间救援的地方民众，也包括后期救援流入军队卫勤机构的地方民众伤病员。因此，只要是由一定的军队卫勤机构收治的伤病员，不论其来源，均可称为非战争军事行动伤病员。非战争军事行动伤病员分析是运用统计学方法对伤病员的数量和结构进行统计分析研究的活动，其目的在于摸索非战争军事行动伤病员发生的基本规律，为伤病员预计和筹措卫勤人力、物力等提供依据（邢征等，2011）。

二、伤员流基本原理与特点

1986年，我国卫勤专家吴之理和野战外科专家陆一农对世界范围内数百万伤员的资料进行整理和分析，将由于战争导致的伤员群体流动现象命名为"伤员流"，并参考其他国家组织伤病员医疗后送的经验，概括出流向、流态、流量、流序、流波、流速、流时、流障、流距和流型等伤员流要素。他们在《解放军医学杂志》上发表的《伤员流》一文，标志着我国伤员流理论的创立。

伤员流理论的创立和发展有助于对伤病员医疗后送的深入研究，也为运筹学和系统工程学在军队平、战时卫勤保障中的应用开辟了新的途径。美国、加拿大等国家的一些著名大学纷纷成立卫生工程、卫生系统工程等研究中心，吸引了不少工业工程和系统工程的专家，形成了平、战时与非战争军事行动卫生勤务学研究的新热点。与传统的战时伤员流理论相比，在地震、洪水等抢险救灾中的伤员流有其自身的特点：地震、洪水等重大自然灾害瞬间造成大量人员伤亡，大批伤病员产生和后送，必然形成伤病员流，但是伤病类型相对单一，与战伤也有明显区别（Peek-Asa et al.，1998）；同时保障对象的多元性，导致伤病来源的多元性，除创伤外，妇科、儿科、老年病、创伤后应急障碍等也成为卫勤保障的重点。非战争军事行动伤员流动方向基本还是以正向为主，即从伤病员发生地逐步向后方流动，同时由于伤病员就近、就便治疗，可能出现部分横向流动。此外，地震救援行动伤病员分级救治虽然存在但阶梯不明显，流程较短，可利用的军地卫生资源丰富，伤病员抵达早期治疗或确定性治疗的救治机构的时间大为缩短。此外，伤病员流动的数量和速度相差很大，即便是同一类行动，由于性质、规模、持续时间、环境条件等因素影响，也会有很大的差别，因此伤病员流量具有极大的不确定性，预测难度很大（Thiel et al.，1992）。虽然从整体上看，由于地震灾害伤病员分级救治后送阶梯减少，伤员流动速度加快，流时缩短，伤员可以就近、就便治疗，流距相对缩短，但由于受到交通、道路等环境条件影响，在某个时节、某个局部伤病员后送仍然困难，加快伤病员后送，缩短流时和流距，仍是地震等重大自然灾害医学救援行动的难点之一。

三、分析指标与研究方法

1. 伤病员分析主要指标

地震伤病员分析是运用统计学方法对地震伤病员的数量和结构进行统计分析

研究的活动，其目的在于摸索非战争军事行动伤病员发生的基本规律，为伤病员预计和筹措卫勤人力、物力等提供依据。

伤亡比例。通过计算受伤与死亡人数的比例（简称伤亡比例）来说明两者在医学救援中的构成情况。地震造成人员的伤亡比例，与震区防灾、抗灾、救灾、防病能力，以及房屋质量及其破坏程度直接相关。在国外，伤亡比例一般为2.43，我国则为2.79。

伤亡发生时序。大多数非战争军事行动的伤病瞬间发生，特别是特大地震、特大洪灾瞬间造成大量人员伤亡和严重经济损失，且持续时间较长，伤病发生与时间的关系更为紧密，分析这一特点对筹划部署卫生资源具有重要的参考意义。

伤类。受伤的类型及临床诊断，称为伤类。由于抗震救灾医学救援中没有使用统一的伤票等文书，各医疗队统计方法不一致，给灾后的伤病员统计分析带来一定的困难（Peek-Asa et al.，1998）。

伤部。战（创）伤的部位，称为伤部。分析非战争军事行动伤病员伤部的分布规律，可以为筹划收治床位、救治力量、卫生物资，改进防护装备和救治措施提供依据。

2. 主要研究方法

2010年8～9月，课题组赴卫生部针对玉树地震医学救援收集相关文献资料与信息记录，12月赴青海省卫生厅进行文献收集数据调研（表3-1），进而将从卫生部和青海省卫生厅收集的政策文件、伤亡日报、会议纪要等相关地震救援文字资料进行总结与归纳，记录与描述玉树地震伤亡每日报道人数，分析地震伤病员时间与地域分布情况和地震伤亡比例，以此对玉树地震伤病员发生基本趋势进行描述性分析。

表 3-1   玉树地震医学救援现场调研资料收集情况

来源	名称	数量
卫生部	国务院抗震救灾总指挥部卫生防疫组方案	24
	卫生部值班信息	47
	卫生部青海玉树地震卫生应急领导小组会议纪要	13
	青海玉树地震伤员医疗救治工作快讯	19
	各省上报各类统计报表	18
	下发各类文件通知	15
青海省卫生厅	各市（县、州）上报各类统计报表	12
	下发各类文件通知	5

　　地震伤病员分析是运用统计学方法对地震伤病员的数量和结构进行统计分析的活动，其目的在于摸索非战争军事行动伤病员发生的基本规律，为伤病员预计和筹措卫勤人力、物力等提供依据。其主要分析指标包括：地震伤亡比例、地震报道伤亡增长时序规律、伤亡地震伤病员救治地域分布、地震伤病员伤病谱等。

　　在描述性分析中，分类变量由频数（百分比）表示；连续变量表示为均值加/减标准差或中位数（四分位区间）。在双变量分析中，连续变量的比较采用 t 检验或秩和检验，分类变量比较采用卡方检验，检验均为双尾，$p = 0.05$ 为统计检验标准，$p < 0.05$ 为统计学差异，所有数据分析采用 SAS 软件（9.1 版）进行统计分析。

第三节　地震伤亡增长"两期"特征

一、地震伤亡概述

1. 地震灾情概述

　　2010 年 4 月 14 日 7 时 49 分，中国青海玉树（北纬 33.1 度，东经 96.7 度）发生 7.1 级地震，震源深度 33 千米。本次地震属于强烈的浅源性地震，此后余震不断，地震造成大量人员伤亡和房屋倒塌，地震震中位于中国青海玉树，距州府所在地结古镇仅 30 千米。

　　玉树地震发生的断裂带为甘孜—玉树—风火山断裂带，属于巴颜喀拉地块南边界，位于喜马拉雅地震带，很多专家也将这一地区称为"三江地震带"。由于玉树地震之前，即 14 日 5 时 39 分发生过一次 4.7 级地震，主震发生后，又发生了 6 级地震，因此，玉树地震是前震—主震—余震型地震，余震活动较为频繁。据中国地震台网中心预报部消息，截至 14 日 14 时，青海玉树 7.1 级地震发生 18 次余震；截至 15 日 23 时，地震监测部门记录到的余震总数为 890 次，其中，3.0 级以上余震 9 次，6.0～6.9 级地震 1 次，4.0～4.9 级地震 3 次，3.0～3.9 级地震 5 次。

2. 玉树地震伤亡比例

　　截至 2010 年 5 月 30 日，青海玉树地震最终确认 2698 人遇难，其中已确认身份 2687 人，无名尸体 11 具，失踪 270 人。在已确认身份的遇难者中，男性 1290 人，女性 1397 人，青海玉树籍 2537 人，省内非玉树籍 54 人，外省籍 96 人（含香港籍贯 1 人），遇难学生 199 人，受伤 12 135 人，其中重伤 1434 人，伤亡比例为 4.50。结合近年来国内外多次地震伤亡数据（表 3-2），可以发现地震伤亡比例与地震震级无相关（$p = 0.69 > 0.05$）。

表 3-2　地震伤亡比例分析

发生地	年份	震级（里氏）/级	伤亡人数/人	伤亡比例
中国台湾	1999	7.6	伤 1.1 万、亡 2400	4.5
土耳其	1999	7.6	伤 4.3 万、亡 1.8 万	2.4
印度	2001	7.7	伤 16.7 万、亡 2.5 万	9.9
伊朗	2003	7	伤 3.0 万、亡 2.6 万	1.2
印度尼西亚	2004	8.7	伤 51 万、亡 29 万	1.7
巴基斯坦	2005	7.8	伤 6.5 万、亡 3.6 万	1.8
印度尼西亚	2006	6.2	伤 3.6 万、亡 0.6 万	6.1
中国汶川	2008	8	伤 37.6 万、亡 6.9 万	5.4
海地	2010	7.3	伤 50 万、亡 20 万	2.5
中国玉树	2010	7.1	伤 1.2 万、亡 2698	4.5

二、地震伤亡增长"两期"特征

地震发生后，大量伤亡瞬间发生，随着医学救援的迅速展开，伤亡人数的增长具有时序性的规律。玉树地震报道伤亡人数增长的总体趋势一致，且增长曲线有明显拐点，拐点前持续增长为"增长期"，拐点后趋于平缓为"稳定期"。拐点出现的时间与地震的规模相关，规模越大，出现的时间越晚；同时也与救援展开的时间及组织效率有关，分为 3 个阶段，即"应急段"、"有效段"和"维持段"，科学把握地震伤亡增长时序规律对于减少地震伤亡起着至关重要的作用。玉树地震与汶川地震的伤亡发生时序趋势基本一致，分为"增长期"和"稳定期"。玉树地震死亡人数增长拐点出现于震后 1 周内，死亡报告人数占总死亡人数的 92.97%，之后趋于平缓，玉树地震伤员的发生集中于震后 72 小时，期间伤员人数快速增长，而后趋于稳定（图 3-2）。汶川地震后 2 周，死亡报告人数为总死亡人数的 94.12%，之后趋于平缓。汶川地震伤员震后 2 周为伤员人数快速增长期，伤员人数为总伤员报告人数的 95% 以上，而后趋于稳定（图 3-3）。可见，汶川地震伤亡的快速增长期均较玉树地震明显延长，这与地震波及的范围和规模有明显关系。同时，汶川地震中伤员种类以地震伤员和灾民为主，并受交通恢复、送达方式、受伤人数、掩埋时间等多重因素的影响，伤员持续送达时间较长，人数多、伤情重，救治难度高。玉树地震中伤员种类以地震伤员和救援人员为主，大部分伤病员采取空运后送的方式直接转运至后方医院接受治疗，72 小时内重伤员全部后送。通过吸取汶川地震的经验教训，玉树地震伤员送达医院时间更早，救治速度更快，效果更好。

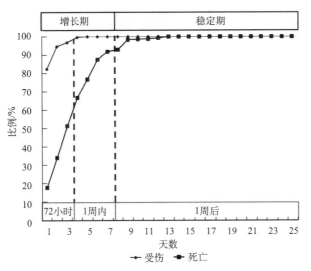

图 3-2　2010 年玉树地震伤亡增长趋势

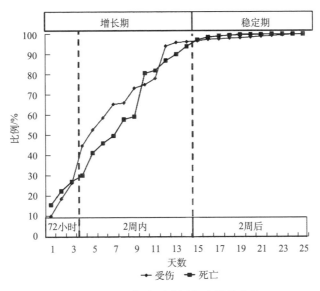

图 3-3　2008 年汶川地震伤亡增长趋势

三、救治区域与住院分布特征

在本次地震紧急医学救援中，伤病员被迅速集中于 4 个地点进行紧急救治，分别为体育场、赛马场、格萨尔广场，然后将需要进行后送的重伤员统一集中转运至巴塘机场等待后送（图3-4）。

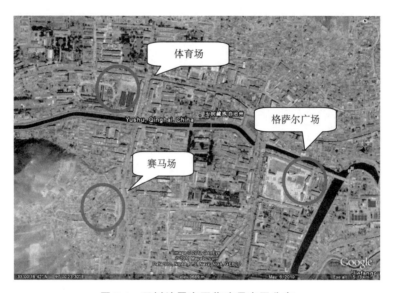

图 3-4 玉树地震灾区伤病员灾区分布

据卫生部文献记录，伤病员后送于地震当日启动，截至 5 月 14 日（震后一个月），通过包机、公路运输等方式共计从玉树灾区向青海、四川、甘肃、陕西、西藏的 57 所收治医院后送地震伤病员 3400 余名。通过对伤病员后期分布进行统计发现，青海省内接收伤病员超过后送总人数的 70%，以西宁和格尔木的大型综合医院为主。外省接收伤病员近 30%，其中 398 名（12.2%）伤病员分布于四川成都，348 名（10.7%）分布于甘肃兰州，179 名（5.5%）分布于陕西西安，其余 21 名（0.6%）分布于西藏昌都（图3-5）。

四、讨论

1. 玉树地震伤亡增长趋势吻合"两期"特征

地震发生后，大量人员伤亡与地面破坏于震后瞬间发生。随着灾区医学救援的迅速展开，大批救援部队被调往灾区投入紧张的抗震救灾行动，地震灾民陆续得到救助，伤亡报道人数在震后几天内快速增长，地震伤亡人数的增长具有明显的阶段性特征。对国内外历次重大地震伤员情况进行统计分析后发现，地震所造成的人员伤亡增长的总体趋势一致，增长曲线有明显拐点，拐点前持续且快速增

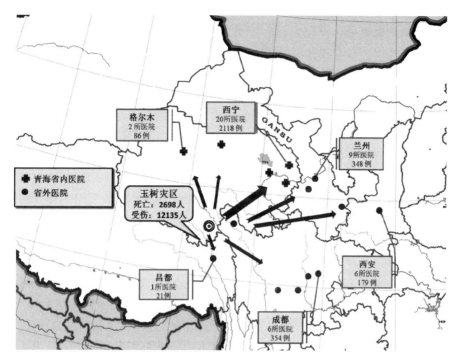

图 3-5　玉树地震伤病员住院分布

长，拐点后趋于平缓。另外，地震伤亡曲线拐点出现的时间与地震的规模相关，地震规模越大，拐点出现时间越晚，也与救援展开的时间及组织效率有关，迅速、科学、有效的救援行动对于减少地震伤亡起着至关重要的作用。玉树地震后，地震伤亡增长曲线存在明显拐点，增长曲线拐点基本同时出现在震后 1 周内。其中，报道死亡人数增长曲线于震后第 7 天达到总数的 92.97%，受伤人数与重伤员人数于震后第 5 天达到顶峰，可以发现玉树地震的救援高峰出现于震后一周内，期间大部分伤员得到了救援，随着死亡累计人数趋于稳定，灾区紧急救援行动接近尾声。

国内外多次震灾救援中同样根据伤病发生的特点，类似地粗略将地震灾难医学救援分为早期和后期两个阶段。早期是外伤类疾病发生的高峰期，这一时期危及人类生命的外伤由地震灾难直接造成。后期由地震灾难直接造成的外伤类疾病明显减少，此期间的外伤多无生命危险，但处理不当会使致残率明显增加；内科类疾病发病率明显上升，以急性上呼吸道感染为主，疾病谱逐渐接近当地常见病、多发病；应严密监控疫情，防止传染病暴发（韩志海等，2009）。

有学者对地震死亡人数的报出时间进行了研究，发现地震死亡人数报出时间与死亡人数总数相关。救援人员在废墟中营救被困者，需要对每栋房屋进行清理、查找，营救生存者和发现遇难者是同时进行的。研究表明，死亡人数和受伤人数分别与其被报出的时间所呈现的曲线有相关性。死亡人数越多，救援需要花费的时间越长，报出的时间越晚。地震死亡人数接近总数的报出时间越短，外界了解地震灾情就越清楚，救援人员和救援物资进入灾区的时间就越早，因此灾区的无序状态可以尽快地得到恢复；报出时间越晚，指挥部门越难以抽调足够救援人员和提供足够救援物资，灾区的外援不足，无序状态将会延长。国内外的实践均表明，早期抢救的存活率高，后期抢救的存活率急剧下降，通过对多次地震的回顾分析发现，伤员存活率是地震发生后时间的函数。因此，及时、精准的救援力量使用是减轻人员伤亡的关键。地震伤亡的拐点与地震规模、区域等要素相关，因此通过相关数据判断地震伤亡人数拐点对于地震应急医学救援组织决策，尤其是力量使用具有重要参考价值。

2. 地震伤亡比例与震级强度无关，但与震情及救援速度有关

通过国内外多次地震分析发现，地震造成人员的伤亡比例与地震震级无关，但与震区防灾、抗灾、救灾、防病能力以及房屋质量及其破坏程度直接相关。通常情况下，靠近震中的重灾区的伤亡比例相对高一些，而远离震中的轻灾区则会低一些。唐山地震死亡24万人，伤70万人，伤亡比例为2.91。汶川地震死亡6.7万人，伤37.6万人，伤亡比例为5.61。玉树地震伤亡比例为4.50，与唐山地震相比，汶川和玉树地震的伤亡比例明显提高，一定程度上说明救治水平提高。因此，在今后制订防震减灾的应急预案时，大地震、特大地震的伤亡比例以2.5～4.5作为预计参数可能是比较合适的。

地震伤亡比例受到抗震救灾行动响应速度影响较大，抗震救灾中最重要的是救人。事实证明，如果72小时内从废墟中挖出伤员并及时给予治疗，可以有效地减少死亡人数（Zhang et al.，2009）。唐山地震某救援部队统计，半小时内挖出，可救活的比例为90.4%；第1天内挖出，可救活比例为81.0%；第2天内挖出，可救活比例为33.0%，而第4天内挖出，可救活比例下降至19.0%。有学者调查汶川地震中2490例死亡病例的时间分布，发现院前死亡500例，占20.08%；3天内死亡1670例，占67.07%；4～7天内死亡240例，占9.64%；8～10天内死亡60例，占2.41%；10天以上死亡仅20例，占0.80%。事实再次证明灾后72小时是"黄金救治期"，抢救生命就是和时间赛跑。

第四节　地震伤病员分析

一、地震伤病员人口学特征

所调查的 3255 例地震伤病员中，地震伤员 2622 例（80.55%），其余 633 例为因特殊疾病转运至后方医院的疾病患者。总体平均年龄 35.42±17.22 岁，中位年龄 36 岁，男性 1784 例（占 54.81%），女性 1471 例，中位年龄 34 岁（Zhang et al.，2009）。地震伤员中，女性比例明显高于男性（$p < 0.001$）。住院伤病员以 31～50 岁年龄段为主，其次是 21～30 岁年龄段（为 719 例，占总住院伤病员的 22.1%），80 岁以上住院伤病员 20 例，其中男性 5 例，女性 15 例。

二、地震伤员地震伤构成

地震伤员中骨折合并外伤及软组织损伤的发生率最高，骨折地震伤员共计 1431 例（占 53.91%）。单处骨折大多为下肢骨折（占 27.88%），脊柱骨折 249 例（占 17.40%），骨盆骨折 220 例（占 15.37%）。受伤部位多集中于四肢（占 38.05%），且下肢伤多于上肢伤，其次为胸部伤和脊柱伤。在复合伤、多发伤中，均合并有上肢、下肢、脊柱和骨盆骨折。其他发生率较高的地震伤依次为开放性伤、闭合性伤、软组织挫裂伤等外伤（占 16.81%），以及复合伤（15.92%）。值得注意的是 2622 例地震伤员中，101 例为不同程度的挤压伤，仅 23 人（0.89%）后期转化为挤压综合征，其中 9 人发展为更加严重的肾衰竭。此外，43 例（1.66%）住院伤员因地震中发生的不同程度烧烫伤被紧急后送至收治医院进行住院治疗。

三、地震病员内科疾病发病

因病入院患者为 657 例。呼吸系统疾病高发，约 1/5 疾病患者因不同程度的呼吸系统疾病紧急入院接受治疗，其中肺炎发生率为 15.37%，大多数为儿童。此外，消化、循环、神经、泌尿及妇产各类普通疾病占所有非地震伤患者的 42.34%。同时，从地震灾区转运至后方医院的疾病患者入院时间规律有别于地震伤员。震后第 2 天，入院疾病患者有所增加，而后每日入院人数相对保持稳定。非地震伤住院患者中，超过 40% 的伤病员为发生急性高原病接受紧急治疗，其中 80% 以上为救援人员。

四、讨论

玉树地震中伤员以外伤为主，其中骨科伤员占所有地震伤员的 53% 左右，伤部主要集中于四肢、胸部和脊柱，同国内外多次地震伤情况基本吻合。刘国栋等（2009）分析汶川地震后 1 周内收治的 1020 名伤员的致伤原因，结论为主要以压砸伤、挫裂伤为主，分别占 36.1%、28.4%；软组织挫裂伤 626 例，骨外伤 427 例，其他 120 例。王正国和张连阳（2009）统计分析汶川地震转出四川省外的 10 015 例伤员伤情，骨折、脊柱损伤、肢体毁损等 4542 例，占 45.35%；颅脑损伤 915 例，占 9.13%；胸部损伤 448 例，占 4.47%；多发伤 112 例，占 1.12%；其他 1756 例，占 17.53%（刘伦旭和石应康，2009）。因此在震后初期，应加强补充后方收治医院骨科、外科、麻醉专业医务力量，及时缓解救治压力，同时在救治过程中高度关注地震挤压伤伤员，有效降低死亡率与致残率。

本 章 小 结

1. 地震伤亡增长吻合"两期"规律，玉树地震快速增长期较短

玉树地震伤亡报道人数增长趋势吻合"两期"特征，分为快速增长期和伤亡稳定期，与汶川地震伤亡发生的时序趋势一致。玉树地震死亡人数增长拐点出现于震后 1 周内，死亡报告人数占总死亡人数的 92.97%，之后趋于平缓；玉树地震伤员的发生集中于震后 72 小时内，期间伤员人数快速增长，而后趋于稳定。玉树地震伤亡比例为 4.50，与唐山地震相比，伤亡比例升高，一定程度上说明救治水平提高。从玉树地震伤员救治的空间分布来看，住院伤病员分布以青海省内为主，收治伤病员超过 70%，青海省周围省份医院同样发挥重要作用，缓解了青海省内医院的救治压力。

2. 地震伤亡比例与震级无关，但与震情及救援速度有关

玉树地震最终导致死亡 2698 人，受伤 12 135 人，伤亡比例为 4.50。与唐山地震相比，汶川地震和玉树地震的伤亡比例明显提高，一定程度上说明救治水平提高。结合近年国内外多次地震伤亡数据，可以发现地震伤亡与地震震级无相关（$p = 0.69 > 0.05$）。通常情况下，靠近震中的重灾区的伤亡比例相对高一些，而远离震中的轻灾区则会低一些。地震造成人员的伤亡比例，与震区防灾、抗灾、救灾、防病能力，以及房屋质量及其破坏程度直接相关。地震伤亡比例受到抗震救灾行动应急响应速度影响较大，如果 72 小时内从废墟中挖出伤员，并及时给予治疗，可以有效地减少死亡人数。

3. 地震伤员以骨外伤为主，挤压综合征发生率较低

地震伤员中骨折合并外伤及软组织损伤的发生率最高，多数为单部位骨折，下肢骨折多见。在复合伤、多发伤中，均合并有上肢、下肢、脊柱和骨盆骨折。其他发生率较高的地震伤依次为开放性伤、闭合性伤、软组织挫裂伤等外伤，以及复合伤。值得注意的是在 2622 例地震伤员中，101 例为不同程度的挤压伤，仅 23 人（0.89％）后期转化为挤压综合征，其中 9 人发展为更加严重的肾脏功能衰竭。地震伤员死亡多数由于挤压综合征并发肾衰竭导致，因此救援初期应给予挤压综合征伤员以足够重视。

第四章　地震伤病员现场救治情况分析

第一节　地震伤病员现场救治界定

一、地震伤病员现场救治特点

地震后产生大量伤病员，病情复杂多变，若不能及时地进行急救处理，会造成大量危重伤病员死亡，影响后期伤病员存活率及疗效。Pretto 等研究显示，地震发生后 6 小时内接受救治，能够避免 80％以上的人员伤亡。地震发生后 72 小时内，伤病员存活率较高，但随时间呈递减趋势。在第一天（即 24 小时内），被救出的人员存活率在 90％左右；第二天，存活率为 50％～60％；第三天，存活率为 20％～30％。因此，作为地震医学救援起点的伤病员现场救治至关重要，直接影响了后期治疗的存活率及康复效果，应得到高度重视。

地震伤病员现场救治（on-site treatments for the seismic sick and wounded）指在地震伤病员快速增长期内（主要是前 72 小时）在地震灾区现场进行的伤员现场急救，包括伤病员的自救互救和外援力量组织的现场急救，基本要求是挽救生命，进行生命的基本支持。伤病员现场救治从震后开始，维持整个伤病员发生"增长期"，相当于地震医学救援的"应急段"及"有效段"。依据伤病员增长规律，救援人员进入灾区后，在伤亡"增长期"（主要是前 72 小时）展开地震伤病员现场救治，针对急重伤病员展开急救措施以及医疗后送，最大限度地确保所有伤病员存活，以便在伤亡"稳定期"进行专科治疗及康复治疗，恢复其正常生理功能。由于前 72 小时救治成功率最高，因此提高该时段内的救治效率，能最大限度地挽救伤病员生命。前 72 小时的现场急救也成为地震伤病员救治的重要内容。

震后伤病员病情危急，对治疗需求迫切，要求救援人员在最短的时间内到达现场，合理使用相对缺乏的医疗资源，开展高效的急救，最大限度地使伤病员存活。如果不能对上述问题进行深入分析研究，现场救治效果将大打折扣，很难起到挽救伤员生命的作用。课题组对汶川地震、玉树地震医学救援进行现场调研，并检索 Pubmed、Medline、重庆维普、万方等多个数据库，查阅地震现场救援相关文献，收集近年来国内外地震灾害伤病员现场救治相关研究资料，对地震伤病员现场急救措施、分级救治理论、检伤分类方法、历次重大地震救援中现场救治状况、玉树地震灾区现场救治工作展开情况等进行分析，对地震伤病员现场救治提出意见和建议，以期在今后的地震救援中避免类似问题，为今后的工作和研究指明方向。

二、地震伤病员现场救治关注点

1. 地震伤病员现场救治时间

地震伤病员现场救治为地震医疗救援的第一阶段，是地震医疗救治的应急阶段，主要关注在地震灾区展开的急救工作，关注时间为伤亡快速增长阶段，即前72 小时，在此期间进行的伤病员现场急救包括伤病员的自救互救和外援力量组织的现场急救，基本要求是挽救生命，进行生命的基本支持（姜洁等，2010b）。某些特大地震由于灾情严重，现场急救工作持续时间超过 72 小时，甚至持续一周时间。此次玉树地震实现前 72 小时重伤员全部后送，一周后无新发伤病员，因此本次现场救治重点关注前 72 小时的急救工作。

2. 地震伤病员现场救治工作内容

地震伤病员现场救治工作内容一方面包括心肺复苏、开放气道、包扎止血、固定骨折、清创缝合、早期抗休克、抗感染等基本急救措施，另一方面包括初次分类检伤，为医疗后送打下基础，以及紧急专科治疗和部分完善专科治疗。前者主要实施各专科的早期治疗措施，包括彻底清创、抗休克、截肢术、损伤控制性手术等。完善专科治疗主要开展各种确定性手术、预防伤后并发症，并进行全面抗休克和抗感染治疗。

三、国内外研究现状

1. 国外地震伤病员现场救治

1）缺乏必要的地震应急计划，救治工作无法及时有效进行

许多地震高发国家由于政治、经济及科技等多方面因素的影响，对地震救援准备不足，缺乏必要的地震救援预案，也没有建立标准的地震医疗救援队，救援人员及物资准备也十分匮乏，致使在前期救援阶段救治力量不足，伤员无法及时得到正确治疗，造成不必要的伤亡及残疾（李彬等，2010）。

2003 年巴姆（Bam）地震由于缺乏基本的灾害应急计划，导致现场救治无法顺利进行。被搜救出来的伤员在转运前几乎都没有经过救治处理，仅有少数伤员接受了静脉输液和简单的伤口包扎。事实上，绝大多数伤员是在收治的医院接受急救的。而且由于震前没有建立标准的灾害救援队，震后，伊朗无法快速组织起足够的紧急救援队，满足灾害现场救治大量伤员的需要。缺少专业训练的救援人员无法形成有效的救援小组，在面对大量伤员时力不从心，甚至需要当地政府

为他们提供基本保障，增加了救援负担。再加上当地医疗设施也基本损毁，外援设备无法及时到达，震后第一晚，许多灾区就不得不停止了救治。

而在 2005 年巴基斯坦地震后，由于人员缺乏培训及医疗资源严重匮乏，导致许多本可以避免的伤害（Mallick et al.，2010）。例如，大量的儿童发生了闭合性长骨骨折，由于缺乏器材和牵引场地，救援人员对此仅进行切开复位，用库氏钳进行髓内固定，导致大量的畸形愈合，最常见的是轴性股骨畸形愈合。

由此可见，灾前详细的计划，建立标准的灾害救援队，进行有组织、有规划的培训，震后救援人员才能迅速反应，有效地展开伤病员现场救治工作。

2）国际救援作用明显，但缺乏有效协作

即使国家自身配备地震救援队伍，在面对地震如此巨大的灾害时，许多国家的医疗资源仍不能满足救治需求，尤其是在一些医疗条件较差的国家，有力的国际援助为其提供了巨大帮助，对震后现场救治工作的顺利进行起到重要作用，挽救了许多生命。

例如，在 2010 年海地地震救援中，国际救援就发挥了巨大的作用，在灾区现场救治了大量伤病员。由于海地当地医疗条件很差，仅有的几所大型医院也受损严重，灾区现场缺乏基本的急救药品和器械，造成大量伤员感染（席梅等，2007）。在许多国际救援队伍抵达灾区后，当地医疗条件才得以改善，能够开展现场救治。例如，以色列的移动医院，拥有 60 张床位，一个能同时监护 4 名重症伤病员的重症加强护理病房（ICU）和一间手术室，而在现场救治中增至 72 张床位，两间手术室，在一天中至少能救治 100 名伤员；美国安慰号医院船与巴丹号两栖攻击舰在救援中发挥巨大作用，共能提供 1600 张以上的床位，为灾区现场救治提供了有力保障。

然而国际救援组织在实际救灾过程中遇到许多问题，关键在于国际援助组织间及当地政府间缺乏有效沟通协作。

Seyedin 等（2008）对 2003 年 Bam 地震中国际救援在地震中发挥的作用进行调查，结果表明国际救援在救灾过程中的问题主要源自相互间缺乏共同协作，与当地人员及政府沟通不足，缺乏对文化习俗的了解，资金、物资供给不及时，货物运输不顺利等。这对今后国际援助组织（如联合国）的工作具有重要指导价值。加强国际救援组织间及与当地政府间的协作至关重要，能有效解决语言不通、文化习俗不同、医疗资源供给不及时等问题，成了今后提高国际救援在救灾过程中作用的基石。

Abolghasemi 等（2007）对 Bam 地震后国际救援工作情况进行观察总结后提出许多有益的建议：①发展国际合作性的搜救策略；②设计预警系统；③建立

国际灾害指挥系统；④提高国际救援力量到达的效率；⑤完善国际援助开展的流程。

2. 汶川地震伤病员现场救治情况

1）救援人员积极抢救，现场救治成效显著

汶川地震后外援医疗队及当地救援人员迅速进入灾区进行现场救治，克服各种困难，积极进行现场救治：①迅速反应，及早深入灾区开展救援。②积极做好物资准备，在医疗资源不足的情况下就地取材，如利用树枝、竹片等制作夹板。③快速检伤分类，以利于进一步救治，如可将伤病员分为严重损伤、较轻损伤、无生命和肢体威胁的损伤、死亡或明显的致命损伤而无生存希望四类伤病员，分别予以红色、黄色、绿色、黑色标示牌标记，以利于进一步救治。④巡诊可扩大急救范围。不同区域会有某些医疗点存在，但由于灾后交通、通信破坏严重，加上灾民出于对自家财产的担心，以及医学知识的不足，而不愿离家就医，而且当地卫生机构往往也被毁损，此时就需要组织医疗小分队到灾区进行巡诊，扩大医疗救援的范围，方便灾民的诊疗。⑤加强自身保障，判断环境危险，确保自身安全，以利于长时间连续开展现场急救。⑥取得当地的支持配合，更有针对性地开展工作，同时也可以获得物质上的支持与帮助。

经过救援人员的积极救治，大量灾区伤病员得到有效处理。震后72小时收治地震伤员68 788人（重伤员占21.07%），其中3000多名重伤员在区域性综合医院集中收治，超过震后1周收治重伤员总数的96%，对降低病死率、致残率起到关键作用。四川省内收治的大规模危重伤员病死率控制在2.3%，远低于早期非集中救治时期重症病死率（12.1%）。

2）现场急救暴露出我国地震救援平时准备不足，缺乏日常训练

虽然汶川地震后救援人员奋力抢救，挽回了大量生命，但伤病员现场救治工作暴露出我国地震救援前期准备不足，救援人员与救治物资使用存在许多缺陷，需要在以后的抢险救灾中完善。

许多救援人员缺乏基本的急救常识，不能正确救治伤病员，致使伤病员出现二次损伤，落下残疾，甚至死亡。例如，许多救治人员不能正确搬运伤病员，造成脊柱、神经伤员终身残疾；错误地搬动长期挤压伤员，造成挤压伤综合征的发生；缺乏正确处理长期被掩埋伤员的经验及准备，致使伤员休克、脱水、视网膜脱落等。

对于医疗资源紧缺的现场救治，最重要的一步就是对伤员进行分类，根据实际情况有效地进行救治或后送。基于灾害的严重度及卫生资源的可用度，在大规模伤亡事件发生前制定检伤分类标准，并对应急医护人员进行培训，是提高现场

急救效率的关键。由于汶川灾前没有明确的检伤分类标准，大多数医生并不熟悉灾害中的分类检伤，没有接受过相关培训，依靠自己的经验进行，分类不当，影响检伤效果，造成治疗延误和卫生资源浪费。

由于震前救援队建设工作不足，许多救援队平时没有储备必需的生存装备及急救物资，在地震发生后，汶川震后救灾人员仓促准备，将平时的物资充当急救物资使用，甚至许多救援队没有必要的生活装备与急救物资。这造成救援队虽然迅速进入灾区现场，但"人装分离"现象严重，达到灾区后无法顺利开展现场急救，甚至自身的饮食、住宿问题都得不到解决，增加了灾区救灾的困难。随着大批物资的进入，在后期灾区又存在着大量物资囤积，无人有效管理、发放，造成物资的浪费。

第二节　地震分级救治与检伤分类

一、分级救治中的现场救治

随着灾害医学救援研究的不断深入，我国学者对分级救治在其中的作用逐步形成清晰认识，根据非战争军事行动医疗救治理论中的分级救治理论，灾害医学救援分级救治阶梯可分为三级或二级（卢世璧，2008）。对于大规模灾害来说，大体可分为三级救治阶梯，第一级为现场急救（on-site first aid），第二级为早期救治（early treatment），第三级为专科治疗。规模较小的灾害一般简化为两级：现场救治（on-site treatments）及专科治疗，将现场急救和早期救治合并为现场救治。现场救治包括伤员的自救互救和外援力量组织的现场急救。救治范围包括现场救治（如止血、包扎、固定等）、检伤分类、抗感染、抗休克、实施紧急救命手术等，并留治1周内能治愈的轻伤病员。通常可由部队基层卫勤机构负责组织实施，地方基层乡镇医院协助。基本要求是挽救生命、进行生命的基本支持。在运送伤员至医院前，必须合理处理各种创伤和危情，如出血、休克、窒息、中毒等，这些措施虽然是应急、临时、初步的，但是却为医院内确定性救治，争取了宝贵时间。

二、检伤分类方法

1. 检伤分类方法概述

地震现场往往没有足够的医疗资源，合理利用现场有限的人力物力，对大量伤病员进行快速有效的检伤、分类、处置，分送各诊治小组，可以减少流程和节约人力，同时避免伤员在检诊区过度集中，减少混乱、判断失误，避免治疗组间的更多会诊与转诊。这在严重不足的医疗资源条件下是非常困难的，而且往往浪费太多的医疗资源和延误伤员的及时治疗。合理的分类检伤方法能有效地解决上述问题，最大限度地提高生存率，尽可能地减轻伤残程度。

　　大规模伤亡事件或灾害事故伤员分类方法大体有两类，初级分类（primary triage）和二次分类（secondary triage）。在震后的现场救治中主要使用初级分类，决定灾害现场伤员后送和转运到确定医疗点的优先次序，包括六种分类方法，每种方法采用不同生理指标作为分类依据，主要包括呼吸、脉搏、意识状态等（表4-1）。

表 4-1　地震救援伤员初级分类方法

名称	等级次序	分类依据	特点
START	立即处理：必须在一小时内接受处理； 延迟处理：不能行走，两小时内转运至医院； 轻伤：能自行行走； 死亡：由医务人员宣布死亡	自主呼吸、脉搏、意识状态	经简单培训的非专业人员或急诊医务人员即可操作。简单易行，但过度分类率较高
Jump START	和 START 相同	与 START 相似，更强调自主呼吸，对不能自主呼吸的儿童要建立人工呼吸道	与 START 相结合，用于1～8 岁儿童伤员
Triage Sieve	优先级 1（immediate）； 优先级 2（urgent）； 优先级 3（delayed）； 无优先级（deceased）	自行行走、气道开放、呼吸频率、脉率	生理参数临界值与 START 不同，呼吸频率小于 10 次/分或大于 30 次/分为异常，脉率大于 120 次/分为优先级 1
Pediatric Triage Tape（PTT）	与 Triage Sieve 相同	与 Triage Sieve 方法相似，但生理参数值因年龄、身高、体重而不同	用于儿童伤员的分类
Care Flight Triage	立即处理（immediate）； 紧急（urgent）； 延迟处理（delayed）； 死亡（unsalvageable）	观察全身状态和生命体征，评估意识状态、呼吸和脉搏	首先评估意识状态，不评估呼吸频率，成人、儿童均适用
Sacco Triage Method	与 START 相同	生存概率、恶化可能性、可用资源；用呼吸频率、脉搏和运动功能评分估计伤员生存概率，专家意见评估恶化可能性	根据现有资源决定伤员治疗和转运的计算机数学模型，不适合经济欠发达地区

资料来源：王凌等，2008

分类的基本要求是迅速、准确，先重后轻。可参照国际通用伤员分类方法：

（1）危重患者——第一优先有危及生命的严重创伤，但经及时治疗能够获救，应立即标示红色标示牌，优先给予护理及转运。现场先简单处理致命伤、控制大出血、支持呼吸等，并尽快送院治疗。例如，气道阻塞、活动性大出血及休克、开放性胸腹部创伤、进行性昏迷、颈椎损伤、超过 50% 的 II°～III° 烧伤患者等。

（2）重症患者——第二优先有严重损伤，但经急救处理后生命体征或伤情暂时稳定，可在现场短暂等候而不危及生命或导致肢体残缺，标示黄色标示牌，给予次优先转运。例如，不伴意识障碍的头部创伤、不伴呼吸衰竭的胸部外伤、除颈椎外的脊柱损伤患者等。

（3）轻症患者——第三优先可自行行走无严重损伤，损伤可适当延迟转运和治疗，标示绿色标示牌，将伤者先引导到轻伤接收站。例如，软组织挫伤、轻度烧伤患者等。

（4）死亡或濒死者——第四优先已死亡或无法挽救的致命性创伤造成的濒死状态。例如，呼吸、心跳已停止，且超过 12 分钟未给予心肺复苏救治，或因头、胸、腹严重外伤而无法实施心肺复苏救治者，应标示黑色标示牌，停放在特定区域。

START 最为常用，被很多国家和地区采用，适用于灾难现场短时间内大批伤员的初步检伤，由最先到达的急救人员对伤病员进行快速辨别及分类，通常分为四步：

（1）第一步：行动检查。

① 行动自如（能走）的伤病员为轻伤患者，标示绿色标示牌。

② 不能行走的患者检查第二步。

（2）第二步：呼吸检查。

① 无呼吸者，标示黑色标示牌。

② 呼吸频率大于 30 次/分或小于 6 次/分，为危重患者，标示红色标示牌。

③ 每分钟呼吸 6～30 次者，检查第三步。

（3）第三步：循环检查。

① 桡动脉搏动不存在，或甲床毛细血管充盈时间大于 2 秒者，或脉搏大于 120 次/分，为危重患者，标示红色标示牌。

② 甲床毛细血管充盈时间小于 2 秒者，或脉搏小于 120 次/分，检查第四步。

（4）第四步：清醒程度。

① 不能回答问题或执行指令者，标示红色标示牌。

② 能够正确回答问题和执行指令者，标示黄色标示牌或绿色标示牌。

2. 我国地震分类检伤方法

长期以来我国分类检伤方法研究落后于国外，直至 2008 年汶川地震后第三天，根据 START 发布《汶川地震现场检伤方法和分类标准》，如下：

一、检伤分类方法

（一）行动检查

（1）指引能行动自如的伤者到一指定区域（绿区）。

（2）此类伤者均属第三优先。

（3）到不能行动自如的伤者处继续检查。

（二）呼吸检查

（1）为所有不能行走的伤者进行呼吸检查。

（2）如有需要先保持气道畅通（须同时小心保护颈椎），可用提颏法等。

（3）没有呼吸。

（三）血液循环检查

（1）检查桡动脉或微血管血液循环回流时间。

（2）任何循环不足（不能感觉到桡动脉跳动或微血管血液循环回流时间大于2 秒）（红区）。

（3）循环良好→第四步。

（四）清醒程度检查

（1）检查脑部是否受伤。

（2）询问伤者简单问题或给予简单指令。

（3）能回答或按照指令行事（绿区），回答不确切（黄区），不能回答（红区）。

二、检伤分类标准

（一）第一优先（红色伤票）

非常严重的创伤，但如果及时治疗即有生存的机会，包括：①气道阻塞；②休克；③昏迷（神志不清）；④颈椎受伤；⑤导致远端脉搏消失的骨折；⑥外露性胸腔创伤；⑦股骨骨折；⑧外露性腹腔创伤；⑨超过 50% Ⅱ°～Ⅲ°皮肤烧伤；⑩腹部或骨盆压伤。

（二）第二优先（黄色伤票）

有重大创伤但可短暂等候而不危及生命或导致肢体残缺，包括：①严重烧伤；②严重头部创伤但清醒；③椎骨受伤（除颈椎之外）；④多发骨折；⑤须用止血带止血的血管损伤；⑥开放性骨折。

（三）第三优先（绿色伤票）

可自行走动且没有严重创伤，其损伤可延迟处理，大部分可在现场处置而无需送医院，包括：①不造成休克的软组织创伤；②20％以内的低于Ⅱ度烧伤并不涉及机体或外生殖器；③不造成远侧脉搏消失的肌肉和骨骼损伤；④轻微流血。

（四）第四优先（黑色伤票）

死亡或无可救治的创伤，包括：①死亡明显；②没有生存希望的伤者；③没有呼吸及脉搏。

三、现场救治基本原则与措施

1. 现场救治基本原则

震后现场救治总的任务是采取有效的急救措施和技术，使伤员尽快得到救治和专科处理，最大限度地减少患者的伤害，为院内救治打好基础。加强前 72 小时内现场急救，尽量减少并发症的发生；国内外学者认为这期间应以抢救生命为主，做到早期诊断，及早手术，正确处理合并伤，降低患者的致死率、致残率。先救命、后治病、保全伤肢，控制隐蔽出血，清除污染，减轻损伤、控制感染，评估生命体征、挽救危重伤员，拯救患者生命（孟力等，1994）。避免生命潜能耗竭，经现场抢救、监测及安全转运，为后续治疗赢得宝贵时间。

2. 现场救治基本处理措施

震后现场急救的基本处理措施为：①首先快速清除压在伤者头面部、胸腹部的重物或砂土，清理口中异物，保持呼吸道通畅。对埋在瓦砾中的幸存者，先建立通风道，以防缺氧窒息。②一旦伤员被救出，必须紧急建立静脉通道，快速补充血容量、纠治酸中毒和纠正电解质紊乱等干预措施，同时对伤情进行分析评估，包括生命体征、神志、瞳孔气道通畅情况、气体交换是否足够、有无尿潴留现象，在最短时间内预见性地发现存在或潜在问题，采取相应措施。遇颅脑外伤、神志不清、面色苍白、血压下降休克状态，大出血等危重症优先救护，尽快送医院。③主要急救措施包括保持呼吸道通畅、进行心肺复苏、控制出血维持有效的心脏循环功能、固定并包扎骨折断端、有筋膜综合征的伤员要现场进行减张手术。④地震伤员多伴有骨折，针对骨折的紧急处理方式为：第一，针对上肢损伤。局部肿胀、瘀斑部分向后端有突出畸形，局部触痛明显，活动时疼痛加重，触及局部伴有骨擦音，采用挟板外固定术，立即分流、转运。第二，股骨周围肿胀。大片瘀斑、疼痛剧烈、畸形，不能活动，触及有骨擦音，采用夹板外固定术，立即转运至综合性医院进行手术治疗。⑤根据伤员的病情按轻、中、重分类，分别用红色、粉红色、紫色和黑色的布卡挂于伤员的左胸部醒目位置，尽可能将危重伤员、休克伤员分出来，以便组织有效抢救。搬运伤员时动作要缓慢，颈椎骨折搬动时要保持头部与身体轴线一致，胸腰椎骨折搬动时身体保持平直，防止脊髓损伤，所有脊柱骨折都要用平板搬运，途中要将伤员与平板之间用宽带妥善固定。⑥因地震带来的震动和恐怖心理，原有心脏病、高血压病可加重或复发引起猝死，对此类伤员要特别关照。⑦开放伤口早期清创抗感染，并注射破伤风抗毒血清。

第三节　地震伤病员现场救治情况

一、地震伤病员现场救治体系

玉树地震后，大量伤病员自发集中于较为安全的空地、广场。救援人员因势利导，将其中面积较大的赛马场、体育场、格萨尔广场作为伤病员集中收治站，沿结古镇民主路、扎曲路、扎西科路等主要道路展开伤病员的搜救，在震后 24 小时内就形成了以伤病员集中收治站为中心的灾区救治网络。在开展救治工作的同时，救援人员还将重症伤病员统一集中等待后送。

接到上级转运伤病员命令后，青海省红十字医院等派出 8 支医疗队在 24 小时内组建成巴塘机场救治检伤站，建立起以巴塘机场空运中转站为中心的集中后送网络。救援人员将候机大厅划分为危重症、重症、轻症三个伤病员收治区域，接收由赛马场、体育场、格萨尔广场等伤员集中收治站统一后送的伤病员以及地震现场搜救出的伤病员、自行前往的伤病员进行检伤分类，并进行及时救治。同时，对所有伤病员进行 24 小时病情监护，确保伤病员生命体征平稳，降低后送途中的危险性。

在震后 24 小时内，快速建立的以赛马场、体育场、格萨尔广场等救治站为中心的救治网络和与巴塘机场空运中转站为中心的后送网络构成了灾区"两级四站"救治后送体系（图 4-1），提高灾区伤病员救治效率，缩短伤病员等待救治时间，在伤病员震后 72 小时"黄金救治期"发挥了重要作用。

二、地震伤病员现场检伤分类

在各个伤病员集中收治点，救治人员对不断前来的伤病员检伤分类，按照伤病员伤情的紧急程度，将有生命危险或重要脏器功能障碍者紧急后送，严重颅脑伤、脊柱伤、周围大血管、神经损伤等需要专科进一步治疗的伤病员优先后送，

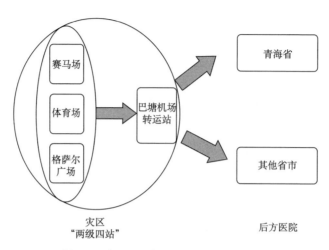

图 4-1　灾区"两级四站"救治后送体系

其余较轻伤病员在收治站接受现场急救。虽然汶川震后卫生部制定《汶川地震现场检伤方法和分类标准》，并将其作为救援中的检伤分类标准，但大多数人并不熟悉，对伤病员进行检伤分类的时候更多地依靠个人经验。

对救治站一周接诊伤病员进行的分类显示出各个收治站情况不一（表 4-2）。赛马场是最大的集中收治站，接诊大量伤病员，其中外伤居多，达 15 682 人，同时也救治大量急性高原反应患者。体育场主要救治内科疾病，如急性上呼吸道感染，同时诊治 184 名急性高原反应患者。格萨尔广场规模较小，接诊部分伤病员。

表 4-2　伤病员集中收治站一周接诊伤病员分类

救治站	外伤人次	胃肠炎人次	急性上呼吸道感染人次	急性高原反应人次	其他病种人次
赛马场	15 682	2 403	2 669	544	1 155
体育场	643	135	1 045	184	549
格萨尔广场	1 063	731	947	0	1 369

三、地震伤病员救治展开

1. 伤病员集中收治点救治

在伤病员集中收治点中，赛马场、体育场面积较大，一周内分别接诊

29 541、7015 人次，并进行了大量急诊手术。其中赛马场有 16 支医疗队，展开 165 张床位，收治 2069 人次，在伤病员的救治中发挥了重要作用。体育场有 10 支医疗队，展开 7 张床位，主要以接诊，紧急手术为主，在一周时间内接诊 7015 人次，手术 920 次（为集中收治点手术次数最多的），并未收治一人。格萨尔广场虽然只有 1 支医疗队，但展开 80 张床位，一周内收治 167 人次，手术 444 次，接诊 4110 人次。巴塘机场主要进行伤病员中转等待途中的救治护理，且接诊的伤病员多经伤病员集中收治点进行过止血包扎、清创缝合等急救处理，有些已接受急诊手术，因此巴塘机场集中收治点收治伤病员不多，也较少开展手术，主要将接诊伤病员安全转运至飞机上，并进行等待后送伤病员的护理工作，进行伤口的再次清理，并对病情不稳的重伤员进行液体治疗、大流量吸氧、紧急床旁血液透析等抢救措施（表 4-3）。

表 4-3　伤病员集中收治点一周救治基本情况

集中收治点	医疗队支数	床位数/张	接诊人次	收治人次	手术人次	清创人次
赛马场	16	165	29 541	2 069	219	3 825
体育场	10	7	7 015	0	920	134
格萨尔广场	1	80	4 110	167	444	31
巴塘机场	8	61	3 552	52	3	459

2. 当地医疗人员救治行为

在以往的灾害救援中，人们往往只注意到了外部支援力量的重要作用，很少或者不提灾区医疗力量在救援中发挥了怎样的作用。对 113 名玉树医疗救援人员进行的问卷调查显示，超过 76% 的人员在 8 小时内就开始了救援，仅有 14.2% 的人员是在 24 小时后才参与救援的。他们在第一时间达到灾区，在组织或自发形式下迅速开展自救与互救，承担了早期绝大多数救援任务，搜救、搬运伤员，清创包扎，简易固定，抢救复苏、心理疏导等，并针对当地鼠疫横行的特点在早期开展了防疫工作。在外援医疗队陆续到达后，他们又积极合作，担任方言翻译、向导等，有的还和外援医疗队展开合作手术，甚至到方舱医院工作。第一例截肢手术就是在当天下午 4 点由州医院和四川甘孜医疗队共同完成的。

由图 4-2 可以看出，在地震后三天内，当地医疗救援人员展开的工作主要有急救复苏、止血、包扎、固定、清创缝合等医疗活动，以及搬运、运送伤员、作为翻译协助救援行动等协助性工作，分类检伤工作并不多。在变化趋势上，急救复苏、止血、包扎、固定、清创缝合等医疗活动迅速减少，而组织协调、卫生宣教、伤员护理等后期维护性工作逐渐增多,这与前期外援救援队进入,使当地医疗救援由救援的主力变为辅助协调有关。

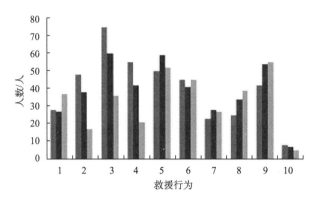

图 4-2　当地医护人员前三天救援行为分析

注:1 分类筛选伤员,2 急救复苏,3 止血、包扎、固定,4 清创缝合,5 搬运、运送伤员,
6 作为翻译协助救援行动,7 组织协调,8 卫生宣教,9 伤员护理,10 其他

玉树当地医学救援人员对伤员进行急救复苏、止血、包扎、固定、清创缝合等治疗,迅速稳定伤病员生命体征,甚至在艰苦的条件下开展截肢手术,积极抢救生命。同时对伤员进行检伤分类,将需要进行后送的重伤员统一集中。对于伤口污染、病情复杂的伤员,还进行伤口引流,简单的抗生素治疗,不断监察生命体征,稳定呼吸、循环系统等部位重要脏器功能。这些救治措施主要依据以下原则:①严重伤需要立即抢救。在有条件的情况下,需加强监护治疗及最短时间内完成抢救性手术。②重伤病例要尽快支持、稳定循环和呼吸功能及保护其他重要脏器功能。③及时完成内出血、血肿病例的治疗以及挤压综合征减压清理手术等处置工作。④对开放伤口清创与引流。玉树灾区总体救治工作按照先救命、再救伤的原则展开,保证了大多数伤病员得到合适的现场救治。

四、地震灾区接诊与巡诊

1. 接诊、巡诊工作量变化

在建立伤员集中收治点后,救援人员立即展开接诊工作,并派出医疗队进行巡诊。在对玉树、青海、四川、甘肃、陕西等早期达到的医疗队进行一线救援工作统计后得到前一周接诊、巡诊工作量变化情况(图 4-3、图 4-4)。

一周内接诊工作量在前三天迅速增长,第四天时达到最高峰(7200 人次),第五天快速减少至 4682 人次,进入相对稳定的平台期。巡诊工作量在一周内维

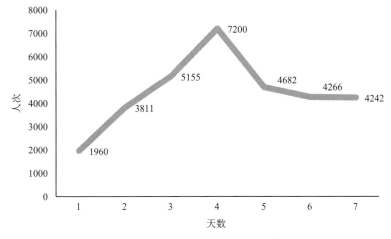

图 4-3 震后一周接诊工作量趋势

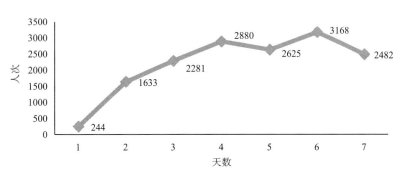

图 4-4 震后一周巡诊工作量趋势

持不断增长趋势,在经历了前四天的不断增长后,第五天降至 2625 人次,第六天经历 3168 人次的最高峰,第七天回落至 2482 人次,呈现指数增长模式。可以看到,接诊、巡诊工作量一周变化趋势存在类似规律:在前三天快速增长,第四、第五天逐步达到稳定期,并出现工作量高峰,总体维持在一个水平上。其原因可能是伤病员前三天的快速增长带来接诊、巡诊工作量的增大。随着伤病员爆发式产生高峰的过去及转运的有效快速,救援队接诊伤员人次随之下降(Mohebbi et al.,2008)。而由于伤员的转运,救援队得到更多的时间和精力展开巡诊工作,加上伤员潮的消退,灾区上呼吸道感染、胃肠炎等常见病开始增多,进一步加大了巡诊工作量。

　　针对其他地震伤病员现场救治的研究也出现类似的情况。20 世纪 90 年代

Schultz 等（1996）发现在发生大规模伤亡的地震中，伤病员发生集中在前 24～48 小时，呈高速增长，此时救治需求达到高峰。在针对 1988 年亚美尼亚地震的研究显示，超过 97％的伤病员在前六天内得到救治，而对 2005 年巴基斯坦地震收治伤病员情况调查后可以发现，伤病员数量在前 72 小时呈直线增长。汶川地震后四川省医学科学院 3 支医疗队的救援经历也反映出类似情况。医疗队在灾区共诊治 5250 名伤病员，主要集中在灾后 1～3 天，尤以当天最多，救治人数达到 1800 人次，重症伤员以地震当天收治最多。

可见，伴随着地震伤病员发生规律，灾区伤病员现场救治需求出现类似的规律，在前期，尤其是前 72 小时，伤员救治需求直线增长，震后一周基本为救治高峰，后随着伤病员减少，救治需求下降。因此，应尽可能的在前 72 小时展开现场急救，最大限度地满足伤员救治需求。

2. 不同类别伤病员接诊工作

对青海、四川、甘肃、陕西早期救援队接诊伤病员病情分类情况进行的调查显示（图 4-5）：接诊外伤员人数从第一天的 1500 人次迅速增长至第二天的 2460 人次，稳定在 2000 人次以上至第四天，然后迅速下降至 1500 人次（第五天）后，开始缓慢下降；胃肠炎、感冒等内科病员一开始数量极少，后缓慢攀升，至第四天达到高峰，然后进入相对稳定期，发生小幅波动。可以看到，不同类别伤病员接诊工作变化趋势不一，甚至相反，伤病员救治工作在第四天存在明显拐点。伤员接诊量在前三天呈爆发式增长，在第四天达到峰值，后逐步下降；急性上呼吸道感染、胃肠炎等内科病员前三天缓慢攀升，直至最高点，随后进入相对稳定期。

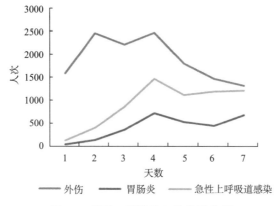

图 4-5　震后一周接诊工作类别分析

汶川地震后，武警四川总队医院第三医疗队的救治经历也反映出类似情况。从 5 月 13 日至 6 月 5 日该医疗队共在南坝地区参与医疗救援 24 天，震后 4 天即至 5 月 16 日，外伤人员所占的比例即停止上升，内科病例逐渐上升并超过外科病例所占比例，说明灾区余震并没有造成新的外伤。医疗队共救治 850 例内科疾病患者，占所救治伤病员的 45.2%，地震灾区灾后 3～37 天疾病谱的时间分布显示，7 天内外伤类疾病明显占多数，为 82%，7 天后这一数据明显降低，到灾后 30 天时约为 11.7%，而其他类疾病呈逐渐上升趋势。以内科疾病为例，在灾后 7 天内占总数的 17%，灾后 7～30 天为 62%，灾后 30～70 天为 57%。同时，其他系统疾病，尤其是皮肤系统疾病明显上升，从灾后 7 天的 1% 升高到灾后 70 天的 36%。这和以往国外地震，如 1995 年日本阪神地震、2005 年巴基斯坦地震中灾区救治情况基本一致：外伤员救治工作在前三天高速增长，于一周内（多在第四、第五天）逐渐下降，而急性上呼吸道感染、胃肠炎、皮肤病等灾后多发病诊治工作量随着秩序的逐步稳定，开始逐渐增多（周炳章，1996）。因此，随着时间的推移，灾区救治工作重点也应及时从地震外伤的急救转向内科疾病的诊治，调整灾区救援人员的专业结构，避免出现内科疾病无法医治以及部分灾区救治人员无事可做的现象，促进灾区救治工作高效进行。

本 章 小 结

1. 震后前 72 小时快速开展现场急救，最大限度地挽救生命

医疗救治分三个时段，第一个 24 小时为高效时段，此时救治成功率高，可达 81%；其次为中效时段，是震后 2～3 天，救治成功率为 30% 左右；震后 4～5 天为低效时段，救治成功率不到 10%。因此，在震后迅速地开展伤员的现场急救，对挽救伤员生命具有至关重要的作用。

玉树地震后，24 小时内快速建立的以赛马场、体育场、格萨尔广场等集中收治点为中心的救治网络，提高灾区伤病员救治效率，缩短伤病员等待救治时间，在伤病员"黄金救治期"发挥了重要作用，为此次救援伤病员 72 小时全部安全后送打下坚实基础，体现了前 72 小时快速救治的重要意义。

救援人员最大化前 72 小时救治效率，展开急救工作，成为国际地震救援提倡的高效做法，应在今后地震伤病员现场救治工作中进一步推广实施。

2. 开展应急医学救援培训，保证灾区现场救治质量

汶川地震、玉树地震灾区伤病员救治中存在医护人员平时缺乏应急培训、领导重视程度不够、准备工作缺乏的现象，这严重阻碍了能够第一时间到达的灾区

医护人员的快速反应，拖延了救治时间，因此不得不大量注入外部支援力量，造成资源的浪费。这种问题的持续存在必将影响以后灾害救援工作，必须予以重视并加以改进。国外在各种灾害易发地区常设的应急医学培训课程已形成体制，提高了灾区快速反应能力，缩短灾害发生后伤员得到救治的时间，保证伤病员在灾区现场得到高质量的救治。

吸取海地地震的教训，Archer 等（2011）提出在今后的应急医学人员培训课程中应重视以下几点：

（1）注重培养在资源有限的情况下展开急救的能力。在过去的许多培训中，往往忽视灾害发生时资源的缺乏，如在英国的一项调查中发现，不到三分之一的医生接受过与灾害相关的急救培训。

（2）学员和当地居民必须有充足的经济支持，并保证一定的训练时间。这样才能使他们在以后的灾害救援中发挥关键作用。

（3）为确保受训者能提供合格的现场急救，培训应包括现场模拟培训，并使学员掌握非本专业的基本急救技能。

将应急医学培训推广到灾害多发地区的基层医护人员是我国今后灾害防治工作的重点之一。

3. 建立适合的检伤分类标准，提高救治效率

中国是世界上地震灾害最严重的国家之一，7％的国土面积承受了全世界33％的灾害性地震。据最新统计，近 10 年（1996～2005 年）我国已发生灾害性地震 110 次，约占全球同期灾害性地震发生次数的 60％，但目前未见针对地震伤员的分类方法。汶川地震后也仅是根据 START 简要颁布了《汶川地震现场检伤方法和分类标准》，并未就实施流程、具体指标进行准确详尽的说明。在灾害来临时，面对成千上万的伤员，准确合理地安排救治顺序，充分利用有限的医疗资源，是挽救生命、提高生存率的关键。这在海地震后的医疗救援过程中体现得更加明显。海地本身是一个医疗资源贫乏的发展中国家，地震摧毁了仅有的医疗设施。当国际救援人员到达后，面临的是数万名伤员以及满地的废墟，然而当地政府已经失能，没有建立起有效的组织协调机构来协助分配医疗资源。此时，以色列国防部军队战地医院的医护人员依靠本身具有的检伤分类技能，按照病人病情的紧急程度、是否能满足病人的救治需求、在完全提供自身救治能力的前提下能否将病人救活等判断标准，将伤病员进行快速分流，在 10 天的时间内救治1100 余名伤员。大规模伤亡事件发生前制定检伤分类标准，并对应急医护人员进行培训，是提高现场急救效率的关键。因此，建立适合的检伤分类标准，并对急救人员进行相关技能培训，可以促进我国灾害急救医学的发展。

4. 遵循地震伤病员变化规律，调整救治工作方向及人员专业结构

地震伤病员现场救治中伤病员增长呈现一定规律：外伤员在前三天高速增长，于一周内（多在第四、第五天）逐渐下降，而急性上呼吸道感染、胃肠炎、皮肤病等内科疾病随着秩序的逐步稳定，开始逐渐增多。因此，随着时间的推移，灾区救治工作重点也应及时从地震外伤的急救转向内科疾病的诊治，调整灾区救援人员的专业结构，避免出现内科疾病无法医治以及部分灾区救治人员无事可做的现象，促进灾区救治工作高效进行。

实际工作中应根据地震伤病员变化规律，对不断进入灾区的救治人员进行调整，符合救治重点的转换：①结合灾区医疗工作实际需求，及时调整灾区外援医疗队伍人员专业构成，增派内科、妇科和全科医生，解决灾区群众常见病、多发病的就医问题；②充分整合转运伤员医疗救治资源，完善外援医疗队与重症伤员接收医院的工作机制，将灾区外伤救治专家整合到后方医院，有效发挥优势，促进后送重伤员的救治与康复。

第五章 地震伤病员医疗后送实证分析

第一节 地震伤病员医疗后送界定

一、伤病员医疗后送体系是贯穿"两期三段"医学救援的核心内容

课题组在汶川地震应急医学救援实证研究中首次发现并提出"两期三段"规律，在玉树地震应急医学救援实证研究与外部评估过程中继续关注"两期三段"规律下的伤病员医疗后送。根据地震伤病员发生的"两期"分布规律，地震发生后伤病员即处于"增长期"，并持续1～2周。而震后72小时内的地震应急医学救援处于"应急段"，灾区医疗服务系统多处于瘫痪状态，相当比例的支援医学救援力量尚未到达一线展开救治，因此，"应急段"内的灾区一线救治能力无法承受大批量伤病员救治需求，伤病员后送成为必需手段（高建国，2004）。汶川地震中伤病员后送采用了就近后送、越级后送、军地兼容、跨省后送等多种方式，自震后第六日（应急医学救援"有效段"）跨省转运10 048名伤病员，创下了伤病员跨省后送数量之最。玉树地震应急医学救援在震后第一天即确定了重伤员全部后送的救治策略，震后72小时内（"应急段"内）将1434名重伤员全部后送，空运后送占83.94％以上，创造了高原空运后送"零死亡"的记录。特大地震应急医学救援的方式不外乎两种：一种是将震区一线急需的医疗资源，包括救援人员、物资等运到灾区一线；另一种是将大规模伤病员转运出灾区接受治疗。地震伤病员医疗后送主要研究在地震伤病员"增长期"及其对应的地震应急医学救援"应急段"、"有效段"内，伤病员由灾区一线后送至灾区外的医疗机构进行专科救治的全过程（图5-1）。

二、伤病员医疗后送系统结构障碍直接影响伤病员后送效率

地震伤员规模大、突发性强、伤情复杂的特点，加上震区交通、通信等生命线系统的损毁，给伤病员后送带来巨大挑战。汶川、玉树两次地震救援实践均显示：无序和盲目的救援不仅耗费有限的资源，也大大增加了伤病员救治难度。在汶川抗震救灾中，由于力量配置没有考虑到伤病员分级救治需要，大量专科救治力量集中到灾区一线，受余震、电力、检诊设备、治疗条件等的限制，通常无法在现场开展专科救治，神经外科、泌尿外科、胸外科等专科医师在救灾现场更是

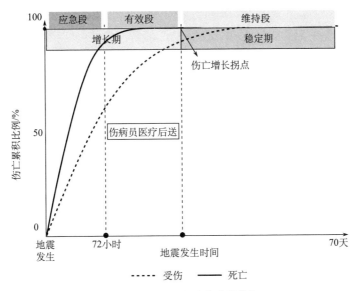

图 5-1　地震医疗后送阶段特征

难以发挥作用。相反，近灾区与后方医院的伤病员救治负荷重，需要大量优质的医学救援资源。玉树地震早期确定了全部后送的救治策略，将专家力量加强到后方医院，极大提高了技术资源的配置效率。汶川地震后送伤病员中，30％为轻伤员，造成后送资源的浪费。建立合适的后送标准，按照分级救治原则配置恰当的医学救援力量，成为提高医疗后送效率的关键。

三、地震伤病员医疗后送系统属于典型的复杂适应性系统

地震发生时间、区域、强度、范围等的不确定性，对灾区交通、环境、通信等造成的破坏，导致国家或地区在"应急期"内处于混乱状态。地震伤病员后送系统涉及灾区一线、各后送阶梯、后方医院等多类机构，面对伤病员、卫生人员、决策人员等多个对象主体，包括检伤分类、后送救护等多个内容，需协调军警民、后勤、交通等多类机构，参与要素多元、过程复杂、形式多样。地震救援伤病员后送涉及主体多样、要素多元，而且应急医学救援所处环境复杂，还需面临资源匮乏等客观条件，使其呈现出明显的复杂适应性系统特征。根据地震的震情特点与伤病员"两期"发生规律，伤病员医疗后送需求呈现出不同特点。例如，汶川地震震后 6 天启动伤员后送，玉树救援根据"早期后送，全部后送"的原则，震后当天启动伤员转运工作。汶川地震采用三级后送体系，即灾区一线医

院—省后方医院—全国范围内 20 个省（自治区、直辖市）医院。玉树救援将后送体系简化至两级，从灾区一线直接转送至青海近灾区和四川、甘肃、陕西、西藏四个相邻省（自治区）。因此，科学的伤病员后送决策显得尤为重要，合理的救治阶梯设置、合理的后方医院确定和后送工具方式的选择直接关系应急医学救援的效率乃至成败。

第二节 地震伤员流与医疗后送

一、伤员流理论

伤员流指由于灾难或战争等原因引起的伤病员群体流动的现象，包括流态、流量、流速、流波、流时、流向等要素。灾难后的伤员流具有伤类复杂、流向与流序相对规则、流量与流速难以确定、流时与流距受制于环境条件等特点。伤员流理论有助于对伤病员医疗后送的深入研究，也为运筹学和系统工程学在灾难医学管理中的应用开辟了新的途径（Mahoney and Reutershan，1987）。

二、医疗后送理论

我国目前的地震灾害医学救援后送体制和军队伤病员后送组织体制相类似。各国地震灾害伤病员后送体系是与军队救援后送体系相伴而生的，大体经历了一个由简单到复杂，由低级到高级，逐步改进完善的发展过程。大致上经历过"就地治疗"、"后送治疗"、"分级救治"三个阶段。俄国学者奥佩里于 1915 年首先提出分级救治学说（当时称阶梯治疗）。第二次世界大战以来，随着分级救治在军队中普遍实行，各个国家在各类自然灾害的医学救援中也开始贯彻分级救治原则。

1. 分级救治理论

分级救治是指在成批伤病员发生和救治环境不稳定时，将伤病员救治活动分工、分阶段、连续组织实施的组织形式与保障原则。伤病员最初由靠近前线的救治机构进行初步的、最必需的救治，随着后送，逐步得到完善和高级的治疗，最后结束整个救治过程。分级救治的理论强调医疗与后送相结合，在救治上分级分工，前后继承，保证救治工作的连续，技术上由低到高，互相衔接，保证救治措施逐步完善。根据伤病员发生和保障环境的特点，以及伤病员救治的特殊要求，在伤病员救治的组织与保障工作中表现出以下特征。①分级部署在建立伤病员救治组织体系时，采取分阶段救治的组织形式，实行分级部署（樊毫军等，2008）。首先部署一级急救组织机构，如战（现）场或环境不稳定，伤员应尽快脱离战

（现）场，对伤员进行急救处理。尔后，送往后方或环境稳定的医院进行确定性的专科治疗。通常情况下，急救组织和专科治疗机构之间距离比较远，为保证大批伤病员在转移后送过程中的生命安全，必须在伤病员后送途中的适当位置，增加部署 1 级或者 2 级救治机构，对伤病员进行必要的紧急救治和早期治疗处理，然后送往后方专科治疗机构，完成伤病员确定性专科治疗，由此形成分级的组织形式。②分工救治在建立伤病员救治技术体系时，按照能级管理、逐级完善的原则，对各级救治机构进行不同能级的职能分工，现场救护组织主要采取急救措施，维持和延长伤病员生命，争取时间以便伤病员尽快脱离环境不稳定的现场。伤病员转移后送途中的中间救治机构，主要开展紧急救治和早期治疗处置，开展抗感染和以清创和救命手术为主的治疗，其目的仍然是为确定性专科治疗争取时间和准备条件。最后，将伤病员转移后送到后方或者环境比较稳定、技术设备条件比较完善的医院进行确定性专科治疗。其基本特点在于救治技术的分阶段组织实施。③连续继承伤病员从前方到后方，从不稳定的环境到稳定的环境，从现场急救到早期治疗，再到专科治疗，是一个连续继承、无缝衔接的组织实施过程。前一级救治机构所进行的救治工作为下一级救治工作争取时间和打下基础，后一级救治机构的救治措施是前一级救治措施的继承和完善。伤病员的转移和后送是连接各级救治机构和救治措施的中间过程。其转移和后送过程必须在不间断的医疗监护和继承性救治措施的维护下进行。分级救治虽然由多个救治机构分工、分阶段完成，在时间和空间上将救治措施分步实施，但是，救治活动必须是不间断的连续继承的完整过程。

2. 时效救治理论

经典时效救治理论认为，救治措施、时间、救治效果之间的关系是时效救治理论的基础，时间和救治措施决定着救治效果，通过调控救治措施、控制时间，也就可以改变救治效果。这可以称为时效救治的"二维模型"。

然而，当致伤、致病因素混杂作用时，实施时效救治将变得十分复杂。这一方面要求在实施医疗后送的过程中，把不同致伤、致病因素所致伤病统一起来实施救治；另一方面要求在整个救治过程中，对不同类型的伤病有区别地加以对待。因此，在对多种致伤、致病因素混杂作用于人群产生的损伤进行医疗后送时，就不能不考虑致伤、致病因素对救治效果的影响。由考虑救治措施、时间、效果三者的关系，转变为需要考虑救治措施、时间、效果、致伤病因素四者的关系。救治效果由救治措施、时间、致伤病因素三者决定，欲取得好的救治效果，除了根据时间调控救治措施之外，还必须考虑致伤致病因素的差异。

因此，在卫勤保障工作中，需要根据不同致伤、致病因素所致伤病各自的

"时效"特点，制定救治措施。在抗震救灾行动中，大规模的地震伤病员和有效地医疗后送资源，决定了时效救治绝不可能把每一个伤病员都等量齐观地对待，而应把伤病员视为一个群体，本着适宜性原则，寻求最佳的救治效果。这就需要根据不同伤类、不同病种、不同的"时效性"有区别地制订医疗后送方案，使伤病员群体的救治效果达到最优。例如，在高原寒区的抗震救灾行动中，常规地震伤、冻伤、高原病、心理损伤可能同时在灾区和救援人群中大批发生，而这几种伤、病的"时效性"各有不同。因此，在制订医疗后送方案时，就应该结合现有医疗后送力量的能力，综合评估制订整体最优的卫勤保障方案。

3. 分级救治与时效救治的关系

地震灾害伤病员救治与后送工作是地震灾害卫勤保障的中心工作，在救治与后送工作中，救治是根本，后送是手段。分级救治与时效救治之间既存在相互制约和矛盾，同时又是相辅相成的，是辩证统一的关系。时效救治要求在最短的时间内使伤病员得到确定性治疗，最大限度地减少伤死率。分级救治则要求把救治力量进行分级部署，救治措施分阶段组织实施，把救治过程从时间、空间上分隔开来，客观上使伤员不可能在较短的时间内实施确定性治疗，因此在一定程度上会影响救治的时效（卢世璧，2008）。如果分级救治的组织实施不合理，甚至会丧失伤病员最佳救治时机，造成伤死率上升。可以看出，分级救治制约着时效救治，两者之间的矛盾和冲突是显而易见的。同时也应当看到，时效救治为救治的分级提供了依据，为救治级数的确定、各级救治力量的配置、后送距离的把握、运输工具的运用等都提供了一个基本的准则，促使救治力量的部署更加科学，伤病员后送距离的把握更加合理，各种运输后送工具的运用更加灵活。按照时效救治的原则进行分级组织与保障，可以大大提高卫勤保障效率和效果，最终达到降低伤死率的共同目的（张鹭鹭等，2008）。

因此，在地震伤病员医疗后送的组织与保障工作中，应当以时效救治指导分级救治，并把分级救治与时效救治有机地结合在一起，使伤病员救治的组织形式与保障方式更加协调与优化，努力做到分级救治与时效救治两者相辅相成，互为补充。

4. 伤病员后送原则

伤病员后送必须遵循迅速和安全这两个原则。迅速后送的要求包括：①不因等待运输工具而耽误时间。要根据所掌握运力情况进行周密安排，多方筹措，确保运力满足后送伤员需要。②不因等待伤病员而耽误时间。缩短车辆等待时间，使用空运后送时要事先选好飞机降落场地，规定联络信号。③改善运输的组织方法，提高运输效率。④在某些特殊条件下，采取空运和越级后送（Margolis and

Ypinazar，2009）。例如，重大灾害大批伤病员的后送，地形复杂，不利于车辆到达，特别是其中的危急伤病员，应尽量使用空运，或者越级后送（Kang et al.，2011）。安全后送的要求包括：①严格掌握后送指征，做好后送前的救治处置；②尽量选择合适的运输工具，保持适宜的后送体位；③做好途中的观察、护理，适时组织伤病员休息饮食；④注意途中安全防护，防止意外伤害。

三、（1+n）HDS 模型体系

1. 复杂适应性系统理论

复杂适应性系统理论的基本思想是：系统中的个体（元素）被称为主体，主体是具有主动性、有活力（active）和适应性的个体，系统的复杂性起源于其中的个体的适应性。主体可以在持续不断地与环境以及其他主体的交互作用中"学习"和"积累经验"，并且根据学到的"经验"改变自身的结构和行为方式。正是这种主动性及主体与环境、其他主体的相互作用，不断改变着它们自身，同时也改变着环境，这也是系统发展和进化的基本动因。整个系统的演变或进化，包括新层次的产生、分化和多样性的出现，新聚合而成的、更大的主体的出现等，都是在这个基础上派生出来的。CAS 理论的提出为人们认识、理解、控制和管理复杂系统提供了新的思路（Altay and Green III，2006）。

本书正是基于 CAS 的理论基础，将抗震救灾医疗后送系统视为复杂适应系统，从复杂性和多主体的角度研究系统内各主体以及主体相互作用导致抗震救灾医疗后送系统演化过程的规律和特征。

2. 系统动力学仿真

系统动力学仿真采用连续系统计算机仿真语言 Vensim DSS 进行仿真。运用系统模拟解决管理问题最大的好处是可以进行政策实验，运用建立的数学模拟模型，通过改变、调整各种参数或者调整模型构造来表示不同的政策方案，在计算机上进行反复模拟运行，以观察政策实验的结果，从而为科学决策提供依据。

课题组首次使用卫生服务系统（HDS）概念模型、逻辑模型、SD 模型、复杂系统模型体系集成的建模思路，与主体行为模拟、问题机制模拟、政策干预实验、实证分析、政策建议的研究思路，对抗震救灾医疗后送系统循证决策研究起到关键的指引作用。

3. 医疗服务系统模型体系

第二军医大学卫生事业管理研究所通过一系列卫生循证决策基础性研究，构建了（1+n）二重维度的医疗服务系统模型体系，包括系统结构模拟（水平维度）和问题机制模拟（垂直维度）两个维度：一是系统模型体系（1），是基于

HDS 内部相对稳定结构的一个模型体系；二是问题模型体系（n），是基于宏观医疗卫生现实问题的开放式模型体系，可以根据问题的出现而建立，不限个数（图 5-2）。

1）系统模型体系（1）

水平维度的系统模型体系是唯一的，相对稳定，主要根据宏观 HDS 的内部结构进行构建，目标是以模拟系统复杂结构与主体交互行为，主要用于反映和揭示各子系统组成要素、发现各子系统行为特征，揭示内部运行机制，进行政策干预，为改善系统绩效提供政策思路和具体方案。该模型构成模型体系完整而统一的基底部。

2）问题模型体系（n）

垂直维度的问题模型是开放的，模型数量不固定，随问题的产生而建立，随问题解决而失去功能，主要针对系统诊断中的问题产生机制而构建，模拟系统问题产生过程，揭示系统结构和机制上的深层次原因，寻找系统干预点，探索系统问题的根本解——杠杆解，描述政策干预条件下系统行为的改变过程，模拟和评价各种干预政策的近期、远期效能，探索根本解决问题的方案。

3）模型体系功能

根据"结构决定功能"的原理，医疗卫生宏观政策模拟试验厅具备了两个主要功能：一是进行基于结构的卫生服务系统复杂行为模拟；二是用于干预试验筛选决策方案。可以比作"虚拟人"，前者的系统结构分析和复杂行为模拟类似于人体解剖，通过解剖了解内部组织结构和复杂行为特征；后者相当于通过改变外界刺激观察"虚拟人"各项"生理指标"发生的改变，捕捉到最佳"生理"状态的约束条件，从而筛选出最佳改革方案。

4）模型体系应用

HDS 模型体系分为水平状态下系统模型和垂直状态下问题模型两个维度。水平维度为系统模型，主要功能是模拟系统内部结构与行为规律，相对稳定；垂直维度为问题模型，主要功能是发现 HDS 焦点问题机制及其系统结构功能缺陷，获得系统问题的根本解。问题模型是开放动态的，随着问题的出现而增加，也随着问题的解决而消失，是对系统模型体系的重要补充。系统模型和问题模型的有机集成和互动促进模型体系的进化与完善。

依托（$1+n$）HDS 模型体系，构建地震伤病员医疗后送系统动力学模型，可以在规定步长与时长范围内对系统行为过程进行分析、模拟以及系统结构变化的定量描述。其中逻辑模型用于定性分析子系统行为特征，模拟试验用于获得改变系统行为规律或解决问题的政策解决方案。

针对系统焦点问题，利用地震伤病员医疗后送系统动力学模型进行分级救治水平、伤病员后送水平、医疗后送资源配置水平、医疗后送效率等回路分析，探索系统结构功能缺陷，确定外部政策干预靶点，试验和筛选相关政策组，获得系统焦点问题的系列稳定的干预政策，为地震伤病员医疗后送提供政策建议。

四、医疗后送计算机模拟

美军 20 世纪 70 年代即开始用计算机模拟方法研究医疗后送问题。20 世纪 70 年代末，经美国海军医学研究所的卫勤、医学、系统工程、计算机软件人员数年共同努力，研制成功海军两栖作战医疗后送模拟的计算机模型 NAMESII 模型。该模型可模拟海军陆战师的两栖作战战术区的陆地医疗后送系统，它较好地模拟了系统对伤病员从连看护兵阵地救护—营救护所—师救护所——线医院的医疗后送过程中所采用的各种基本方法，用以评价各种条件变化对伤病员死亡率的影响。除了研究战时医疗后送系统外，在平时抗震救灾等紧急情况时的伤员后送医疗研究中，国外也有计算机模拟的报道。

20 世纪 90 年代美国的医学研究院又成功开发出伤员后送和救治系统（PETS），它主要是模拟陆军的随机医疗后送过程，应用建立的资源使用模型，描述各级救治机构包括急救人员、营急救站、收容所和野战医院，可解决卫生资源，如后送车辆及人员的配置（Teichman et al.，2007）。我国自 20 世纪 90 年代开始医疗后送方面定性和局部零星的定量研究，如 90 年代初期的"海上医疗后送计算机模拟系统"研究、基于地理信息系统（GIS）的医疗后送模拟与后送工具配置研究等。

此外，关于医疗后送工具配置的计算机模拟多采用排队论运筹方法。根据地震伤员流的特点，伤员每时每刻都在发生着，并不断在各级救治机构流动着，构成了一个链状的环节，从抢救现场、伤员聚集点、后送中转站、后方医院，哪一级发生了故障，都会造成大量伤员的死亡。这一现象正是运筹学中排队论涉及的理论，可考虑应用排队论研究后送工具的配置数量。

总体看来，目前国内外研究针对地震灾害及其救援的模拟，以及战时医疗后送的微观仿真研究较多，但针对医学救援，尤其是伤病员后送的宏观模拟尚缺乏系统研究，因此在解决地震伤病员后送决策问题时缺少对复杂规律和特征的认识，使得决策的精确性和科学性成为提高伤病员后送效率的瓶颈。

通过对国内外相关现状的研究可以得出以下基本结论：地震应急医学救援的伤病员后送研究的主要科学问题是缺乏对伤病员后送过程的模拟，尚未从地震震情、伤情角度出发，结合医疗救治策略和任务特征和主体行为等方面展开后送复杂系统演化规律与特征的研究。而系统动力学建模、离散事件仿真研究为地震应急医学救援伤病员后送的模拟提供了基本的研究思路和技术工具。

五、相关概念界定

1. 医疗后送体制

医疗后送体制严格来说是指伤病员医疗后送工作的组织体系和制度，包括救治机构的开设及其救治任务、救治范围、相互关系和后送原则等。根据大规模伤亡事件实际情况、伤病员救治需要和医疗后送所提供的可能而确立（Tanaka et al.，1998）。

2. 伤病员后送

伤病员的后送，是指将伤病员从前级救治机构转到后级救治机构的运动过程。它是整个医疗后送工作的组成部分，是保证大批伤病员及时获得医疗救护的重要手段之一。

3. 后送工具

后送工具是后送伤病员使用的车辆、船、飞行器等运输工具，以及各种器具，是组织伤病员后送的物质基础（表5-1）。

表5-1 伤病员后送工具

地面后送工具			水上后送工具	空运后送工具
短距离	中距离	长距离		
各类担架	轻型救护车	经改装的运输车辆	卫生救护艇	救护直升机
救护车	中型救护车	卫生列车	卫生气垫船	卫生飞机
	安装附加装置的伤病员运输汽车		卫生运输船	运输机

4. 医疗后送文件

医疗后送文件是战时与非战争军事行动中用来记载和传递伤病情况及救治经过，并随伤病员后送而携带的医疗文书，是各级救治机构实施连续性治疗的重要依据。

5. 送治结合

"送治结合"的概念要求辩证地看待医疗救治与后送的关系。从伤病员的转归来说，医疗是主导的，后送是辅助的，为了彻底治愈伤病员，必须实行积极的医疗，尤其对需要紧急救命的伤员，应及时采取有效医疗措施。后送是为了医疗，如果离开了医疗救治，后送就失去了意义。因此从整体上讲，医疗是医疗后送工作的主导方面，但主次矛盾也可发生变化。在伤员获得确定性治疗之前，医疗救治只是为了保证伤员安全后送。随着医疗技术、后送装备的日益先进，各种新型伤病员后送单元将医疗救治与安全后送有机结合起来，如德军的卫生飞机、美军"COMFORT"医院船等。

6. 伤病员医疗中转机构

在抗震救灾等大规模伤亡事件中，由于灾区范围广，伤病员从灾区一线向后方医疗机构进行后送的距离较长，因此，在机场、火车站或交通便利的开阔地域，常设立伤病员中转机构，供等待后送的伤病员临时安置，提供必要的医疗救护和检伤分类服务（Teichman et al.，2007）。我国在玉树抗震救灾应急医学救援中首次建立空运伤病员流动医疗中转站。目前，伤病员流动医疗中转机构建设成为国际范围内医疗后送体系建设的重要部分。

第三节　地震伤病员医疗后送分析

一、地震伤病员医疗后送基本情况

1. 汶川地震伤病员医疗后送情况

汶川地震伤病员医疗后送贯穿了应急医学救援的"两期三段"，采取了就近后送、越级后送、军地兼容、跨省后送等多种方式。总体看来形成了医疗分队—责任区医疗体系—灾区军地医院—后方医院的后送体系；大规模跨省后送伤病员在"有效段"（震后第六天）开始，持续到"维持段"；后送医院由国家统一指定；部分伤员由战略支援力量直接送回原单位救治。

2. 玉树地震伤病员医疗后送情况

玉树地震后伤病员医疗后送在"应急段"（震后当晚）即启动。震后 11 小时，通过公路运输转出第一批 50 名危重伤员。"应急段"主要工作是转运重症伤员，重点做好伤员救治、转运工作，1621 余名重伤员全部转运到西宁、成都、兰州等地和部队医院治疗。"有效段"（震后 4～10 天）内完成了所有重伤员手术，有效降低了致残率和死亡率；"维持段"（震后 10～30 天）内，军地整合灾区医疗卫生基本恢复灾区医疗卫生服务秩序。

医疗救治与后送的主要特点是：①医疗后送安全高效。按照总指挥部"在地震发生后 3 天内将重症伤员全部转出"的指示精神，震后 3 天内，重症伤员分别转运至青海西宁、海南、格尔木，甘肃兰州，四川成都，陕西西安，西藏昌都和军队、武警等 5 省（区）7 市 52 所医疗条件和技术较好的综合医院救治。②及时治疗早期康复。第二阶段以"提高治愈率和康复率，降低死亡率和残疾率"为救治目标，震后 6 天，顺利完成全部重症伤员的非择期手术；震后 7 天，派出康复专家组指导伤员接收省（区）开展工作。震后 9 天，为所有重症伤员制订个性化治疗康复方案，轻症伤员按病种制订治疗康复方案。③转运伤员死亡率低。有数据显示，截至 6 月 30 日，各医院累计收治伤员 3109 人，死亡 8 人，其中因地震伤死亡 5 人。

二、地震伤病员医疗后送体系分析

1. 汶川地震伤病员医疗后送体系

遵循分级救治原则和三级后送体系。急救与搜救同步：现场对伤员实施紧急处置，第一次分检就近后送至军队责任区医疗救治体系、灾区军队后方医院和地方后方医院；第二级是经过进一步检伤分类，将仍在灾区的伤员向省内非灾区的军地后方医院后送；第三级对伤情稳定、适合转送的伤员实施后送，是全国范围内的跨省后送，组织专列、包机等形式向全国 20 个省（直辖市）58 个城市的 375 所军地医院转运灾区伤病员 10 048 名（图 5-2）。省内近灾区大型后方医院和医学院校附属医院主要留治危重伤员。本次应急医学救援行动累计救治伤病员 200 余万名，在"应急段"内，收治地震伤员 68 788 人，含重伤员 14 495 人（占 21.07%），超过震后一周收治重伤员总数的 96%，对降低死亡率、致残率起到关键作用。

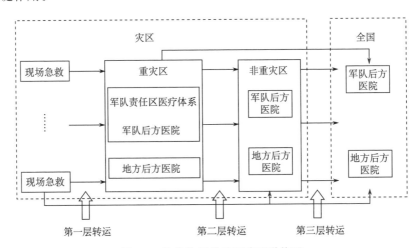

图 5-2　汶川抗震救灾医疗后送体系

2. 玉树地震伤病员医疗后送体系

1) 后送阶梯简化为两级直接后送

本次地震伤病员后送层级简化，后送阶梯主要为两级，即从灾区直接后送至后方，绝大部分伤病员均直接从灾区一线直接后送到后方医院，青海省内近灾区，以及四川、陕西、甘肃、西藏（图5-3）。

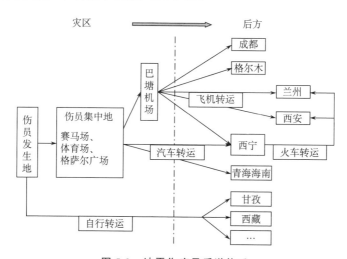

图5-3　地震伤病员后送体系

2) 首次后送以省内和相邻四省为主

地震当天即开始全面后送工作。"应急段"和"有效段"内共从玉树向6个目的地城市后送2953名患者。在这些患者中，2171名（占73.5%）患者后送至青海（包括西宁和格尔木），420名（占14.2%）患者后送至四川成都，244名（占8.3%）患者后送至甘肃兰州，97名（占3.3%）患者后送至陕西西安，其余21名（占0.7%）患者后送至西藏昌都（图5-4）。

4月14日仅有24名（占0.8%）患者得到后送，"应急段"内（截至4月16日）共后送患者1621名（占54.9%），地震后第一周内共后送2521名（占90.1%）患者。在第一周后送的2521名患者中，2175名（占86.3%）为地震伤员，364名（占14.4%）为非创伤患者。4月21日至30日期间后送的424名患者中，224名（占52.8%）为地震伤员，180名（占42.4%）为非创伤患者（$p < 0.001$）。

3) 再次后送以省外后方医院为主

2953名患者后送至后方医院后，257名（占8.7%）患者被第二次后送至其

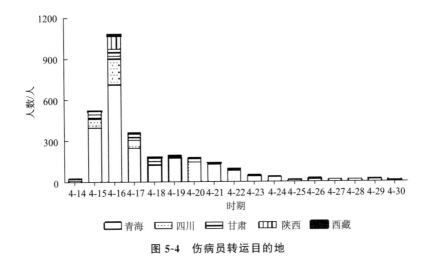

图 5-4　伤病员转运目的地

他医院。83 名（占 32.3%）患者在省内后送，其余 174 名患者后送至其他省，包括 4 月 24 日后送至甘肃的 87 名患者和后送至陕西的 82 名患者。第二次后送的原因包括减轻工作负荷（$n=169$，65.8%），转入上级医院（$n=78$，30.3%），转入专科医院（$n=9$，3.5%）及原因不明（$n=1$，0.4%）。另外，257 名二次后送患者中的 12 名接受了第三次后送，包括 8 名患者在省内后送，4 名后送至其他省。第三次后送的原因包括转入上级医院（$n=5$，41.7%），转入专科医院（$n=2$，16.6%）及原因不明（$n=5$，41.7%）。

3. 医疗后送伤病员中转站

1）伤病员中转站的建立

玉树抗震救灾 MES 机构结构中首次设置了伤病员后送中转站。在巴塘机场成立了由青海省卫生厅领导为负责人，各医学救援队以及民航局、玉树机场、空军部队等有关单位指挥员为成员的机场伤病员后送办公室。分别在巴塘机场、格尔木机场、西宁机场设立了空运伤病员中转站。

2）伤病员中转站的主要功能

A. 检伤分类和救治

为确保伤病员及时、有序进行后送，在巴塘机场候机厅设立伤病员接收点，将候机大厅划分为危重症、重症、轻症三个伤病员收治区域，由检伤分类组负责，24 小时不间断地对地震现场搜救出的伤病员、各医疗队转送来的伤病员，以及伤病员家属通过汽车运送来的伤病员进行伤情评估、分检、编号、填写检伤卡，并将检伤卡固定在醒目位置，然后按照划分的区域分类安置，派专人负责巡查。

按照伤病员伤情的紧急程度，把生命危险或重要脏器功能障碍者作为紧急后送对象，把严重颅脑伤、脊柱伤、周围大血管、神经损伤的需要专科进一步治疗的伤病员列为优先后送对象，把轻伤病员列为一般后送对象。

完成伤病员后送分类后，安排现场救治组医护人员遵循"先检伤后救治、先重症后轻症、先救命后治伤、对症治疗为主"，同时按照"儿童、妇女、老人优先救治"的原则，对所有伤病员进行救治。对不同类别的伤病员分别给予心肺复苏、吸氧、补液、止血、固定、包扎等措施，确保伤病员生命体征平稳，降低后送途中的危险性。

B. 安全搬运伤病员

由于需要后送的伤病员数量大，候机厅距离停机坪大约 2 千米，搬运距离长，调集机场的救护车、货物板车、担架和移动推车作为伤病员搬运工具。结合机场整体伤病员伤情评估及检伤分类情况，遵照重特大突发事件伤病员分诊及后送流程，组织动员了医护人员、解放军战士、机场工作人员、志愿者以及病人家属参加搬运工作。按照 1 辆急救车配备 1 名专业急救医生和 1 名担架员，负责搬运 1 名危重伤病员或 1 名重伤病员和 2 名轻伤病员；1 列货物板车配备 1 名专业急救医生和 4 名担架员，1 次搬运 16 名伤病员；1 副担架和移动推车各配备 1 名专业急救医生和 4 名担架员，1 次各搬运 1 名伤病员的标准和力量配置进行搬运。在整个后送过程中，做到有组织、有计划、有秩序，避免因转运不当造成伤病员的再损伤，保证转运效率和伤病员安全。

C. 伤病员病情交接

空运中转站医护人员与随机医护人员、接收伤病员的医疗卫生单位等办理交接手续，移交的内容包括伤病员、陪员人数、检伤卡、医疗文书及危重伤病员伤情。由接收地卫生部门统一组织人员搬运伤病员下飞机，并转往收治医院住院治疗，监护医护人员随机返回。

据课题组对空运医疗队员的问卷调查结果显示，114 名空运医疗队员中，88 名（占 77.19％）认为在空运前的伤员伤票病历填写情况良好，但仅有 55 名（占 48.25％）在空运后送过程中填写伤病员病历、救护资料。

D. 机场防疫及飞机消毒

由于后送伤病员中危重病人较多，特别是外伤伤病员普遍有暴露伤，容易造成机舱污染。机场安排卫生防疫人员，在飞机机组人员的配合下，使用无腐蚀性的消毒液对机舱进行消毒处理，保持机舱清洁卫生。另外，对担架、板车、救护车、机场候机厅及伤病员废弃物品进行彻底消毒。

3）存在问题与缺陷

本次空运后送中转站亦暴露出未建立完善的后送伤病员病历文书、信息资料记录及伤病员病历资料不全的问题，而且没有患者分诊或转运方式的共识标准。以往国内外应急医学救援经验显示，当医疗救治机构面临有大量伤病员涌入时，准确记录每位患者的所有相关信息非常困难。例如，Haynes 等报告，在洛马•普雷塔（Loma Prieta）地震后，接收大量患者的医院中存在病历没有记录完全，甚至没有进行记录的情况。本次救援中大量伤员从地震废墟现场、不同的医疗救治点涌向机场候机大厅，很多没有伤情和救治记载，记录方式各异，再加上民族地区语言不通，对检伤分类和伤票填写增加了不少困难。因此，缺少统一便捷的后送文书，导致记载混乱或者根本没有记载，不利于各层级之间"治与治"、"送与治"的连续性，增加了后送途中和后方医院接收伤病员的救治难度。

三、地震伤病员后送工具研究

1. 伤病员后送工具比较

1）我国伤病员后送工具

在地震应急医学救援中，我国主要使用的大型后送工具主要有：

（1）卫生列车是后送伤病员并能在运行途中施行救治和生活保障的专用铁道列车，具有载运量大、速度快、行驶平稳、能在短时间内转运大批伤病员等特点。卫生列车的各种车厢按一定顺序排列编组，配备相应的卫生人员、救治药材、护理用品及通信联络器材，以利于途中救治。

（2）救护直升机用于救护和后送伤病员。分为专用救护直升机和兼用救护直升机。专用救护直升机是经过改装专门用于伤病员空运救护的直升机；兼用救护直升机则是在救护工作需要时，机内临时装上担架及便携式医疗卫生装备，用于伤病员空运救护的直升机。救护直升机主要用于平地震灾害各类伤病员的空运后送、自然灾害伤病员的医学救援和重大交通事故（航空、航海、铁路、公路）伤病员的救护，也可用于海上、丛林、沙漠、寒区等条件下遇险人员的营救（Hurd et al.，2006）。机上配有卫生人员，负责伤病员的现场抢救和后送途中机上的医疗护理。我国军用救护直升机的机型主要有：米-8、米-17；直-8、超黄蜂和黑鹰。各型直升机载卧位伤员的人数分别为：米-8、米-17型 12 名；直-8、超黄蜂 15 名；黑鹰 4 名。

（3）卫生飞机是运送伤病员，并能在飞行中进行医疗护理的专用飞机。卫生飞机平时可用于抢险救灾、边远地区和其他情况下伤病员的运送和救治，地震灾害可用于伤病员的快速医疗后送。机上配有卫生人员，负责空运途中伤病员的医疗护理。我国军用卫生飞机由军用运输机改装而成，主要机型有安-26、运-5、运-8，其中运-5可运载卧姿伤员6名或坐姿伤员12名，运-8可运载伤员60～96名。

（4）后送器具主要有伤病员后送附加装置和伤员换乘工具。①伤员换乘工具是伤病员在转乘不同类型后送工具时的传送装置和载运用具。传送装置根据空间途径分为垂直传送装置和水平传送装置，主要包括：海上传送装置和陆空传送装置。前者用于海上伤病员舰船之间的垂直换乘和水平换乘，主要有索道、滑轮、吊运设备等。后者用于直升机与陆地之间的换乘，主要有空吊设备及其配套设备（Hurd et al.，2006）。载运用具有吊篮、吊架、吊兜、海军担架和氦气橡皮艇等。②伤病员后送附加装置是安装在运输工具上可拆卸、用于伤病员后送的担架固定装置。可安装在运输汽车、直升机、运输机和舰船上。我国军队装备的伤病员后送附加装置有运输车后送附加装置、空运后送担架的固定装置等。运输车伤病员后送附加装置，可安装在解放CA1OBE、东风EQ140、东风EQ240等运输车上，可载卧位伤病员6～9名。空运后送担架的固定装置，安装担架固定装置后，米-8直升机可载卧位伤病员12名，直-8直升机可载卧位伤病员15名，安-26运输机可载卧位伤病员24名，运-5运输机可载卧位伤病员6名。

2）国外伤病员后送工具

A. 美国

在美国的非战争军事行动中，空运后送飞机是伤病员医疗后送的首选。因此，美军一般结合高空飞行特点制订伤病员的医疗救治计划。美军伤病员从当地医院向其他地区医疗机构疏散分流时，一般使用固定翼飞机。在卫勤指挥人员完成部署和协调工作后，当地医院可以将伤病员后送至流动空运医疗中转机构（在机场附近）接受评估和相应的服务。通常情况下，伤病员在流动空运医疗中转机构滞留3～5天。在空运后送过程中，通常需要配备护理人员甚至医生实施医疗监护。

为了完成空运后送任务，美军采用了多种军用和民用飞机，其中，C130主要用于较短距离后送（4小时以内），C17、KC-135和C-141等机型则主要用于中等距离伤员后送，将伤员跨国后送回美国本土的任务主要由B-767执行，MD-80主要负责美国本土内伤员的运输，但之前要对B-767和MD-80进行结构改装，在机内装上空运后送装置。美军采用的部分机种及其载运能力见表5-2。

表 5-2　美军部分伤病员后送飞机及载运能力

飞机名称	卧位伤员数/人	坐位伤员数/人	坐卧混合
C-130	74	92	不定
C-141	48	170	不定
C-5	70		
C-17A	36	54	
KC-135 和 KC-10	8	24	
Boeing B-767*	111	22	87 个卧位，22 个坐位
U-21	3	10	3 个卧位，3 个坐位
C-21		8	2 个卧位，4 个坐位
MD-80*	45		

＊需采用飞机空运后送改装装置进行改装

资料来源：据 2007 年美军野战手册 FM4-02

B. 德国

德国从 20 世纪 70 年代中期开始发展制式空中、海上医疗后送装备，目前已形成救护直升机、卫生飞机、舰载医疗模块 3 个系列，并在不断改进完善。救护直升机有多种型号，卫生飞机可执行短、中、远程空运医疗后送任务，舰载医疗模块组成海上方舱式外科医院。

轻型救护直升机：LTH Bell CH-1D，具有搜寻、救护双重功能，配有除颤、监护、呼吸、加压输液等急救装备，可运送 2 名卧位伤病员。

中型救护直升机：在制式直升机上加装附加装置，使其具备医疗后送和重症监护功能，有 Seeking MK41，CH53（舰载）和 NH90（陆用）3 种。

重型救护直升机：在大型运输直升机 MTH CH-53G 上加载附加装置，能够中、短途医疗后送 12 名伤病员，同时乘坐医务人员 8 名。

Airbus A310 型卫生飞机：每架飞机加装若干具有监护、急救功能的空运医疗单元（PMTE）和具有一般护理功能的担架式空运后送单元（PSTE），可远程空运医疗后送 9 名重症伤病员和 47 名轻症伤病员，或者 18 名重症伤病员和 38 名轻症伤病员，同时可乘坐医务人员 25 名。

卫生飞机：20 年前开始利用民航飞机改装军用卫生飞机，目前共有 3 种型号 9 架飞机，其中 Chanllenger CL601 型 1 架、Transell C160 型 4 架、Airbus A310 型 4 架，正在利用 Airbus A400 改装新型卫生飞机，执行任务时，空军负责提供飞机和机组人员，卫生系统负责派出医务人员，平时有 63 人的空运医疗队处于战备值班状态。

舰载医疗模块：在海军 2 万吨级支援保障舰上加装 26 个医疗方舱，形成 100 张床位的海上外科医院，拥有手术室、检验室、X 射线室、口腔室、监护室、护理室、药房等功能单元，能同时开展 4 台手术，需医务人员 53 名，配有 2 架舰载救护直升机。

2. 后送工具选择

1）汶川抗震救灾后送工具

汶川抗震救灾的医疗后送工具以地面后送工具和空中后送工具为主，军队与民航、铁路、公路等交通部门均参与了伤病员后送工作，动用了救护车、直升机、卫生专列等大量交通运输工具后送伤病员。

汶川地震跨省转运 10 015 名伤员的后送工具主要是飞机和专列。2008 年 5 月 17 日～6 月 2 日，四川转出来自成都、绵阳、德阳、广元、眉山等地的地震伤员 10 015 名（其中成都市内医院 2151 名），由 175 辆"120"救护车（共计 2400 余台次）和 5000 余名医护人员接送至机场和火车站，经 99 架包机转运伤员 3495 名、21 列专列转运伤员 6520 名至 20 个省、市、自治区的 340 多家三甲医疗机构。其中，铁路后送调集 19 个铁路局、集结 100 列列车进行统一调整，每一列次安排 15 节卧铺车厢；每节车厢下铺为伤员安置位。

2）玉树抗震救灾后送工具

结古镇为玉树县城，通过 214 国道和巴塘机场与外界联通。巴塘机场位于结古镇以南 18 千米，是中国海拔第四高的机场（海拔 3905 米），2009 年 8 月 1 日投入使用。因此，玉树伤员由灾区转出的途径主要有汽车后送和飞机后送两种。

A. 首次后送工具

飞机是最主要的患者后送工具（$n=2464$，83.4%），以下依次为自行后送（$n=268$，9.1%）和救护车（$n=203$，6.9%）（图 5-5）。其中，8 名患者（占 0.3%）最初为伤员家属，但随后因急性病入院治疗；10 名患者（占 0.3%）的后送方式不明。

城市转院方式由于各个目的地城市不同具有显著差异。所有后送至西藏的 21 名患者均为自行后送，420 名后送至四川的患者中 98 名（占 23.3%）为自行后送，而其他目的地城市患者中自行后送占 83.2%～97.9%。

B. 再次后送工具

省内后送的 83 名患者中，77 名由救护车后送，4 名由飞机后送。4 月 24 日自青海转入陕西及甘肃的 174 名患者均由火车后送。

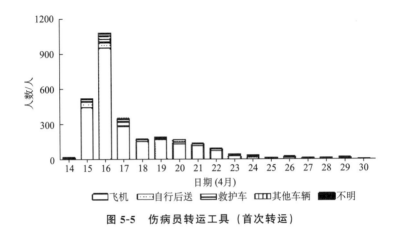

图 5-5　伤病员转运工具（首次转运）

3. 空运后送工具配置

1）汶川抗震救灾空运后送

A. 灾区内空运后送

2008 年 5 月 12 日汶川地震中伤员数量巨大，道路毁损，陆上交通中断，余震不断，震区医院受到严重损坏，从灾后第 3 天起政府和军队每天出动 90 架直升机，大量伤员采用直升机空中转运至相距仅百余千米的成都。

汶川抗震救灾中，共计约 200 架飞机发挥了不可替代的作用。事实证明，空运后送（包括直升机及卫生飞机后送）是一种最佳伤病员后送方式。经调查，从汶川、茂县、理县总共后送危重伤员 1358 名，其中空运比例达创纪录的 97.7%。

B. 跨省大规模空运后送

汶川抗震救灾跨省后送由国航、川航、深航、鹰航航空公司承运，为了便于护理和保持平衡，每 4 排座椅拆除 3 排以安置担架，保留 1 排给家属或医务人员乘坐。每次飞行均按照每 6～8 名伤员配医生和护士各 1 名的比例配备医务人员，每个医疗分队由 1 个领队负责，至少包括急诊科、内科、骨科及脑外科医生各 1 名（表 5-3）。每名伤员均配备担架 1 副，每队携带心电监护仪、便携式呼吸机、除颤仪各 1 台，血糖仪及腕式电动血压计各 1 个，氧气瓶 2 个，负压吸痰器 2 台，急救箱 1 个，球囊面罩 1 个，多巴胺、肾上腺素、毛花苷 c、20%甘露醇、速尿、阿托品等 20 余种急救药品，手消毒液两瓶，一次性大小便器及成人尿不湿若干，吸氧管、吸痰管、一次性手套及医用垃圾袋数个。

表 5-3　汶川抗震救灾跨省后送工具与运载能力

项目	卧位伤员	坐位伤员	陪护人员	医护人员
飞机（大）	30	6	36	10
飞机（小）	24	2	26	8
专列（车厢）	20		20	4

2）玉树抗震救灾空运后送

玉树地震空运后送的伤员共 2797 人，其中后送到青海省 2027 人，甘肃 236 人，四川 418 人，陕西 96 人，西藏 19 人，北京 1 人。整个后送过程中无一例发生意外，未出现差错和事故。4 月 14 日～5 月 5 日，共有 153 架飞机参与患者后送（表 5-4），包括 95 架次空客 A-319，53 架次伊尔-76 和 5 架次米-17 直升机。4 月 14 日从玉树至各目的地的飞机为 1 架次，至 4 月 16 日达最高的 19 架次，4 月 24 日以后减少为 6 架次，5 月 2 日以后减少为最低 2 架次（图 5-6）。

表 5-4　空运飞机架次及伤员数（4 月 15 日～5 月 5 日）　（单位：人）

日期	空运飞机架次				空运伤员总数
	总架次	空客 A-319	空军 IL-76	米-17 直升机	
4 月 14 日	1		1		
4 月 15 日	14	9	5		712
4 月 16 日	19	6	10	3	623
4 月 17 日	12	6	4	2	182
4 月 18 日	11	4	7		155
4 月 19 日	10	6	4		152
4 月 20 日	11	6	5		134
4 月 21 日	9	6	3		98
4 月 22 日	9	6	3		52
4 月 23 日	9	6	3		44
4 月 24 日	6	4	2		28
4 月 25 日	6	4	2		19
4 月 26 日	6	4	2		19
4 月 27 日	6	4	2		19
4 月 28 日	4	4			27

续表

日期	空运飞机架次				空运伤员总数
	总架次	空客 A-319	空军 IL-76	米-17 直升机	
4 月 29 日	4	4			26
4 月 30 日	4	4			19
5 月 1 日	4	4			20
5 月 2 日	2	2			4
5 月 3 日	2	2			24
5 月 4 日	2	2			19
5 月 5 日	2	2			18
总计	152	95	52	5	2394

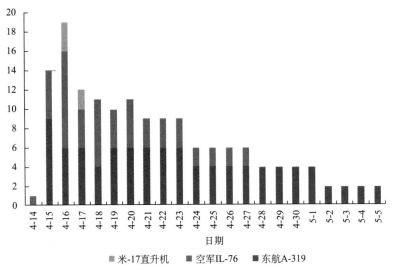

图 5-6　参与患者转运的飞机架次（截至 5 月 5 日）

　　担负此次伤病员后送任务的飞机机型有空军伊尔-76 型运输机、空客 A-319 民航客机、米-17 直升机。其中伊尔-76 型运输机一次可搭载危重症伤员 30 名（带担架），轻症约 80 名；空客 A-319 民航客机可搭载轻症伤员 100 名左右；米-17 直升机一次可载 4～6 名伤员。

四、讨论

1. 早期后送和阶梯简化与伤病员救治需求相符

汶川地震救援采用传统的"三级后送"，但实践证明，由于灾难救援没有明显的前后方，传统的适用军事行动的医疗后送体系显得层级过多，应急效率低。国外灾难医学救援经验显示，为了提高伤病员存活率以及改善预后，缩短伤病员从受伤地点转运至医疗救治地点的时间至关重要。巴基斯坦地震和卡特里娜飓风救援的研究结果均提示应早期对伤员开展专科康复治疗（Nates and Moyer，2005；田伟和马娟，2010）。玉树地震将后送阶梯简化为一级，即由灾区直接后送至伤病员能够享受专科治疗的后方医院。这种后送阶梯的简化保证了伤病员接受专科治疗的及时性，极大地缩短了现场急救到住院治疗的时间，保证了早期的个性化救治和康复介入，降低了地震伤员的致残率。

2. 伤病员检伤分类的标准化程度不够

汶川地震中，由于救治现场严重缺乏专业分类人员，导致一些重症伤员没有得到及时正确的处理，有的轻伤员却被优先后送。据统计，汶川地震经直升机空运后送伤员中轻伤员比例高达 32%，造成卫生运力等稀缺资源的极大浪费。玉树地震中，257 名再次后送的伤病员中，转入上级、专科医院占再次转运原因的 1/3 以上。由于地震救治现场的检伤分类的不规范，导致了对伤病员的过度分诊或分诊不足。因此，在特大地震救援中应抽调专业分类人员，制定相对统一规范的检伤分类标准方法，减少救援资源的浪费，避免伤病员救治时机的延误。

3. 后方医院收治能力评估方面尚待加强

汶川地震后，约有 10 452 名（占 22%）的地震患者在 72 小时内入院，一周内入院伤病员占总住院人数的 62.8%～74.75%。玉树地震中近 1434 名重伤员在 72 小时内即完成转运，第一周内超过 90% 的伤病员入院。另外，地震伤病员的病情、后续安置等综合因素往往导致其住院时间较长，加重了后方医院的收治压力。玉树地震后，169 名伤病员于 4 月 24 日由西宁转运至西安和兰州，转运的原因为"减轻西宁市后方医院的工作负荷"，提示在选取后方医院时应事先充分评估其收治能力是否符合较长时间的伤病员住院需求（Tanaka et al.，1999）。

4. 空运后送发挥重要作用，但不符合"送治结合"标准

汶川伤员规模庞大，采用铁路、航空、公路三大转运方式。实践证明，由于灾区特殊的地理位置以及破坏严重的地面环境，空运后送（包括直升机及运输机后送）是一种最佳的伤病员后送方式。玉树地处高原，仅通过国道和巴塘机场与外界相连，空运后送更是首选的后送方式，飞机后送占全部后送的83.94%以上。由于我国目前没有专用的卫生飞机，汶川和玉树地震中参与后送的飞机均为军队运输机、民航客机和军队直升机，并且没有伤病员后送特殊设计或改装，机上医疗设备缺乏，在保证伤员安全后送方面存在隐患。

本 章 小 结

1. "早期、协同"原则提高后送效率，后送阶梯简化为国际共同趋势

地震常常造成严重的设施破坏，持续时间甚至超过2周。灾区医院无法进行正常工作，且余震可能导致进一步破坏。由于缺乏持续的物资供应，在抢救现场难以进行医疗救治工作。因此，医疗救援的方法往往是转运患者。例如，在美国1971～1999年的275次医院患者转运中，26次为因地震转运。从汶川地震、日本Hanshin-Awaji地震和海地地震的救援经验来看，震后灾区医疗卫生系统无法承载大量伤病员救治需求，伤病员快速安全后送是降低死亡率和致残率的关键。国外灾难医学救援经验显示，为了提高伤病员存活率以及改善预后，缩短伤病员从受伤地点转运至医疗救治地点的时间至关重要。美国的灾难救援伤病员后送主要采取直接后送体制，信息系统先进。伤病员后送中心负责伤病员后送的全面协调工作，其中武装部队医药调配办公室（ASMRO）负责伤病员的调配工作，军事空运司令部（MAC）负责伤病员的空运工作。ASMRO通过战区医疗信息系统（TAMIS）和国防医药调节信息系统（DMRIS）等自动化系统对伤病员进行调配。德国为缩短伤病员从受伤地点转运至医疗救治地点的时间，提高伤病员存活率，因此大多用直升机转运重伤员。意大利在灾害医学救援中，亦主张将伤员集中治疗，把可早期运送的伤员快速后送，尽早安排伤员住院治疗。

由于空运后送的快速发展，在近年来规模相对局限的灾害，如卡特里娜（katrina）飓风、Bam地震、玉树地震等救援中，均采用灾区—后方直接后送，保证了重伤员接受专科治疗的及时性。MatterCarl H. Schultz的研究显示，即使近灾区的医院亦存在被余震影响造成设施损毁，或者难以承担大量伤病员住院需求的危险，因此将伤病员直接从灾区一线后送至远离震区的后方医院非常必要。可见，由灾区一线到后方医院的直接后送已成为国际救援趋势。

2. 空中专业卫生运力发挥重要作用，伴随救护专业程度急需提高

早在1988年的苏联亚美尼亚地震救援中即使用了军用飞机进行大量伤员后送。在1995年日本阪神地震后，私家车是最普遍使用的转运工具（29%），其次为救护车（26%）和直升机（3.2%）。2003年Bam地震后854名伤员转运至德黑兰（Tehran）的 12 所医院，最主要的转运方式是飞机（65％）、救护车（17％）、私家车（8％），以及救护车和飞机联合转运（10％）。印度洋海啸救援中仅美国就投入 21 艘舰船、121 架飞机和 90 架直升机。德国从 20 世纪 70 年代中期开始发展制式空中医疗后送装备，目前已形成轻、中、重多种型号的救护直升机和可执行短、中、远程空运医疗后送任务的卫生飞机等。在汶川、玉树地震中参与后送的空军伊尔-76 型运输机、空客 A-319 民航客机、米-17 直升机，并非为医疗转运特殊设计或改装，不具备有助于改善患者预后的设施，以及与设备和转运相关过程改进，因此，在保证伤员安全后送方面存在隐患。在本书调查的空运医疗队员问卷中，仅有 43.86％的队员认为飞机基本符合要求，90.35％的队员认为需要专用卫生飞机或者改装现有飞机。卫生专用运力是伤病员后送的物质基础，直接影响伤病员后送效果。玉树地震中缺乏有经验的转运团队，飞机上的医疗小组也没有经过空中医疗转运的培训。在本书调查的 78 名参与空运随机保障的医疗队员中，绝大多数人员没有空运后送的经历或培训，而参与过其他应急医学救援行动或培训的人员只有 40％。在影响空运效果的因素调查中，空运医护人员认为"空运人员之间欠统一协调，流程不规范，缺乏系统性"、"医护人员配备不足，空送人员缺乏经验"分别是第 1 位和第 3 位影响因素。87.72％的调查对象认为应"提高救治效率和水平"，83.33％的调查对象认为应"加强空运医护训练"。

伤病员后送工具上的伴随性医疗救治是保证安全后送的关键。各后送层级之间伤病员伤情、医疗护理等信息的传递亦非常重要。在空运救护人员的配置方面，美国空军（USAF）1996 年建成的空运后送重症监护分队（CCATT），由一名有创伤救护经验的医生、一名麻醉师、一名高年资护士组成，能在飞机上展开重症监护，转运绝大多数重症病人，在灾害救援中大量应用。其伤病员空中救护计划的制订考虑高空飞行特点，做到"送治结合"（Singh et al.，2009）。空运后送通常选用 C-9、C-130、C-141 或 C-17 型号的飞机，飞行时间控制在 4 小时以内。如果飞行时间超过 4 小时，会增加机组人员人数，后送飞机也仅限于C-141 或 C-17 两种型号（Baxt et al.，1985）。

卫生专用运力是伤病员后送的物质基础，直接影响伤病员后送效果。必须加强空中专用卫生运力及其投送能力建设，通过研发引进或者改装的方式，提高专用卫生直升机的数量和质量，包括在现有的直升机上加载医疗单元，改装成专用救护直升机；研制机动能力强的小型救护直升机，配备到轻型飞行医疗队和前沿外科手术队；增加空运医疗后送专用大型卫生运输飞机，等等（Biewener et al.，2004）。应当效仿美军 CCATT 等国际先进的空运医疗人员培训模式，规范化培养专业的空运后送医护人员，以适应高空环境下重症监护的需求。

3. 空运伤病员中转站是后送体系重要环节，多元协同机制急需建立

国际范围内，医疗中转机构是大规模远距离伤病员后送的必需环节。在灾难救援中，往往要面对大批量急需救治和后送的伤病员。美国国家灾害医疗系统（NDMS）将伤病员从当地医院向其他地区的医疗机构进行疏散分流时，一般要在流动空运医疗中转机构滞留3～5天。在指挥人员完成部署和协调工作后，当地医院可以将伤病员后送至流动空运医疗中转机构（在机场附近）（Beninati et al.，2008）。工作人员会评估伤病员人数，并向他们提供足够的食物、药品和敷料，以及担架、毛毯和专门的医疗设备。玉树空运后送中转站是玉树地震应急医学救援的一大特色，有效保证了空运后送的有序展开，但同样暴露出未建立完善的后送伤病员病历文书、信息资料记录及伤病员病历资料不全的问题，而且没有患者分诊或转运方式的共识标准。以往国内外应急医学救援经验显示，当医疗救治机构面临有大量伤病员涌入时，准确记录每位患者的所有相关信息非常困难。例如，Haynes等报告，在Loma Prieta地震后，接收大量患者的医院中存在病历没有记录完全，甚至没有进行记录的情况。因此，缺少统一规范的后送文书和后送中转站管理，不利于各层级之间"治与治"、"送与治"的连续性，增加了后送途中和后方医院接收伤病员的救治难度。

从国外经验看，依托军队建立专门的伤病员后送中心非常必要。例如，美国的NDMS的伤病员后送中心负责伤病员后送的全面协调工作，其中武装部队医药调配办公室（ASMRO）负责伤病员的调配工作、军事空运司令部（MAC）负责伤病员的空运工作。我国目前的地震灾害伤病员后送方式已经做到军地兼容，但缺乏明确的军地协同指导原则与执行机制等。因此，应借鉴国外经验，结合我国实际，探索并建立地震灾害军地联合后送伤病员的协同机制。

第六章　地震伤病员住院救治分析

第一节　地震伤病员住院救治界定

地震伤病员住院救治是针对由地震灾区后送至收治医院的地震伤病员所展开的专科治疗。收治医院通常为位于灾区以及后方安全地区的专科医院、分科较细的综合医院和得到专科医疗队加强的医院，主要任务是接收灾区救援队、医疗站、医院转送来的伤病员，进行系统临床诊断，开展专科手术，直到痊愈出院。除此之外还包括术后的康复训练与心理疏导，以及在治疗过程中的院内感染控制，主要目的为降低伤病员死亡率与致残率，提高伤病员救治效果与康复质量。地震后 72 小时内，灾区地震重伤员医疗后送工作已经展开，根据汶川地震应急医学救援"两期三段"特征，住院伤病员的救治处于"有效段"与"维持段"，覆盖"增长期"与"稳定期"。

地震住院伤病员的救治是应急医学救援整体水平的集中体现。但在我国，针对自然灾害应急医学救援住院伤病员救治调查研究尚处于起步阶段，调查范围往往局限于个别医院的小样本的抽样调查，也缺乏国家层面的多中心大规模的全面调查，因此无法从整体层面系统分析地震住院伤病员的伤情特点，特别是第一时间第一手资料的收集整理工作没有与医疗救治等临床工作同期展开，错失了大量宝贵信息；同时由于政策、人力、物力或其他因素的限制，针对地震造成的伤病谱分析仍然不够详细。由于地震发生突然，损失惨重，交通和通信严重受阻，当地的医疗机构也受到严重影响，医疗人员和资物都严重缺乏，没有过多的精力组织人员进行流行病学资料信息的采集和整理工作；但也不乏对伤情研究不够系统，没有相应的专业意识，专业调查人员缺乏的因素影响。因此，针对地震住院伤病员进行系统调查研究不仅能够帮助医护人员掌握地震导致伤员人口分布、病种、病情及诊疗特点，还能提供地震伤员进入各级医疗机构就诊的伤员数量、就诊时间和医疗资源分配等特点，这些信息对于了解地震等突发性特大灾害可能带来的医疗问题，并据此提出有的放矢的紧急应对方案非常有利。

第二节　地震伤病员专科救治与院内评分

一、分级救治中的专科救治

地震应急医学救援分级救治中的专科救治（specialized treatment）通常指分级救治的第三级，也称确定性治疗，是指根据伤病分类，在较稳定的环境中和完善的设备条件下，由相应的专科医生，利用专科医疗设备对地震伤病员进行的彻底解除伤病原因和生命威胁的根本性治疗。通常由设置在后方的专科医院、分科较细的综合医院和得到专科医疗队加强的医院负责实施。其主要任务是收容灾区医疗站、医院转送来的伤病员，进行确定性治疗，直到痊愈出院。但严重创伤往往为多发伤，有些为复合伤，有关各科需协同救治，必要时需临时组织包括多专科的医疗救治组进行综合治疗，是在伤病员救治过程中起着决定性作用的环节。

地震伤病员的总体治疗过程分为三级救治，但是每一个伤病员不一定要经过三级救治。重伤病员或需专科治疗的伤病员最终治疗过程是第三级。一些轻伤病员只经过现场处理后给予门诊或巡诊治疗，不需要送到早期治疗机构去。不是每次灾害伤病员救治都需要按三级部署。如果灾区范围大，伤病员数量多，需转送到外县、外省城市远郊收容治疗，则须按照三级治疗体制；如果灾区范围较小，伤病员数量不大，当地医疗机构未受损或损失不大，伤病员发生地点离最终治疗医院不远时，可直接送至能进行确定性治疗的救治机构。

二、创伤严重度评分简述

急救医学是随着社会的发展和现代科学技术的应用而逐渐形成和完善的。由于现代社会中多种原因的影响，尤其是交通事故引起的各类意外损伤不断增加，创伤急救日益受到重视。在发达国家已形成包括现场急救、通信运输、创伤急救直至康复在内的综合性分级医疗体系。与创伤有关的基础医学研究也有相应的发展，创伤已不再是外科学中的一个分支，现已发展成为一门独立的学科。客观而准确地评定创伤严重度是衡量创伤救治的前提，没有统一标准就没有可比性。近年来，临床医学正从直观的、经验的"描述型"演变为深入的量化的"解释型"。而在近年来国内外多次地震救援中，应用创伤评分评估地震伤员伤情，特别是多发伤的伤情严重程度，正是创伤学向解释型转变的一个例证，同时也是衡量伤员伤情严重程度的一种重要而科学的方法。

创伤评分标准（分类）主要分医院前和医院内两大部分，前者着眼于伤员的去向和现场处理；后者着眼于估计伤员的预后。另外，它对各医疗单位按统一标准比较疗效、考核和评定救治水平以及开展创伤流行病学研究，都具有极其重要的意义。院前急救涉及现场对伤员伤情判断、急救复苏和运送等一系列工作，伤员到达医院就需立即作进一步诊治（吕传柱，2009）。抢救存活率是衡量创伤救治水平时的标准，因此必须有一个对伤员全面情况估计的标准方法来评定损伤的严重度，即创伤评分法。目前对创伤进行评价和分类的方法甚多，归纳起来有用于医院前或救护车上以及用于医院内或研究单位两大类。

1. 用于医院前的评分法

创伤的医院前评分主要目的是区别伤情的轻重，及时筛选重伤员送往创伤中心或大医院，因此要求这种评分法简便易行，使急救人员到达现场后能在几分钟内对伤情作出准确判断，同时要求评分法既简便又要有较高的敏感性（不遗漏重伤员）和特异性（筛选出非重伤者以免过多地将轻伤者转送到大医院）。迄今尚没有一种现场分类法能满足这些要求。常用的几种方法有：①创伤指数（TI）：是根据受伤部位、损伤类型、循环、呼吸、意识等 5 方面计分，此法现已少用。②病伤严重度指数（IISI）：根据血压、脉搏、呼吸、皮肤色泽、意识、出血、扭伤部位及类型计分，加上伤员近期有无病史及年龄，此法采用得也不多。③创伤记分（TS）：根据收缩压、呼吸次数、呼吸幅度、毛细血管充盈道格拉斯哥昏迷分级进行评定。5 项分值相加总分 1～16，分值越小伤情越重，一般以总分小于等于 12 为需转送的重伤标准。④CRAMS 法：包括循环、呼吸、胸腹、运动及语言 5 方面功能记分，总分小于等于 8 作为需转送的标准。⑤医院前指数（PHI）：根据收缩压、脉搏、呼吸和意识 4 项指标，总分 4～20 为重伤。

可以看出医院前创伤评分法多数是根据当时伤员生命体征的生理数据计分，但生理数据受多种因素影响，即使在很短时间内也可能有很大的变化，具有一定主观性，在尚无更好的方法前，仍不失为医院前对创伤评定的主要依据。在上述方法中，使用较多的是 TS 法、CRAMS 法及 PHI 法，据国外报道，CRAMS 法的敏感性和特异性较为理想。

2. 医院内创伤分类法

含急诊室、ICU 和病房，其主要目的是力图以量化标准判定伤员创伤的严重程度和估计其预后，它主要分为两大系统，即常用的 AIS-ISS 系统和 APACHE 系统。

（1）简明损伤定级标准（AIS）以及由其派生出的损伤严重度评分（ISS），用于评定多发伤严重程度。简明创伤定级标准是 20 世纪 70 年代初由美国医学会（AMA）、美国机动车医学促进会（AAAM）和汽车工程师协会（SAE）组织 35 位不同学科专家编制出的第一版简明损伤定级标准，由首次提出的 75 种损伤条目，扩展到 AIS-85 的 1400 余条和 AIS-90 的 2000 多条。AIS 是解剖损伤的定级标准，用一种简单的数字编码来表示损伤的程度。每个数字都表达一定内容，其目的是便于计算机处理。AIS 分为 6 个等级（AIS1-6），分别代表轻度伤、轻中度伤、中度伤、较重伤、严重伤和特重伤。对资料不详者均归入 AIS9。尽管 AIS 在创伤统计标准化方面作出重大贡献，但它的等级数不能简单相加或求平均数，也不能评定多发伤。由此，1974 年 Baker 提出损伤严重度评分法（ISS），并认为它更适用于评定多发伤的严重程度和存活概率间的关系。以后不断补充修订并在世界几十个国家推广应用。目前，AIS-ISS 评分法已更新至 AIS-2005 版并得到国际创伤学界的公认，但是在国内针对地震伤员创伤严重程度的应用还很少。

（2）损伤严重度评分法（injury severity score，ISS）目前 ISS 已被世界公认，且得到广泛应用。ISS 以解剖损伤为基础，是相对客观和容易计算的方法。ISS 计算值是取身体三个最严重伤损伤区域的最高 AIS 值的平方和。ISS 也有其不足之处。例如，它不能反映伤员的生理变化、年龄、伤前健康状况对损伤程度和预后的影响；对身体同一区域严重多发伤权重不足等。通常把 ISS 小于 16 分定为轻伤、大于等于 16 分定为重伤、大于 25 分定为严重伤，对此分类方法也有人提出不同看法。

（3）损伤严重度 ASCOT 与 TRISS 计量法由于 ISS 对伤员严重度评分与预后估计的线性关系不够理想，因此，1987 年提出一个预测存活率（probability of survival，PS）的 TRISS 法，它把 ISS 和 RTS（revised trauma score）结合起来预测伤员的 PS，并考虑到年龄因素的影响。TRISS 现已广泛用于创伤伤员的预后估计和治疗指导，其不足之处是：年龄分段过于简单（以 55 岁界限分为两个年龄段）；另外就是 ISS 固有的缺点，既未给同一区域多发伤以应有的权重。因而 1990 年有人提出生理和解剖指标相结合的 ASCOT 预后评估法。ASCOT 同样以 AIS 为基础，但采用 AP（Anatomic Profile）分区法，它把身体分为 A、B、C、D 四个部分，对这四部分的全部严重伤（AIS 大于 2）都给以应有的权重；年龄分段也比 TRISS 更为细化，但 ASCOT 和 TRISS 计量法的量化及计算复杂，均需计算机完成并储存。

三、资料来源与统计方法

2010 年 12 月，课题组成员赴青海省进行玉树地震应急医学救援现场调研，调查青海省内全部 27 所玉树地震伤病员后方收治医院，通过调查表的方式以医院为单位收集玉树地震期间所有收治伤病员的病例情况及相关信息，包括病员基本信息、伤病诊断、出入院时间、死亡情况、伤残情况、入院方式、治疗与康复效果等，2 所医院由于信息缺失没有列入此次调查。期间访谈了医学专家与各级应急医学救援工作负责人 60 余名。

2011 年 1～3 月，课题组对四川、陕西、甘肃、西藏 25 所玉树地震伤病员收治医院进行了补充调研，其中 1 所医院失访。

现场调研资料整理后主要结论包括：

（1）5 个省份、57 所医院、3255 例住院伤病员的病历信息（来自青海、甘肃、四川、陕西、西藏，包括伤病员基本信息、伤病诊断、出入院时间、死亡情况、伤残情况、入院方式、治疗与康复效果等）。

（2）青海省卫生厅玉树地震应急医学救援值班信息 49 份，相关报表 120 余份。

（3）伤病员后送的组织方式、后送流程，巴塘机场后送伤病员飞机每日架次情况。

应用 Excel 软件对所收集的住院伤病员病历情况以及救援相关信息进行汇总与分类，建立玉树地震住院伤病员数据库，并应用 AIS-ISS 评分法，对地震伤员进行创伤评分。描述性分析中，分类变量由频数（百分比）表示；连续变量表示为均值加/减标准差或中位数（四分位区间）。双变量分析中，连续变量的比较采用 t 检验或秩和检验。分类变量比较采用卡方检验。多变量分析采用多元 logistic 逐步回归确定住院时间影响因素，其中变量入选与剔除标准分别为 0.05 和 0.10。检验均为双尾，$p=0.05$ 作为统计检验标准，$p<0.05$ 为统计学差异。所有数据分析采用 SAS 软件（8.2 版）进行统计分析。

第三节　地震住院伤病员伤病情况

一、地震住院伤病员情况

1. 地震住院伤病员基本情况

本部分回顾性地分析了由地震灾区转运至 57 所后方医院的 3255 例地震伤病员的基本情况及病例诊断，并对调查的所有住院地震伤病员进行统计分类。3255 例地震伤病员中，地震伤员 2622 例（80.55％），其余 633 例（19.45％）为因特殊疾病转运至后方医院的疾病患者。

3255 例住院伤病员平均年龄 35.42±17.22 岁，最大年龄 89 岁，其中藏族 2536 例（77.91％）、汉族 649 例（19.93％）。男性 1784 例（54.81％），中位年龄 36 岁，女性 1471 例，中位年龄 34 岁。地震伤员中，女性比例明显高于男性（$p<0.001$）（表 6-1）。住院伤病员年龄分布（图 6-1），住院伤病员以 31～50 岁中年为主，其次 21～30 岁年龄段为 719 例，占总住院伤病员的 22.1％。80 岁以

上住院伤病员 20 例，其中男性 5 例，女性 15 例。总体上，地震伤患者整体年龄高于住院疾病患者（$p < 0.001$）。

表 6-1　玉树地震住院伤病员基本情况

性别	人数/人 （比例/%）	年龄/岁			
		平均年龄± 标准差	中位年龄	四分位间距	
				25%（Q_1）	75%（Q_3）
男	1784（54.81）	35.25（16.04）	36	26	45
女	1471（45.19）	35.62（18.56）	34	24	45
总计	3255（100）	35.42（17.22）	35	25	45

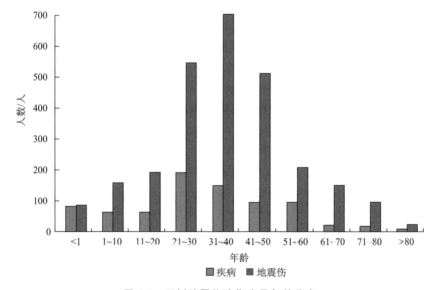

图 6-1　玉树地震住院伤病员年龄分布

2. 地震住院伤病员入院时间分布

地震后 1 周为伤病员入院高峰期（图 6-2），并于震后第 3 天入院人数达到峰值，震后第 4 天入院伤病员数有所下降。震后 72 小时内，地震伤员入院 1775 例，占所有地震住院伤员的 68.32%，而同期因内科疾病入院的患者仅占 24.35%，且差别具有统计学意义（$p < 0.001$）。

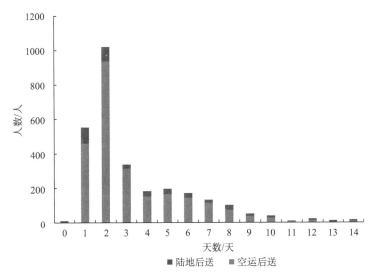

图 6-2　玉树地震住院伤病员入院时间分布与后送方式

二、地震住院伤员伤情特征

1. 地震住院伤员伤类

伤类分析发现，地震伤员中骨折合并外伤及软组织损伤的发生率最高，骨折地震伤员共计 1431 例（54.58％），其中单部位骨折 1236 例，多部位骨折 195 例（13.63％），发生 3 处以上骨折伤员 9 例（0.63％）。单处骨折大多为下肢骨折（27.88％），脊柱骨折 249 例（17.40％），骨盆骨折 220 例（15.37％）。在复合伤、多发伤中，均合并有上肢、下肢、脊柱和骨盆骨折。其他伤病发生率依次为开放性伤、闭合性伤、挫裂伤等外伤（16.36％），复合伤（15.90％）。值得注意的是 2622 例地震伤员中 101 例为不同程度的挤压伤，仅 23 人（0.88％）后期转化为挤压综合征，其中 9 人发展为更加严重的肾衰竭。此外，43 例（1.64％）住院伤员因地震中发生不同程度的烧烫伤被紧急后送至收治医院进行住院治疗（表 6-2、表 6-3）。

表 6-2　玉树地震住院伤员伤类分布

伤类	频数	频率／％
骨折	1431	54.58
软组织挫裂伤	138	5.26
开放性伤、闭合性伤、挫裂伤	429	16.36

续表

伤类	频数	频率/%
挤压综合征	23	0.88
烧烫伤	43	1.64
复合伤	429	16.36
其他	129	4.92
总计	2622	100.00

表 6-3　玉树地震住院骨折伤员骨折情况

骨折部位数	人数（比例/%）
1	1236（86.37）
2	153（10.69）
3	33（2.31）
大于 3	9（0.63）
总计	1431（100）

2. 地震住院伤员伤部

针对地震伤员伤部的分布规律进行分析研究，可以为筹划收治床位、救治力量、卫生物资，也可以为改进卫生装备和救治措施提供依据。本书对于地震伤员受伤部位的分类方法遵循简明创伤定级标准 2005 版（AIS-2005），并将全身受伤的部位分为九个部分，分别为头部，面部，颈部，胸部，腹部及盆腔脏器，脊柱，上肢，下肢，骨盆及臀部，体表。通过对伤病员伤情病例的统计分析，发现玉树地震 2622 例地震伤员中，受伤部位多集中于四肢（38.05%），且下肢伤多于上肢伤，其次为胸部伤（18.23%）和脊柱伤（13.35%）。在所有的地震住院伤员中，骨折发生率超过 50%，对于骨折发生的部位，发生频率最高的部位同样为四肢（40.16%），且下肢骨折多于上肢骨折，其次分别为脊柱骨折（17.75%）及骨盆骨折（15.55%）。其中，大于 13% 的地震骨折伤员发生多处骨折，需要长时间的住院治疗（图 6-3）。

3. 地震住院伤员 AIS-ISS 创伤评分

针对 2493 例地震伤员采用简明损伤定级标准（AIS）进行创伤评分，AIS 分为 6 个等级（AIS 1~6），分别代表轻度伤、轻中度伤、中度伤、较重伤、严重伤和特重伤（存活可能性很小）。其中，最高 AIS 为 5 分，为 40 例；4 分为 61 例；3 分为 376 例。与伤类统计结果相似，四肢及骨盆伤发生率最高，为 1114 例，其次为

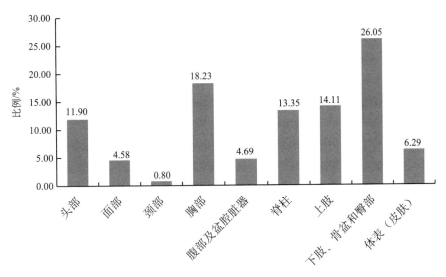

图 6-3 玉树地震住院伤员受伤部位分类

体表及热损伤 830 例。头颈部与体表伤以轻度伤为主，分别为 40.2％和 65.3％，胸部、腹部及脏器以及四肢骨盆均以轻中度伤为主，均超过 50％。严重伤中，腹部及内脏伤所占比例最高，达 4.6％，可见腹部伤势重的伤员较多，其次为胸部伤（3.0％），但中度伤以上以胸部伤最为常见（表 6-4）。

表 6-4 玉树地震住院伤员 AIS 评分

严重度	伤部	头颈部	面部	胸部	腹部及内脏器	四肢骨盆	体表热伤
轻度伤	1	107	107	71	33	134	542
轻中度伤	2	93	29	218	249	737	281
中度伤	3	56	1	91	29	210	5
较重	4	6	0	12	19	25	1
严重	5	4	0	12	16	8	1
特重	6	0	0	0	0	0	0
总数		266	137	404	346	1114	830

计算损伤严重度评分（ISS）后，根据地震伤员创伤严重程度 ISS 评分将伤情划分为四类：轻度伤（ISS＜9）、中度伤（9≤ISS＜16）、重度伤（16≤ISS＜

25)、极重伤（ISS≥25）。经统计分析后发现，40例地震伤员最高AIS评分为5分，61例最高AIS评分为4分，376例最高AIS评分为3分。经计算ISS评分后，ISS评分1～50分，平均5.5分，伤员中以轻伤员为主，轻伤员占77.0%、中度伤17.5%、重度伤为3.6%、极重伤1.8%。

三、地震住院病员内科疾病

入院疾病患者中呼吸系统疾病高发，约1/5的疾病患者因不同程度的呼吸系统疾病紧急入院接受治疗，其中肺炎发生率为15.37%，大多数为儿童。此外，消化、循环、神经、泌尿及妇产各类普通疾病占所有非地震伤患者的42.34%（表6-5）。同时，从地震灾区转运至后方医院的疾病患者入院时间规律有别于地震伤员。震后第2天，入院疾病患者有所增加，而后每日入院人数相对保持稳定。

表 6-5　玉树地震疾病入院患者疾病情况

疾病种类	人数（比例/%）
呼吸系统疾病	143（20.63）
消化系统疾病	52（7.50）
新生儿疾病	14（2.02）
心血管疾病	40（5.77）
泌尿系统疾病	15（2.16）
精神疾病	9（1.30）
神经系统疾病	17（2.45）
妇产科疾病	56（8.08）
急性高原病	259（39.97）
急性高原反应	201（29.00）
急性高原肺水肿	66（9.52）
急性高原脑水肿（或合并肺水肿）	10（1.44）
其他	70（10.10）

在此次地震救援行动中，救援人员急性高原病的暴发成为预料之外的紧急情况。由于玉树灾区位于3800～4400米的高海拔地区，地震发生后，来自全国范围的大量的救援队与救援组织被派往玉树地震灾区参与地震救援。参与抗震救灾的救援人员到达后，由于高原环境不适应以及急性高原病防治知识缺乏，导致救

援人员中急性高原病频发，有些救援队急性高原病发生严重，甚至出现高原肺水肿、高原脑水肿，严重威胁救援队员的生命安全，导致救援工作无法及时展开，其中广东抗震救灾救援队到达灾区后，由于极度不适应高原高寒气候，队员均发生强烈的高原反应最终全部撤离。部分高原病严重的队员被后送至后方医院接受治疗。所调查非地震伤住院患者中，超过40％的伤病员为发生急性高原病接受紧急治疗，其中80％以上为救援人员。

四、讨论

1. 地震住院伤病员伤情复杂，防治并发症极其重要

地震伤员经历了严重的地震创伤后，多发伤比例较高，其中主要伤型为骨折，可达50％以上，还有严重创伤、颅脑伤，常合并软组织挤压伤，身体相对虚弱，抵抗力不高，伤情较为复杂。震后由于外伤病人大多合并开放的污染伤口，伤口清洁程度较低，多为混合性感染，病菌多有耐药性，加之伤员自身疾病等因素的影响，伤员极易发生伤口感染，甚至发生严重的交叉感染。如不能及时得到有效控制，术后伤口将愈合缓慢，严重者甚至发生菌血症、脓毒血症，引起全身炎症反应，危及生命。因此对于外伤患者的感染控制极为重要，需要在住院救治的过程中予以高度关注。同时，地震伤住院病人中挤压综合征（CS）及其导致的急性肾损伤（AKI）是地震伤死亡的重要死因（Kopp et al.，2007），此类病人通常病情严重，三天内高血钾症发生率可达15.9％，极易导致心跳骤停，有高达41.6％的CS伤员会发生AKI，如果不能及时接受肾脏替代治疗或液体治疗，这些病人最终将因高血钾症、肾衰竭而死亡。但是，挤压伤相关急性肾损伤（Crush-related AKI）并非完全不可治愈，通过严密的病情监控以及有效的临床治疗是可以早期发现并采取相应措施予以治愈的。早期液体复苏治疗（6小时内）、早期肾脏替代治疗和合适的手术干预能有效阻止CS并发症的发生，从而挽救伤员生命（Najafi et al.，2008），而这些手术及其他救治措施要求有专业救治人员、高等手术室、先进的影像及实验室检查、透析设备等，只能在后方大型医院中进行，因此地震伤病员挤压综合征及其并发症的监控与治疗显得尤为必要。

2. 地震伤病员住院治疗中所存在的问题

地震重伤员经过灾区现场救治后，被后送到灾区外医院进行紧急专科救治，有效缓解了灾区现场救治的压力。在后方医院专科救治过程中，地震伤病员具有以下特点。一是伤类较为复杂，主要以外科创伤为主，约占80％，多发伤占绝大部分。二是伤员成分复杂，包含多民族群众且年龄分布广泛。例如，玉树地震

中的后送伤员多为藏族群众，加之语言不通，医生与伤员的沟通较为困难。三是伤员的前期救治工作程度不一，部分伤员已手术，但绝大部分伤员未手术。四是伤员心理情况复杂，除承受地震带来的创伤以外，还面临亲属罹难、家园损毁等巨大痛苦和压力，这些因素均给后续治疗工作带来较大困难。在治疗中，通常应将伤员分到各专科与普通病员混住，但在实际操作过程中存在以下几方面问题。一是从医疗救治角度上伤员伤情复杂，复合伤多，分专科救治更专业，单一专科同样也很难解决全部问题。二是与普通病员混住，因医疗费用等问题容易产生不必要的矛盾。三是伤员易产生心理疾患，需要更多的心理干预。四是伤员分布在各科，势必造成管理和资源上的分散，降低救治效率。为了提高地震伤员救治效能，确保地震伤员得到有序、有力、有效、及时的诊疗，进一步提高救治效果，在玉树地震伤病员住院救治过程中，各收治医院多建立独立的地震伤病员救治中心，经实践证明效果很好，同时也为灾区医院高效、有序开展灾后重建工作提供了有力支持和保障。

第四节　地震伤病员住院救治情况

一、地震住院伤员手术治疗

玉树震后青海省内医院收治的 2085 例病例中，仅接受抗炎、营养、止痛等对症处理的伤病员共 1676 例，多为内科病员，轻症伤病员及不能手术的伤病员，共 409 例接受手术治疗，手术率为 19.61％（表 6-6）。

表 6-6　住院伤病员治疗方案　　　　　　　　　　　　　　（单位：人）

地震伤病员类型	地震病员数	非骨折伤员数	骨折伤员数	总计
手术	35	106	268	409
对症治疗	449	678	549	1676

地震病员、无骨折伤员、骨折伤员手术率分别为 7.23％、23.36％、32.8％。对于其中的 817 例骨折伤员，共 268 例实行了手术，其中 143 例为切开复位内固定术，另外实施了 48 例石膏、支架外固定术。非骨折伤员主要为清创缝合（39 例），其余如植皮术、切开减压、脑室引流、残端修补、VSD 引流术等，而地震病员中主要手术类型为阑尾切除术、剖宫术等。

解放军 22 医院对玉树地震住院伤病员采取的救治措施主要为：一是创伤手术麻醉多采用局部麻醉，伤情复杂者采用气管内插管静脉复合麻醉，以保证伤员通气、给氧、稳定内环境。全麻、硬膜外麻醉、腰麻易加重缺氧状态，应慎重实施。二是抗休克及扩容时，既要足量补液，又要注意防止发生肺水肿、急性呼吸窘迫综合征和心力衰竭等并发症。三是对开放伤及时行清创术，伤口行一期缝合。四是血管修复后易发生栓塞，采取抗凝措施；神经损伤易发生灼性神经痛，早期行神经松解术。五是积极防治多器官功能衰竭。六是对冻伤人员采取防寒保暖措施，并依据专家建议，采取内服加外用手段活血化瘀，积极治疗冻伤，防止继发损伤。

二、地震住院伤员康复与心理治疗

玉树震后为有效促进伤病员恢复肢体功能，重塑良好的社会适应性，卫生部制定康复治疗早期介入，与救治同期展开，同时积极开展心理疏导，采用医、防与康复连续的救治策略，康复、心理治疗与专科治疗同步，提高住院专科治疗与预后恢复的效率。

在卫生部与中国残联等支持和帮助下，各收治医院早期成立了康复治疗小组，并对接收的第一批地震伤员进行了伤情调查与康复评定，第一时间了解伤员的康复需求。各收治医院基本实现了康复干预的全员覆盖，调研数据表明，超过80％的地震伤员在入院初期就已开始接受康复治疗。从政策发布方面看，震后第六天，卫生部会同中国残联联合印发《关于做好青海玉树县地震伤员早期康复工作的通知》，指导五省（区）做好转运伤员早期康复工作。4 月 20 日，卫生部与中国残联联合印发《关于选派康复专家组指导青海玉树县地震伤员康复工作的通知》，在《关于做好青海玉树县地震伤员早期康复工作的通知》、《地震伤员常见损伤早期康复治疗指导原则》和《地震伤员常见损伤辅助器具适配与使用指导原则》的指导下 4 个康复专家指导组赴西宁、兰州、西安和昌都等地指导伤员康复工作，共计会诊伤员 1800 余名，会同当地康复专业技术人员为重症和伤情复杂的伤员制订了个性化康复治疗与训练方案，为轻症伤员按损伤类型制订了康复方案，最大限度地降低致残率。

为了让这部分伤员尽快摆脱心理疾病，更好地配合治疗，许多医院都成立了心理危机干预小组，心理干预工作与专科治疗同步，定期对患者进行心理辅导的人员同时为一线的救护人员进行心理救援常识的培训。本次 3255 名地震伤病员中，共有 2772 名（85.17％）地震伤病员接受心理辅导，采用简单、有效的焦虑自评量表（SAS）、抑郁自评量表（SDS）等量表对伤病员心理状况进行评判，根据评分结果对伤员进行分度和重点优先实施心理治疗，有效减少了心理应激的不良影响。同时，医护人员在日常护理过程中，可以随时发现患者的心理症状，提请专家讨论，及时调整诊疗方案。

三、地震住院伤病员转归与死亡

3255 例住院伤病员中，死亡共 7 例，院内死亡率仅为 0.2％。7 例死亡病例中，4 例地震死亡病例因严重地震伤于震后 3 天内送往青海省内收治医院进行紧急抢救，其中 2 例发生严重挤压综合征，进而发展为创伤休克和急性肾衰竭，入院 48 小时内死亡，1 例因严重地震外伤导致急性呼吸系统衰竭和循环衰竭抢救无效死亡，其余 3 例死亡为疾病入院患者，青海大学附属医院 4 月 24 日死亡一例，为"脑胶质瘤复发并脑水肿，双侧脑疝"；省人民医院 4 月 27 日死亡病例为原发性肝癌；省妇女儿童医院 5 月 7 日死亡患者为肺炎；外省无死亡病例。

在接受物理治疗、作业治疗、康复工程、心理干预、针灸、药物等治疗措施后，玉树震后 4 个月，地震伤病员仅有 17 名在医院接受救治，累计出院 3084 名，出院率超过 99％。

四、讨论

1. 及早、有效的专科治疗可以降低住院伤死率

为了提高地震住院伤员救治效能，确保地震伤员得到有序、有力、有效、及时的诊疗，进一步提高救治效果，玉树地震救援中采取了"早期后送，全部后送"，实现了 72 小时重伤员全部后送至后方医院接受专科治疗。实践证明及早、有效的专科治疗可以降低住院伤死率。汶川地震中，四川省人民医院收治 1604 名伤员，手术率为 22.4％，经救治死亡率为 2％；四川大学华西医院 1856 例住院伤员经救治死亡率为 1.45％（田伟和马娟，2010）；而在 1995 年的日本阪神地震中，总住院病人为 6107 人，经救治死亡率高达 8.6％。玉树地震后 72 小时，68.40％地震伤病员从灾区通过空运后送或陆地后送的方式至收治医院接受治疗，震后一周内后送 85.53％的地震伤病员，高效的医疗后送体系和及时、有效的专科治疗技术有效降低了地震伤病员的死亡率。全部 7 例医院内死亡病例中，4 例由地震伤所致，院内死亡率仅为 0.2％，远低于国内外其他地震文献记录。此外，院内死亡率较低可能与地震强度以及当地人口学特征有关。相对于 1976 年中国唐山地震和 2008 年汶川地震，玉树地震震级及强度水平相对较弱；此外，青海玉树位于青藏高原，人口 37.84 万人（2010 年全国第六次人口普查结果），地广人稀，地震灾区死亡率为 0.7％左右，这可能间接导致住院地震伤病员死亡率偏低。

2. 早期康复介入有效降低地震伤员致残率

康复治疗作为伤员整体救治环节的重要组成部分，对于提高地震伤员的总体救治水平、预防与减轻残疾，促使伤员早日回归社会具有十分重要的作用。实施早期康复、全面康复，对于提高地震伤员的临床疗效、缩短治疗时间，防治并发症和功能障碍，提高伤员生活质量，早日回归社会具有十分重要的显示意义和深远的社会意义。康复介入是否及时，康复治疗措施是否规范、适当，也是衡量医院整体救治能力和水平的重要标志。

在经过灾区现场的急救及部分早期治疗后，虽然伤员大多数生命体征已经平稳，但仍有部分伤情不稳，需要进一步的急救处理，同时大量的骨折伤员需要实施手术，恢复肢体正常形态，保全肢体生理功能，并进行康复治疗。如果不能及时进行手术，会导致大量畸形愈合的残疾人员，甚至出现伤病员长时间不能痊愈，并给社会造成巨大的经济负担。在 2010 年海地地震后，由于当地医疗条件不足，无法满足震后大量伤员的手术需求，同时术后康复治疗无法跟上，导致许多伤员被迫接受截肢导致残疾，据估计海地震后约 1500 人实施了截肢手术。

在汶川地震救援中，四川省早期实施康复介入，并成立专家指导组，快速建立四级康复网络，迅速培养医疗康复人才，并争取外省及古巴、英国等国康复专家支持，加强了地震伤员功能恢复过程，使许多重伤员避免了残疾，28 008 名地震伤员中各类疾病功能恢复比例达 87.2%，地震伤员康复工作成绩显著。本次，玉树地震救援中同样采取了早期康复介入，开展规范康复治疗的措施，仅有 8 名地震伤员采取截肢治疗，占住院人数的 0.25%。可见早期康复介入可以有效减少救援过程中"二次损伤"的发生，从而有效降低地震伤员的致残率（江红，2008；江红和代小舟，2009）。玉树地震住院伤病员死亡病例分析，如表 6-7 所示。

表 6-7　玉树地震住院伤病员死亡病例分析

序号	性别	年龄	入院诊断	是否与地震相关	入院日期	死亡日期	死亡原因
1	男	27	挤压综合征，下肢挤压伤；左小腿筋膜间隙综合征；急性肾衰竭	是	2010-04-15	2010-04-16	挤压综合征、急性肾衰竭
2	女	20	挤压综合征，急性肾衰竭；全身多发软组织挫伤、双下肢捻挫伤；创伤性休克、右侧肋骨骨折	是	2010-04-16	2010-04-16	创伤性休克、挤压综合征；急性肾衰竭

续表

序号	性别	年龄	入院诊断	是否与地震相关	入院日期	死亡日期	死亡原因
3	男	44	颈椎体骨折并且四肢瘫痪；全身多发性皮肤挫伤	是	2010-04-15	2010-04-16	呼吸、循环衰竭、急性肾衰竭
4	女	54	左额胶质瘤术后复发合并重度脑水肿；蛛网膜下腔出血	否	2010-04-20	2010-04-24	左额胶质瘤术后复发；合并重度脑水肿双侧脑疝形成；中枢性呼吸循环衰竭
5	女	12	急性开放性颅脑外伤，多器官功能不全；中枢神经系统感染	是	2010-04-21	2010-04-25	严重脑外伤
6	女	62	原发性肝癌腹腔积液	否	2010-04-19	2010-04-27	原发性肝癌、腹腔积液双肺转移、肝癌结节破裂
7	男	2	重症肺炎	否	2010-04-20	2010-05-7	急性呼吸系统衰竭

本 章 小 结

1. 住院伤病员以中青年为主，入院女性患者地震伤员比例较高

后送至后方医院的 3255 例住院伤病员中，地震伤伤员超过 80%，以中年为主，平均年龄 35.42 岁，由于震区属于少数民族地区，藏族群众占绝大多数，占总数的 77.91%。虽然入院患者中，男性伤病员人数明显高于女性，但是女性入院患者中地震伤员比例明显高于男性。震后 5 天为地震伤病员入院的高峰期。

2. 地震伤员以骨外伤为主，骨科专科治疗成为重中之重

地震伤员以骨折伤居多，入院人数于震后第 3 天达到峰值，地震伤员中骨折合并外伤及软组织损伤的发生率最高，多数为单部位骨折，下肢骨折多见。在复合伤、多发伤中，均合并有上肢、下肢、脊柱和骨盆骨折，其他发生率依次为开放性伤、闭合性伤、挫裂伤等外伤。值得注意的是，在 2622 例地震伤员中 101 例为不同程度的挤压伤，而其中仅 23 例后期转化为挤压综合征，9 例发展为更加严重的肾衰竭。用简明损伤定级标准（AIS）进行创伤评分，地震伤员以轻伤员为主，轻伤员占 77.0%、中度伤员占 17.5%、重度伤员占 3.6%、极重伤员占 1.8%。由于玉树灾区地处高原，高寒缺氧，非地震伤住院患者中，超过 40% 的伤病员为因发生急性高原病接受紧急治疗，其中 80% 以上为救援人员。

3. 玉树地震住院死亡率较低, 死因多为挤压综合征

共计调查 2086 例成年住院地震伤员的临床病例情况, 其中男性人数略高于女性, 平均年龄 40.0 ± 14.6 岁, 最大年龄 89 岁。87.8% 的住院地震伤员通过空运方式从灾区后送至后方医院, 74.7% 的住院地震伤员震后 3 天内入院接受治疗。骨折发生率最高, 下肢及骨盆伤最为多见 (36.0%), 通常为骨折伤合并外伤与软组织损伤。住院并发症发生率达到 7.6%, 主要以伤后感染为主。住院死亡病例共计 7 例, 院内死亡率仅为 0.2%。地震死亡 4 例, 其中 2 例发生严重挤压综合征, 进而发展为创伤休克和急性肾衰竭; 其余 3 例死亡为疾病死亡, 均为内科疾病。

4. 针对住院时间延长危险因素合理制定政策措施与临床路径

地震住院伤员平均住院时间为 24.7 ± 18.2 天, 最长 203 天。以平均住院时间 25 天为标准, 775 例 (37.2%) 伤员住院时间超过 25 天, 而其余 1131 例伤员住院时间小于或等于 25 天, 其中, 23 例伤员 (1.1%) 住院时间超过 3 个月。采用多元 Logistic 逐步回归, 进入回归模型的变量有: 老年人、女性、入院时间、发生骨折、腹部伤、四肢及骨盆伤、高 ISS 评分、实施手术以及出现并发症, p 值均小于 0.05, 有统计学意义, 说明以上变量均可影响住院时间。其中, 实施手术的危险度最高, 实施手术的伤员住院时间增长的危险度是未实施手术伤员的 2.50 倍, 其次为高 ISS 评分及骨折。上述结果提示, 在地震应急医学救援中, 应给予危险人群足够的关注, 制定科学合理的干预措施, 以此有效减少住院伤病员住院时间, 节约紧张、匮乏的医疗资源, 科学高效地管理与调配医疗物资, 进而为合理制定卫生政策和临床路径提供科学依据 (Zhang et al., 2011)。

第七章　地震救援人员急性高原病防治

第一节　玉树地震救援人员急性高原病

　　高原是一个特殊环境，其气候恶劣，高寒干燥，低压缺氧所引发的急性高原病（AHAD）给应急医学救援队的战斗力造成了极大的影响，甚至威胁着医学救援成员的身体健康和生命安全。我国地震活动频发的五个地区中，西南地区的西藏，西北地区的甘肃河西走廊、青海、宁夏等海拔都在 1500 米以上，高原缺氧所诱发的急性高原病给救援队伍的救援能力造成极大的影响，甚至严重威胁救援队员的身体健康和生命安全。在 2010 年 4 月玉树地震救援中，前期对急性高原病防治的重视和准备不足，救援队高原病发病率高，后期通过采取紧急综合的预防措施，并充分发挥多级医疗机构及高原专家应急抢救组现场救治的关键作用，大大降低了高原救援部队的急性高原病的发病率，阶段性成果显著。本章对于急性高原病防治的研究贯彻整个"两期三段"过程，在总结分析玉树地震医学救援急性高原病防治情况的基础上，结合救援"两期三段"特征在高原病防治上体现的特征，提出有关高原病防治的政策建议，为以后高原灾难医学救援急性高原病防治的实践提供有益的启示，并为在特殊环境下开展医学救援的计划和准备提供借鉴。

　　根据地震医学救援"两期三段"特征，按照系统整体性原理来进行分析，结合调研数据，较为全面地开展综合评价；在一些设计评价因素的问题上，主要采用层次分析法，筛选评估指标，对指标的重要性进行排序；功能分析法被应用于分析高原病发病对灾区救援产生的影响以及有关防治工作的外部功能，进而分清它们对整个救援行动在哪些方面发生影响和作用。文献分析法主要应用在了解国内外有关灾难应急救援高原病防治情况，研究热点及动向，开阔了研究思路。在评估内容、指标确定、政策建议上等多处采用了专家咨询方法。

第二节　急性高原病发病情况与救治

一、急性高原病的诱因与主要症状

从平原地区短时间进入海拔 2500 米以上的高原地区时，急性高原病很容易发生，尤其是快速进入时，大气氧分压降低，加之高原环境寒冷、空气干燥、强烈紫外线辐射等，导致机体缺氧，在神经-体液调节下可发生一系列的代偿性变化，以适应高原环境，但若代偿功能失调即会发生急性高原病。海拔越高，大气中的氧分压越低，缺氧也越严重，急性高原病的发病率也随之上升。大部分人的高原反应比较轻，通过习服可以自愈，少部分人的高原反应会进展成为急性高原病，急性高原病又称急性高山病（AMS），急性高原病病情凶险、复杂、发展变化快，是高原地区特有的常见病与多发病，并可造成多器官损害或功能障碍，严重威胁到人的生命（杨炯等，2010）。急性高原病的发病因素与实际海拔高度、攀登速度以及个体易感性有关。由于劳动强度及后勤保障条件的差异，AHAD的发病率为 $9.9\% \sim 80\%$，AHAD 高发病率的主要诱发因素在于：①高海拔；②进入高原速度过快；③寒冷；④救援人员医疗保障不足，上呼吸道感染较多；⑤长途集结和高强度的救援工作导致过度劳累；⑥后勤保障难度大，生活不规律，饥饿，水、盐摄入不当；⑦劳动与休息不当，缺少睡眠；⑧对既往有心、肺等疾病的 AHAD 易感者缺乏筛查（罗键等，2008）。在以上各诱发因素中，寒冷、过度劳累、上呼吸道感染及既往有心、肺疾病者都是参加救援人员发生AHAD 最为常见的诱发因素。

由于不同类型的急性高原病的病情缓急、预防策略、治疗方案等的不同，急性高原病发病率统计按照应急性高原病的分型的临床标准，进行分别统计。具体来讲，应急高原病分型包括急性高原反应、高原肺水肿、高原脑水肿以及并发高原病。在整个救援阶段，急性高原病的发病人数随着个人的习服，呈逐渐下降的趋势；在救援应急段，呈现高原反应症状的救援人员大量出现；在救援有效段，部分救援人员有症状加重的趋势，并可能出现新的高原病患者；在救援的维持段，救援人员高原反应逐渐缓解。

急性高原反应是初入海拔 3000 米以上地区，大多数人都可能出现高原反应症状，根据 1991 年班夫会议标准，将急性高原反应临床表现分为轻、中、重三度，重度急需临床治疗。急性高原反应一般在进入高原数小时后出现症状，主要是头痛、头晕、胸闷、气短、心悸、食欲减退，恶心、呕吐常见，记忆力和思维能力减退，可伴有睡眠障碍，部分人有口唇紫绀和血压升高，通常在 1～2 天后症状明显，以后减轻，一周左右消失，但也有少数人症状急剧加重，发展为高原肺水肿或高原脑水肿。

高原肺水肿一般在由平原迅速登上海拔 3000 米以上，特别是 4000 米以上地区后 1～3 天内发病，常以劳累、寒冷、上呼吸道感染为诱因。对高原适应不全者，剧烈活动同样可诱发高原肺水肿。高原肺水肿表现为先有急性高原反应症状，头痛、乏力、呼吸困难、咳嗽，然后逐渐加重，出现紫绀、胸痛、咳白色或粉红色痰，端坐呼吸，心率加快，有些病人可能同时并发高原脑水肿。

高原脑水肿只有出现显著的神经精神症状时才被确诊，因而发病率较低，一般可能只有1%。进入海拔4000米以上地区，过度疲劳或精神过度紧张都是高原脑水肿的诱因，一般先有严重的高原反应症状并逐渐加重，随后出现显著的神经精神症状，如剧烈头痛、头晕、频繁恶心、呕吐、共济失调、步态不稳、精神萎靡或烦躁，意识障碍由嗜睡、昏睡以至昏迷，部分病人可发生抽搐或脑膜刺激症状（表7-1）。

表7-1　急性高原病的分型及主要症状

类型	诱因	症状
急性高原反应	由平原迅速登上海拔3000米以上高原	头痛、心慌、气促、食欲减退、倦怠、乏力、头晕、恶心、呕吐、腹胀、腹泻、胸闷痛、失眠、眼花、嗜睡、眩晕、手足麻木、抽搐等，记忆力和思维能力减退，可伴有睡眠障碍，部分人有口唇紫绀和血压升高
高原肺水肿	同上，常伴以劳累、寒冷、上呼吸道感染为诱因	先有急性高原反应症状，头痛、乏力、呼吸困难、咳嗽，然后逐渐加重，呼吸困难不能平卧，出现紫绀、胸痛、咳白色或粉红色痰，端坐呼吸，心率加快，严重者血尿或逐渐神志不清
高原脑水肿	快速进入高原地区伴过度疲劳或精神过度紧张	出现显著的神经精神症状，如剧烈头痛、头晕、频繁恶心、呕吐、共济失调、步态不稳、精神萎靡或烦躁，逐渐神志恍惚、定向力差、个别人出现抽搐、大小便失禁，最后嗜睡至昏迷。少数人可出现视网膜出血。意识障碍由嗜睡、昏睡以至昏迷，部分病人可发生抽搐或脑膜刺激症状

二、地震救援人员急性高原病发病情况

玉树地震位于3800～4400米高海拔地区，属于急性高原病的多发地带。玉树县属于典型的高原、高寒气候，全年只有寒、暖两季之别，年平均气温仅有2.9摄氏度，此次地震发生在4月中旬，气候寒冷。在上述环境因素综合作用下极易诱发急性高原病。据在玉树震中结古镇（海拔3800米）的抽样调查显示，救援部队中轻度急性高原反应发生率为57.5%，中度急性高原反应发生率为20.7%，重度急性高原反应发生率为1.6%，高原肺水肿及高原脑水肿发生率为0.5%。部分地方救援人员中，急性高原病的发病率达到90%以上。与近年的常规进驻高原部队相比，此次玉树地震救援部队中急性高原病的发病率显著增高。救援队员的急性高原病发病率高达80%，为主要的发病人群，其中轻度高原反

应占71%，中度高原反应占36%，重度高原反应占2%，高原肺水肿和高原脑水肿占1%（图7-1）。

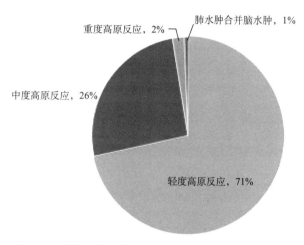

图7-1　玉树地震救援人员急性高原病情况（累计数）

三、急性高原病的救治原则

AHAD的特点是起病急、进展快，特别是高原肺水肿和高原脑水肿病情尤为复杂多变，故早发现、早治疗是救治成功的关键，因此应充分发挥多级医疗救治机构的作用。一级医疗机构设置在目的地机场或部队到达目的地，由2～3人组成即可，负责部队到达即时AHAD预防知识的宣讲、预防药物的发放，预防药物的发放力争一人不漏，同时，如发现AHAD患者，在作出必要的处理后及时后送至附近的二级医疗机构救治；二级医疗机构可分散设置在救援部队较为密集的救援地附近，其功能应包含门诊、急诊、住院处等，其主要任务应包括每天对所驻扎地附近救援部队不间断、不定时的巡诊，一般急性轻型高原病门诊处理及轻度HAPE及HACE的住院治疗，对于中度、重度HAPE和HACE患者一般经二级医疗机构的现场救治，待病情稳定后下送至三级医疗机构；三级医疗机构则应由具有丰富的高原病临床治疗经验的大型综合医院所派出的医疗队承担，其功能除应包含门诊、急诊、住院处等外，还应具备对危重症HAPE和HACE的高原现场救治能力，负责所有中度、重度HAPE和HACE患者的高原现场治疗，保证绝大多数中度、重度HAPE和HACE患者在三级医疗机构都能痊愈。

组织由全国临床经验丰富的知名高原病专家组成的应急抢救小组，车辆、器械、药品随时处于待命状态，其任务包括对住院重症 AHAD 患者的抢救和到下级医疗机构出诊、接诊和抢救。根据某院多年的经验，专家应急抢救小组的成立，能有效地保证在不同医疗机构发现的危重症 HAPE 和 HACE 患者得到及时、有效的现场救治，对提高其治愈率，降低死亡率具有重要的意义。

急进高原进行应急医学救援行动时，高原低压缺氧引起的 AHAD 直接关系到医学救援人员的生命健康和整个救援行动的成败。只要采取综合、全程的预防措施，在以预防为主的基础上，充分发挥多级医疗机构的作用，实行分级救治，力争早发现、早治疗，完全可以把急进高原的 AHAD 发病率降到最低。

四、急性高原病救治情况

玉树地震高原病应急医学救援由综合医院、医学院校派出的 6 个高原病防治专家组，分别在体育场、禅古村、赛马场、结古镇、粮食储备库等地点，组织现场知识讲座，设立高原病防护热线，开展以预防与早期发现为目的不定时巡诊，提供依托方舱医院的高水平救治，通过这种紧急预防与现场救治相结合的方法，综合开展高原病防治工作（张宝库和张宏，2008）。

对出现明显高原病症状的救援队员实行现场救治措施包括：

（1）实行分级救治。每天对驻扎地附近救援部队进行不间断、不定时的巡诊，对一般急性轻型高原病进行门诊处理，轻度 HAPE 和 HACE 实施住院治疗；对于中度、重度 HAPE 和 HACE 患者先经过二级医疗机构现场救治，待病情稳定后下送具有丰富高原病临床治疗经验的大型综合医院派出的医疗队承担的三级医疗机构；对于三级医疗机构无法救治的重症和特重证病员，在病情相对稳定后，紧急转送低海拔后方医院救治（图 7-2）。

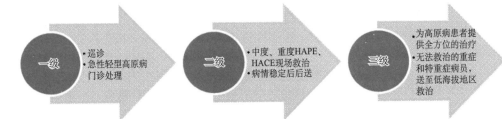

一级
· 巡诊
· 急性轻型高原病门诊处理

二级
· 中度、重度HAPE、HACE现场救治
· 病情稳定后后送

三级
· 为高原病患者提供全方位的治疗
· 无法救治的重症和特重症病员，送至低海拔地区救治

图 7-2　地震医学救援急性高原病分级救治

（2）成立专家应急抢救小组。在高原高寒救灾现场，由临床经验丰富的高原病专家组成应急抢救小组，车辆、器械、药品随时处于待命状态，其任务包括对

住院重症急性高原病患者的抢救和到下级医疗的机构出诊、接诊和抢救。

五、讨论

急性高原病发病率增高除了与海拔高、缺氧严重、气候寒冷、劳动强度大等因素有关外，从保障层面分析，还与下列因素有关。首先，来自平原的救援单位缺少高原高寒地区军事行动的应急预案，地震发生后在救援人员、物资及技术的准备方面缺乏针对性。例如，部分救援部队进入高原前没有应用预防药物或应用预防药物不当，不少救援人员是到达高原后才开始服用红景天类药物，影响了药物的防护效果。其次，高原恶劣的地理环境加上地震对道路交通的影响，后勤物资供给条件较差，在救援初期，救援人员的饮食、住宿等基本生活条件难以保证，影响了救援人员的身体健康。同时，由于防寒物资准备不足，保暖措施不力，救援部队中上呼吸道感染的发生率高，成为急性高原病的首要诱发因素。再次，参与救援的医务人员普遍缺乏高原医学专业知识，对急性高原病的临床诊断和处理程序，尤其是在高原肺水肿和高原脑水肿的早期诊断要点和临床救治、高原合理用氧、高原卫生防护器材装备等方面了解不够。此外，灾区的惨烈场面、紧张的工作等不良刺激，导致救援人员心理应激反应过强，诱发急性高原病的发生或加剧高原病的病情。最后，大部分救援人员通过长途跋涉进入灾区，而严重的灾情、灾区惨烈的场面等刺激导致救援队员心理应激反应强烈，精神压力大；大多数救援人员抵达后立即投入救援工作，每天平均工作时间长，劳动强度高；生活条件差，饮食、饮水住宿等条件难以保证等。

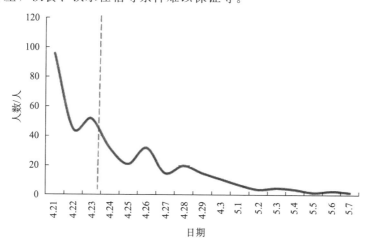

图 7-3　呈"三段"特征急性高原病发病人数变化趋势

充分发挥多级医疗机构的作用，实行分级救治的原则，能最大限度地保证急性高原病伤病员都能得到及时的发现和合适的救治。专家队伍的投入能有效保证在不同医疗单位发现的危重症 HAPE 和 HACE 患者得到及时、有效的现场救治，提高急性高原病的治愈率，降低死亡率。总体来说，玉树高原病防治效果较为显著，现场治愈率高，因病离队人数较少（减员率较低）。紧急预防工作全面展开，取得明显的阶段性效果，急性高原病发病率明显下降（图 7-3）。救援人员意志坚定，主动克服困难，配合适当的现场治疗，双管齐下，现场治愈率高。由西藏军区总医院收治的 519 例高原病患者中（其中 59 例为重症高原病患者），现场治愈 508 例，现场治愈率达 97.9%，因病离队，后送至低海拔医院的患者仅 11 例，占调查人数的 2.1%。

第三节　急性高原病健康教育与预防

一、急性高原病健康教育与预防一般措施

系统的健康教育指导，应贯穿整个救援阶段。适当的健康教育能使有关人员了解急性高原病的发生、发展、转归的过程，在心理、知识储备、高原救援工作防止过度疲劳上做好准备，从而正确认识急性高原病，并采取科学的医疗措施和正确的行为方式，掌握自我护理的方法，最终达到预防和缓解急性高原病的目的。

1. 急性高原病健康教育

急性高原病的健康教育应包括心理指导、行为指导、生活指导、饮食指导等方面的内容。

（1）心理指导。当个体遭遇紧张事件时，会产生强烈的心理应激反应而影响体内激素的分泌，引起生理变化，同时会强烈地产生获取相关事件信息和知识的愿望。尤其是初次进入高原，由于受恶劣的气候及低氧的影响，必然会导致心理紧张，甚至是会出现恐惧，引起个体产生强烈的心理应激反应及生理上的改变，并且这种心理上的紧张、恐惧可能导致 AHAD 的发生或加重 AHAD。健康教育主要介绍高原环境、气候特点与 AHAD 发病的关系，介绍 AHAD 的发病原因、预防、机体的代偿性作用等有关知识以及近年来在 AHAD 预防方面取得的成绩，强调进入高原前后预防感冒，避免或减少吸烟、饮酒，少活动，饮食方面在保证足够的蛋白质、糖及维生素的前提下，尽量进食清淡饮食，避免喝浓茶，并使其知道 AHAD 是可防可治的（杨炯等，2010）。提前了解高原地理环境、气候特征及高原病知识，使他们引起重视，千万不能麻痹大意，但也要正确对待，

坦然处置，调整好心态，保持精神愉快，消除恐惧心理，避免精神过度紧张，克服对高原的恐惧心理，建立良好的心理状态，树立良好的自信心，告知他们轻松、愉快的良好情绪可以使人的集体抵抗力增强，出现急性高原病是可以控制和治疗的。使他们对高原特殊的气候环境（特别是低氧）的危害性和机体代偿能力在高原适应方面的作用有足够正确的认识，消除其对高原的恐惧心理，分散其注意力，减轻心理负担，有相应的心理准备，可以从意识和行为上主动参与心理应激调节，以积极主动的姿态参与 AHAD 的预防。

（2）行为指导。即指导人们避免剧烈活动，进入高海拔地区的前两天避免剧烈活动（如爬山、跑步、急速行走等），初进高原者为了减少体力消耗，可以适量活动，如散步、慢走等，如有不良反应卧床休息。

（3）生活指导。创造一个良好的睡眠环境，光线柔和、通风良好、室温保持在 18～20℃，相对湿度 50％～70％，失眠者必要时可口服促睡眠药物帮助睡眠，以保证充足的休息。睡眠时，采取半卧位，以减少右心的静脉回流和肺毛细血管充血。初到高原前几天不要频繁洗浴、水温不要过高、时间不宜太长，防止消耗体力和受凉而引起感冒，准备足够的防寒衣物，注意保暖，避免受寒引起上呼吸道急性感染。

（4）饮食指导。宜食易消化、营养丰富、高糖、高蛋白及含有多种维生素的食物，如各种蔬菜、水果，少吃产气的食物，如大豆。另外，进食不宜过饱，不宜多餐，避免进食过于油腻的食物。如无特殊不适，3 天后可多饮水，高原空气干燥机体失水量大，每天饮水 3.4～4.5 升。最后，禁止酗酒、避免吸烟或少吸烟。

2. 急性高原病的预防

AHAD 以预防为主，强调在医疗队集结过程中进行全程预防。随队医生必须掌握全面的 AHAD 预防知识，首先，对所有参加高原高寒地区救援任务的各分队负责人员集中进行 AHAD 预防的常识性教育；其次，在出发地和目的地设立医疗组，对所有成员进行 AHAD 的健康教育，督促各分队搞好各种生活保障、安排好官兵的休整，切实落实各种预防措施，同时对所有人员进行巡诊，发现既往有心、肺疾病及上呼吸道感染者，即时终止其进入高原或令其返回低海拔地区；最后，由于队伍进入高原后 7 天内是 AHAD 的高发病期，所以这一层的预防尤为重要，各分队医务人员应每天不间断、不定时地巡诊，严格督促搞好生活保障、调整休息，保证官兵的饮食、睡眠、防寒措施的落实。在全过程中，应反复对官兵进行与 AHAD 预防有关的知识教育，并普及 AHAD 的自我判定知识，力求对 AHAD 做到早发现、早诊断、早治疗，具体预防措施包括：

（1）体格检查。进入高海拔地区前，要进行一次严格的体格检查，然后采取有效的预防措施，发现问题及时处理。如患有严重心肺肝肾等疾病、年老体弱、过度疲劳、有过明显的高原反应、近期患有上呼吸道感染、发热等病症者，应有针对性地进行治疗和护理，待痊愈后才可动身，否则不能进入高海拔地区。

（2）吸氧和药物预防。每晚低流量吸氧 2～4 小时，氧流量 1 升，氧浓度 27％，3 天后逐渐减少吸氧时间。吸氧可以纠正缺氧，预防高原反应，能改善和减轻头痛，改善睡眠状况。为提高机体氧的耐受能力，进入高原前三天开始口服红景天、21 金维他、丹参片或含服西洋参片等。药物预防简便易行，短期进入高原的人可使用药物预防急性高原病。

（3）对易感者进行筛选心血管、肺部疾病易导致 AHAD 的发生，同时 AHAD 还具有一定的家族及个人易感性。所以，在部队进入高原前应对心血管、肺部疾病患者及家族和个人易感者进行筛除。

（4）保证部队进入高原前后的合理休息。进入高原前休整，一方面可以保证官兵体力及机体抵抗力的充沛；另一方面对患病的官兵有足够的时间进行治疗。进入高原后，由于高原缺氧，机体会出现为适应高原低氧而产生一系列生理机能的代偿性改变，如代偿性的改变程度不能促使机体适应高原缺氧，则可能导致 AHAD。所以，在进入高原 1 周内应尽快安排好劳动与休息制度，根据劳动强度，调整好轮休，减少机体的耗氧量，从而进一步预防 AHAD 的发生。

（5）进行有针对性的生活保障。在队伍急进高原 AHAD 的预防过程中，针对性的生活保障非常重要。要尽量保证一日三餐、睡眠的规律性，同时饮食要注意清淡、营养、卫生，保证每晚热水泡脚，加强防寒措施，以帮助消除旅途疲劳。有高原病防治经验的医疗队员与没有高原急进经验的医疗队员"混住"，实行一对一负责制，从生活上和精神上给予他们关心和照顾，帮助其在精神上消除紧张的情绪，对快速进入高原高寒地区执行救援任务成员 AHAD 的预防亦可起到积极的作用。

（6）及时合理地给予药物预防。在对队伍快速进入高原 AHAD 的预防时药物预防亦相当重要。虽然目前用于 AHAD 的药物不少（包括复方丹参滴丸、乙酰唑胺、红景天胶囊及高原康胶囊），但真正有效的药物尚不多。根据某院二十余年的 AHAD 防治经验，高原康胶囊在 AHAD 的预防中效果显著（在临进入高原前 2 小时或进入高原后立即予口服高原康胶囊，2 次，2 次/日，连服 3 日）。2003 年 12 月应用高原康胶囊对快速进入高原的新兵进行 AHAD 的预防研究中，对照组 AHAD 发病率为 32.5％，而高原康组仅 8.4％。2007 年对急进高原新兵 AHAD 预防的随机双盲试验中，安慰剂、红景天胶囊及高原康胶囊的 AHAD 发病率分别为 44.4％、39.6％、6.2％。同时，应用高原康胶囊进行 AHAD 的预防，既可以达到预防 AHAD 发生的作用，对于发生 AHAD 者还能起到积极的治疗作用。

二、急性高原病防治情况

玉树地震应急医学救援中，灾区医学救援队员救人心切，事先准备不足，在没有储备一定急性高原病医学专业知识，以及携带相应的高原病预防治疗药品和装备的情况下，即前往灾区展开医学救援，使救援队伍整体缺乏有效的高原病防治卫生保障，急性高原病发病率高。广州救援队由于急性高原反应严重，未参与救援就被迫返回。截至 23 日 9 时（灾后 10 天），灾区救援人员累计高原病发病 3706 人，其中，轻度高原反应 3276 人，中度高原反应 324 人，重度高原反应 87 人，确诊为高原肺水肿 18 人，高原脑水肿 1 人。

面对灾区急性高原病的严峻形势，卫生部在玉树联合总后勤部卫生部有关领导干部，要求加强高原病防治工作，高度重视救援人员身体健康。23 日前，解放军总后卫生部已陆续向西宁、玉树前送高原特专用药品以及有关便携式卫生装备，开展了大量的前期工作。

24 日，卫生部前方工作组协调青海省卫生厅和当地政府进一步加强高原病防治工作。当日，6 支军地混编的高原病防治专家组已展开巡诊与救治。

根据事前准备不足的情况，高原病防治相关小组实行紧急预防措施：

（1）通过现场知识讲座、高原病防护知识热线等方式，到各救援队中普及高原病防护知识，并发放高原病防护普及读物和预防药物。

（2）对有关医务人员进行再培训。在培训中，重点对藏族群众聚居区的风俗习惯、高原气候特点、高原环境对人体的影响，如何正确认识高原环境，进驻高原前的卫生准备，进驻后的高原病防治等内容进行详细讲解。与此同时通过报刊、网络、电视等媒体，系统地为急进高原医务人员介绍青海玉树高原地震抢险救灾四大注意事项：①注意做好进入高原前的心理准备和物质准备；②注意做好进入高原后的防护；③注意做好高原常见疾病的防治及急性高原病的自我预防；④注意高原创伤及冻伤的防治、救治要领。

三、讨论

高原病专业医疗队展开的工作，弥补了一线医学救援队员缺乏急性高原病医学专业知识与相应物资准备的不足，大大增强了救援队伍的高原病防治能力。现场组织讲座和及时的热线咨询，大大消除了广大救援人员的恐惧心理，提高了对高原病防护的认识，做到积极预防，科学防护。大量预防药物的发放，为防护手段的实施提供物质保障。通过不同形式、不同载体的高原病防治医学专业知识普及，提高医学救援队人员对高原疾病的认识、救治水平和个人防护水平，为他们更好地适应高原环境，开展医学救援工作提供了有力支撑。

本 章 小 结

1. 结合急性高原病的发病特点，完善高原灾害救援卫勤保障预案

由玉树地震应急医学救援的经验，应高度重视高原地震应急救援高原病的防治，结合高原自然灾害救援中高原病的发病特点和防治工作的需求，制订完善的高原灾害救援卫勤保障工作预案，制定高原灾害救援中高原病防治的标准化工作流程，深入研究并落实救援部队急进高原的卫勤保障模式与方法，做好高原病防治所需药品、装备的物资与技术储备（张鹭鹭等，2008）。救援部队进入高原前应做好药材保障工作，落实各类药物预防措施，明确高原合理用氧方案。在救援过程中应努力搞好军需保障，落实防寒衣、帐篷，以及取暖器材的配发和使用，保证饮水供应、伙食供给、合理配餐，必要时还可使用抗缺氧功能性食品等。

2. 控制劳动强度，适时调整作息，劳逸结合，科学施救

控制劳动强度，适时调整作息，劳逸结合，科学施救。高原地震一般烈度大，救援环境恶劣，救援人员工作任务艰巨，劳动强度大，应合理安排作息，保证睡眠时间，避免过度劳累，诱发和加重高原反应。只有保证自身的健康，才能实施有效的救援。建议救援人员作业强度先轻后重，作业时间先短后长，有必要时，实行轮班制，轮流休息，从而做到劳逸结合，科学施救，保证施救质量。

3. 强化培训、合理编组，科学提升医学救援队高原病防治能力

强化培训、合理编组，立足自保同时提升医学救援队高原病防治能力。低海拔前往高原灾区参与救援的医务人员大多缺乏高原医学专业知识，即使通过专业培训，其高原现场救治经验仍然不足。因此，在加强医务人员的高原医学专业知识培训，提高预防、现场诊治能力的同时，应结合实际，给医疗队合理编配1～2名高原病医学专家，并在野战方舱医院等大型卫生装备中，设高原病组室，为高原灾害医学救援提供保证。

第八章 地震卫生防疫与心理救援

第一节 地震卫生防疫与心理救援界定

地震后随之而来的是自然环境和生活设施的严重破坏，在相当长的一段时间里造成人们居住环境和卫生环境恶化，许多疾病中间宿主，如老鼠、旱獭等大量迁移，进入人类的生活圈中传播疾病。与此同时，饮用水源可能受到很大的破坏，水体易被人、禽粪便污染，自来水管网也不同程度损坏，污染可能性增大。临时卫生设施往往数量及质量不够，人们卫生习惯变差，灾民居住在拥挤、狭窄、卫生条件差的临时住处，人口密度骤然增大、接触频繁，同时由于突发事件后可能造成食品短缺、食物污染、食品卫生监督停顿，导致许多水源性和食源性肠道传染病和食物中毒发生。地震灾害给当地群众身体上造成严重伤害的同时，给心理健康同样带来严重的威胁，心理疾病的防疫作为卫生防疫的重要组成部分从汶川地震起便得到越来越大的重视。玉树地震后，大批心理学工作者先后进入灾区对受灾人员展开了不同形式的心理援助工作并在短时间内取得了一定成效，但是由于玉树心理援助环境的特殊性、复杂性和不稳定性，以及对大规模灾后心理救援缺乏经验、机制建设方面不成熟等，玉树的心理援助虽然取得了一定的成果，但是需要完善的地方还很多。

地震卫生防疫与心理救援工作贯穿伤病员发生的"增长期"和"稳定期"，以及医学救援行动的"应急段"、"有效段"与"维持段"，是地震医学救援的一项常规而又十分重要的工作，从地震发生到救援结束都应予以高度的重视与实施。本章主要通过现场调研获取玉树地震卫生防疫与心理救援相关文件资料与数据，进行汇总与分析，并对玉树地震医学救援期间参与卫生防疫与心理救援的相关工作人员进行访谈，了解卫生防疫与心理救援行动组织与效果，同时翻阅大量文献资料进行文献归纳，针对地震灾害卫生防疫与心理救援行动进行回顾性描述和分析，为政府公共卫生救援策略制定和行动实施提供指导和借鉴。

第二节 地震卫生防疫与心理救援工作重点

一、地震卫生防疫特点

1. 任务突然，情况紧急，卫生防疫时效性强

地震灾害通常具有破坏性、突发性、恐怖性，对社会造成巨大影响和伤害卫生防疫工作准备时间紧的特点，从计划制订、人员组织到组织物资输送都要求在很短的时间内完成，实时性和有效性强（Gavalya，1987）。卫生防疫重在"防"，防患于未然。卫生防疫力量必须早先抢达现场，防止传染病的暴发，控制疫病的蔓延，有效地保障人民群众的卫生安全。从1998年抗洪救灾防病，到2003年抗击"非典"，再到2008年汶川地震抗震救灾，我国多次取得卫生防疫的重大胜利均与应急迅速、行动及时密切相关。

2. 环境多变、情况复杂、疾病诱发因素增多

地震灾害卫生防疫任务的时间、地点可能随事态的发展而随时改变，卫生防疫的对象复杂、卫生防疫范围随时变化（Haynes et al.，1992）。恶劣的环境条件，大规模的突发伤害，对人民的健康产生不利影响，造成一些疾病的发生与流行，致使发病率比平时明显增多。地震灾害救援行动中，由于自然环境和生活设施遭到破坏，在相当长的一段时间里造成人们居住环境和卫生环境恶化，许多疾病中间宿主，如老鼠、旱獭等大量迁移，进入人类的生活圈中传播疾病。突发事件中饮用水源可能受到很大的破坏，同时由于突发事件后可能造成食品短缺、食物污染、食品卫生监督停顿，导致许多水源性和食源性肠道传染病和食物中毒发生。

3. 了解当地卫生防疫状况和卫生设施损害情况困难大

执行任务目的地的卫生防疫力量在整个卫生防疫工作中发挥着重要的作用，他们熟悉情况，能够迅速地开展卫生防疫工作，是突发事件后早期最主要的卫生防疫力量。突发事件后，灾区的卫生防疫、食品卫生监督监测机构也同样遭到严重破坏，卫生防疫人员及设施可能遭受不同程度的损失，甚至导致瘫痪，严重影响卫生防疫工作的早期展开。地震卫生防疫通常在紧急情况下执行任务，接受任务突然，了解目的地卫生防疫状况或损害程度尤为重要（姚卫光，2007）。

4. 执行任务卫生防疫人员的心理素质与体能要求严格

巨大的突发灾害夺取了无数人鲜活的生命，撕裂了无数幸福的家庭。面对各种创伤，卫生防疫人员心理将受到巨大的打击，留下难以抚平的创伤，极易导致一系列的心理、行为异常，而且往往持续很多年，甚至终生（Alexander，

1996）。同时在救治行动中，卫生防疫人员的身体和精神、神经处于高度紧张状态，往往疲劳过度，这不仅影响其一般健康，还会引起应激反应，出现紧张、恐惧、亢奋、不安等心理应激反应，导致失眠、焦虑，甚至出现精神病人。由此可见，对执行抗震救灾任务防疫人员的心理素质有着严格的要求。另外，在平时卫生防疫人员应加强心理疏导知识的学习，增强自我心理调节能力，在执行任务时应定期进行心理的量化评估，必要时进行心理治疗。

二、地震卫生防疫工作重点

1. 组织卫生流行病学侦察和调查

卫生流行病学侦察是针对任务区域的卫生与流行病情况进行的一种侦察活动，目的在于保证进驻该区域人员的安全健康。它是制订卫生防疫计划，指导做好卫生防疫工作的依据。卫生部门必须组织卫生人员对将要进驻或活动的地区进行卫生流行病学侦察，通过向有关卫生防疫部门了解情况，查阅有关资料，召开调查会或到实地进行卫生流行病学的调查与观察；查明该地区的卫生学和流行病学情况，以便为组织卫生防疫保障工作提供依据。

2. 食品卫生监督

突发事件后食物资源受到不同程度的破坏，食物供给来源扩大，污染环节增多；食物污染途径广泛、情况严重；同时突发事件导致人员抵抗力下降，饮食环境恶化。由于这些因素的存在，突发事件后容易发生食品安全事件，造成群体性的伤害。

食品卫生监督的主要内容是：集体用餐单位应优先配备清洁用水、洗涤消毒设备以及食品加热和冷藏设备；食品生产经营单位应在做好食品设备、容器、环境的清洁。消毒后，经当地卫生行政部门认可后开业，并加强对其食品和原料的监督，防止食品污染；建立外源食物的检查制度，确保食物的卫生状况符合卫生要求；了解当地潜在的污染源掌握可能污染食品的化学物质情况，以尽早做好预防和监控措施；加强食品卫生宣传，提高当地人群自我保护能力；把好食物制作、运送、储存、分发等关键环节，严防食物中毒的发生。

3. 饮水卫生监督

自然灾害发生后，往往伴随着供水设施遭到破坏，停水停电。由于环境遭到严重破坏，水源可能含有多量泥沙，浑浊度高；受人畜粪便、垃圾、尸体污染，各种杂物进入水体，细菌孳生，水质感官性状恶化和有毒物质污染，极易造成传染病的发生和流行。

饮水卫生监督的主要内容是：清理集中式供水的水源地，画出一定范围的水源保护区，制止在此区域内排放粪便、污水与垃圾，并设专人看管；集中式供水的水源地受到破坏或污染严重时，应立即选择新的水源地，建立新的取水口；分散式供水尽可能利用井水为饮用水水源，水井应有井台、井栏、井盖及井的周围30米内禁止设厕所、猪圈以及其他可能污染地下水的设施；取水应有专用的取水桶；根据水源水质选择适宜的水处理设备进行消毒；严格饮水水质检验，确保饮水安全。

4. 疫情监测

疫情监测机制是卫生防疫任务的重要组成部分，对及时发现传染病暴发和其他突发公共卫生事件苗头，迅速采取控制措施有着至关重要的意义。疫情监测的主要内容有：设立疾病监测组，负责应急疾病监测方案的具体设计、数据收集、数据分析解释和监测报告的撰写，进行监测信息的汇总分析与反馈。必要时，组织监测数据分析会商会议，判断疫情形势，提出控制措施建议；监测病种或/和临床症候群。根据灾害发生时的季节特点、地理区域特点、灾害程度、灾民数量及年龄结构特征、灾民安置方式以及当地既往传染性疾病谱和流行水平，确定应急监测病种或/和临床症候群；疫情监测的主要指标包括分病种和症候群新发病人数、死亡人数、罹患率和死亡率，分年龄组的发病数、死亡数、罹患率和死亡率，发生地点、变化趋势等。

5. 多发和重大传染病防范

多发和重大传染病造成的损害大，是卫生防疫工作任务的重中之重。多发传染病是指综合当地在发生灾害之前历年来传染病发生情况，如肠道传染病、霍乱、痢疾等，还有通过蚊子等虫媒所传的疾病。这些多发传染病不但需要监测疫情，而且要采取一些主动的强化免疫措施，进行疫苗接种，防止相关疫情的发生。重大传染病是指可能造成严重影响公众的健康和社会稳定的传染病，如"非典"。2003年年初突如其来的"非典"疫情灾害，严重威胁人民群众的身体健康和生命安全，影响我国的经济发展、社会稳定和国际往来。依靠党中央、国务院的得力指挥和军地卫生系统的努力，最终迅速遏制了疫情蔓延，得到国际社会和广大人民群众的高度赞誉。

在汶川地震抗震救灾中，卫生防疫面临的传染病就包括三大类。第一类是肠道传染病，如霍乱、甲肝、痢疾等（张丽建，2011）。这类疾病是大灾之后最容易出现的疾病。第二类是自然疫源性疾病和人畜共患病，包括鼠疫、钩端螺旋体病、乙脑等。部分地震重灾区是国家鼠疫监测点，而钩体病和乙脑则是当地往年的多发病。这些疾病在常态下防控没有问题，但灾区目前特有的环境增加了防控难度。第三类疾病是呼吸道传染病，如流行性腮腺炎、麻疹、风疹等。这些传染病都是卫生防疫的重点，抓住这些重点是取得抗震救灾"大灾之后无大疫"的关键所在。

6. 病媒生物防制

病媒生物防制是切断传染病传播途径的重要措施，各级卫生防疫部门应有具体分工，做好蚊、蝇、蚤、蜱、鼠等病媒生物监测与防制的组织工作，主要内容包括：专人负责，做好杀虫灭鼠药物的集中供应、配制和分发工作，做好蚊、蝇、蚤、蜱、鼠等病媒生物预防控制常识宣传，组织专业技术人员和群众实施；监测与控制病媒生物，在病媒生物密度不高或未发生媒介相关疾病时，加强环境治理，辅以药物杀灭，加强个人防护，媒介生物密度过高或媒介生物性疾病流行期，应以化学防治为主，辅以个人防护和环境治理措施；针对不同人群、不同场所进行防控。

7. 搞好预防接种和药物预防

预防接种是指用人工方法将细菌、病毒减低毒性，制成菌苗、疫苗及类毒素等生物制品，通过注射、口服等方法接种到人体，使之产生抵抗某种传染病的能力，以控制和消灭某种传染病，达到免疫的目的。卫生防疫部门应根据季节疫情和非战争军事行动任务，制订预防接种计划并组织实施。

药物预防是在传染病流行时，或在特殊条件下进行的一种应急措施。当人群进入疫区或受到当地居民中传染病威胁时，以及在人群中已经发生或流行某种传染病时，选择相应的药物作为预防，以减少发病和控制流行。

8. 做好任务区域卫生管理

任务区域卫生管理是指对非战争军事行动任务区域的卫生工作指导和监督。根据非战争军事行动任务区域的不同，卫生管理的对象有所侧重（王谦和陈文亮，2009）。卫生管理主要包括：做好水源的保护和监测，禁止未经处理的污水粪便排入环境，尤其是避免污染环境水体；集中式供水应加强氯消毒，开放式水源、不能加氯消毒的集中式供水应实施取用的桶水或缸水消毒；了解当地生活习惯和家庭生活污水排放、粪便排放方式，设置临时厕所、垃圾堆集点；做好垃圾的消毒、清运，按灾害发生地的实际情况妥善处理人和动物的尸体；注意鼠、蚊、蝇等媒介生物密度，适时进行消杀，及时用药物对垃圾站点与污水倾倒处进行消毒杀虫，控制苍蝇孳生；消毒处理传染性垃圾，有条件可采用焚烧法处理。

三、地震心理救援特点

1. 现场心理救援的持续时间短

地震灾害具有较强的突发性，对相关人员的心理冲击很大。例如，唐山地震发生在夜间，时间只有几分钟，汶川地震发生在下午，也只持续一分多钟。所以，虽然其伤亡人数多，如唐山大地震造成约 95 万人伤亡，汶川大地震造成 46 万人伤亡，但由于其伤亡人数发生集中，且发生突然，通常非战争军事行动的持续时间短，现场心理救援的持续时间也比较短。2003 年抗击非典、2008 年抗雪救灾、2008 年汶川地震从命令下达到全面胜利，分别历时 100 多天、40 多天和 70 多天，但后继的心理救援持续时间则可能较长。

由于地震持续时间短，对人的心理影响大，造成的心理伤病员数量可能会在短期内急剧增加，因此，往往需要集中全国的心理维护力量进行保障。例如，汶川大地震后，全国的心理救护力量大动员，在短时间内组成了 100 多支心理救援队，投入灾民的心理干预中，取得了良好的干预效果。但也应看到，由于心理救援的持续时间短，对心理治疗手段提出新的要求。例如，如何在短时间内与救援对象建立起信任、理解的治疗关系；如何有效地解决救援对象的症状而较少触及其人格结构，等等。

2. 救援对象的心理反应复杂

地震灾害救援行动中，灾民往往存在伤情复杂、伤势严重，以及多存在多发伤、危及生命等特点。唐山地震以多发伤、复合伤为主，伤员除骨折外还有烧伤、气胸、颅脑外伤、四肢挤压伤等伤情。灾区医疗机构受到严重损坏，医疗设备、设施破坏，造成医疗救治困难。唐山地震时，灾区内医疗机构基本瘫痪；汶川地震，灾区内医疗机构也基本损坏，医务人员伤亡严重，无法实施正常医疗。大地震发生时，桥梁、公路、铁路坍塌，交通道路大多被损坏，使机动医疗装备无法进入灾区，医疗支援非常艰难。例如，汶川大地震，使通往汶川、映秀的道路 80％以上受损，无法使救援人员摩托化开进，只好徒步和直升机救援。

上述这些不利情况，往往会导致幸存者的复杂心理反应：因得不到及时救治产生的焦虑、恐惧心理；因家人亡故而引起的自责、悔恨和无助心理；因担心再次发生灾害的恐惧、担忧心理；因通信不畅、不了解外界信息而造成的盲从、焦躁心理；因财产损失造成的焦虑心理；因性命得以保全而产生的劫后余生心理，等等，很多救援对象可能存在多种心理反应的复合表现，增加了心理救援的难度。

四、地震心理救援工作重点

1. 应激反应的现场救援工作

所谓应激反应，指个体因严重的精神打击，突然或逐渐发生的以心理机能严重受损为主要特征，同时伴有躯体、心理症状的反应。地震救援行动中应激反应常由剧烈的、异乎寻常的心理刺激、生活事件或持续困境引发，如目睹惨状、严重疲劳、威胁自己或他人生命的经历等，多数病人发病在时间、症状表现、病程和预后与心理刺激直接关联。

轻度的应激反应可表现为感情易激动、睡眠障碍、对附近的声响和事物常产生"夸张"的反应，还有其他表现如肌肉紧张、发抖和战栗、出汗增多、消化和泌尿系统反应、呼吸循环系统反应等。严重的应激反应症状主要有目光呆滞、剧烈颤抖、表情冷漠、出现幻觉或错觉、恐慌、沮丧、手脚冰冷、狂叫或僵呆、思维和动作迟缓、头昏眼花、呕吐、睡眠障碍、孤独、过度吸烟等，甚至有些人可能会出现耳聋、失语、失明、麻痹等症状。

2. 应激反应的心理救援

"及时、就近、期望"，对出现应激反应的个体要尽早诊断、尽早治疗；治疗时应尽可能接近应激事件的发生地；让伤病员了解他的亲人和朋友都在期待着他早点康复。急性应激反应的救援由各心理救援队负责；慢性应激反应的救援，由于灾区救援行动一般持续时间比较短，慢性应激反应的救援一般由当地医疗机构进行救治。

3. 自杀的预防和控制

抗震救治中，救援对象会遭遇很多的应激，当应激远远超越个体所能承受的水平时，往往会产生自杀倾向，心理救援面对的一个重点是救援对象的自杀问题。由于自杀受很多因素的影响，具有一定的突发性和隐蔽性，后果非常严重，因此在心理救援工作中应作为一项重要工作来抓。

对于有自杀观念及自杀姿态者，心理救援工作由各心理救援队负责，其方式主要为危机干预，可以通过以下方式进行：主动倾听并热情关注，给予心理上的支持；提供疏泄机会，鼓励当事人将其内心情感表达出来；给予当事人希望和保持乐观的态度和心境；培养兴趣、鼓励当事人积极参与社交活动；鼓励当事人多与家人、亲友、同事接触和联系，减少其孤独感。

对于自杀未遂者，如不伴躯体损伤或躯体损伤较轻，救援工作仍主要由各心理救援队负责，方法同上；如伴严重的躯体损伤，则先由医疗救援队进行紧急救治，后期康复时，转由心理救援队负责干预（马莉，2010）。

第三节　地震卫生防疫实证分析

一、灾区卫生防疫力量组织

地震紧急医学救援卫生防疫组织体系应在平时体系的基础上，遵循卫生防疫工作原则及要求（樊毫军等，2008），根据突发事件当时卫生防疫特点和疾病发生规律和要求，及时建立健全各卫生防疫组织。玉树地震发生后，玉树疾控中心严重损毁，玉树疾控中心原有工作人员57人，由于地震伤亡等原因，仅有40人投入正常工作。同时由于设备损毁严重，工作人员不同程度地因家属伤亡、财产损失、灾后连续工作等影响，制约了灾后疾病预防控制工作的正常开展。为确保"大灾过后无大疫"的目标，玉树卫生防病工作策略与汶川地震相同，采取卫生防疫"全覆盖"策略，由青海省和外省援助的卫生防疫及卫生监督专业人员组成的卫生防疫队伍迅速组建，形成军队、武警、部门与当地政府协调联动机制，投入地震灾区卫生防疫工作。将灾区划分为19个卫生防疫责任片区，实行分片包干，责任到人。400多名卫生防疫和监督人员在灾区全面开展食品和饮水安全、传染病监测防治、健康教育、环境消杀灭等各项工作。4月20日，实现了灾区卫生防疫工作全覆盖。卫生、环保等部门组成爱国卫生工作联合督查组，对灾区环境卫生综合治理工作进行督导检查，及时提出改进建议。卫生防疫组还组建了400余人的卫生防疫和120余名卫生监督预备队，可按需求随时赶赴灾区开展工作。截至5月16日，灾区驻有防疫队22支409人（其中鼠防人员124人）。在2008年汶川地震发生后卫生防疫和监督工作全面展开，有资料显示震后30天，重灾区的卫生防疫工作、消杀物资、疫情监测已实现全面覆盖。虽然汶川地震受灾面积远大于玉树地震，且震情更加严重，但是玉树灾区卫生防疫工作吸取了汶川地震的宝贵经验，开展更加及时、有效。玉树地震灾区卫生防疫支援力量日增长情况，如图8-1所示。

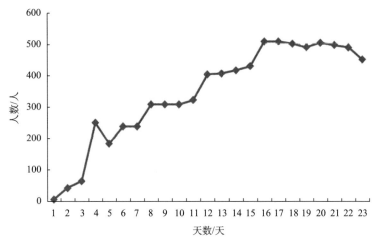

图 8-1　玉树地震灾区卫生防疫支援力量日增长情况

二、灾区疫情监测与疫苗接种

疫情监测机制是卫生防疫任务的重要组成部分，对及时发现传染病暴发和其他突发公共卫生事件苗头，迅速采取控制措施有着至关重要的意义。玉树为鼠疫、包虫病和布鲁斯菌病等自然疫源地，目前是我国包虫病流行极为严重的地区。玉树地震后，在青海省疾控中心的帮助下，玉树州县两级疾控中心及时恢复了传染病及突发公共卫生事件监测报告系统运行。截至 5 月 15 日，传染病监测方面，玉树灾区累计报告麻疹 6 例（实验室确诊 6 例）、细菌性痢疾 5 例（实验室确诊 4 例，临床诊断 1 例）、流行性腮腺炎 1 例（临床诊断）、肺结核 1 例（临床诊断）、其他感染性腹泻 1 例，无传染病突发疫情报告。症状监测方面：灾区 19 个片区共报告发热伴呼吸道症状 830 例、发热伴出疹 51 例，腹泻 488 例、其他发热性疾病 334 例。与 2005～2009 年同期资料相比，玉树灾区传染病发病率保持平稳，无明显上升，未发现重大传染病疫情和突发公共卫生事件。各灾区无甲类传染病疫情报告；与去年同期相比，灾区法定传染病报告总数下降了 33.6%，无重大传染病疫情、重大动物疫情及重大突发公共卫生事件报告。

玉树县级疾控中心冷链设施在震中全部损毁，原有疫苗无法使用，儿童常规免疫接种工作无法开展。为防止传染病暴发流行，卫生防疫组在灾区建立了临时检测实验室和冷链系统，组建了 9 支共 79 人的预防接种小分队，重点开展甲型肝炎疫苗和麻腮风联合疫苗的群体性预防接种工作。截至 5 月 15 日，灾区累计接种甲肝疫苗 6383 人份，麻腮风疫苗 6304 人份。常规免疫规划工作正在逐步恢复。灾区累计接种狂犬病疫苗 323 人份。实践证明，地震后灾区群体性的疫苗接种将有效控制传染病的爆发与流行。在 2008 年汶川抗震救灾期间，受灾的 6 个灾前共有免疫接种门诊 951 个，震后两周即已恢复或重建共 938 个，采取巡回、固定与临时相结合方式实施免疫接种和扩大免疫接种。甲肝、乙脑、流感和流脑分别完成接种 39.9 万人次、13.8 万人次、155.7 万人次和 70.1 万人次，报告接种率分别为 92.0%、88.9%、89.0% 和 98.5%。根据法定传染病报告系统统计，2008 年 8 月～2009 年 7 月，18 个地震灾区目标儿童接种前后比较，应急接种疾病发病数同比分别下降 94.83%、69.23%、79.5%、0，与 2007 年 8 月至 2008 年 7 月持平。

三、动物防疫与鼠疫防控

由于环境遭到严重破坏，水源可能含有多量泥沙，浑浊度高；受人畜粪便、垃圾、尸体污染，各种杂物进入水体，使细菌孳生，极易造成传染病的发生和流行。玉树地震后，国家农业部门全力以赴开展灾区动物防疫工作。农业部制订《青海玉树地震灾后动物疫病紧急免疫方案》和《青海玉树地震灾后动物疫病紧急检测方案》，指导灾区开展动物防疫工作。迅速向灾区派出两批工作组和专家组，指导灾区农牧部门制订因灾死亡动物无害化处理和消毒工作方案。截至4月26日，共无害化处理因灾死亡动物24 860头/只，环境消毒49.72万平方米，对牦牛紧急接种炭疽疫苗15.48万只，藏犬接种狂犬病疫苗13 760只。抓好灾区重大动物疫病和人畜共患病监测，加强灾区动物及动物产品检疫监管。截至5月16日，已对灾区安置点公共厕所和临时厕所168个、集中和临时垃圾堆放点179处等进行清理和消毒，累计消毒面积为359.5万米^2。灾区没有发生重大动物疫情和动物源性人畜共患病，亦未发生重大动物产品安全事件，为促进灾后恢复生产打下了坚实基础。

地震抗震救灾行动中，由于自然环境和生活设施遭到破坏，在相当长的一段时间里造成人们居住环境和卫生环境恶化，许多疾病中间宿主，如老鼠、旱獭等大量迁移，进入人类的生活圈中传播疾病。针对玉树灾区为鼠疫疫源地，1961年来，玉树累计发生过20次人间鼠疫疫情，累计鼠疫病例40例。卫生部在灾后迅速组织专家对灾区鼠疫防控形势进行分析评估，并对灾区鼠疫防控工作作出紧急部署，要求青海省卫生部门完善灾区鼠疫防控责任制，确保各项措施落到实处，做到鼠疫疫情监测、鼠疫检测项目、鼠疫防控宣传教育、鼠疫防治专业培训全覆盖，并派出国家专家组于4月16日抵达灾区指导鼠疫防控工作。4月底，国家、省和5个自治州派7支共137人的鼠疫防治专业队伍，协调部队官兵460人，以结古镇为中心，由远及近、由里到外开展了拉网式预防性灭獭工作。5月15日，以结古镇为中心的第一阶段灭獭工作顺利完成，共组织610人（省内135人、省外15人、解放军及武警官兵460人）和3055人次参加灭獭工作，累计灭獭面积55 414.5公顷，堵獭洞数101 947个，投药洞数77 213个，投药量13 850千克，灭獭的重点地区旱獭密度均低于国家控制标准（少于0.1匹/公顷），灭獭后平均密度0.0038匹/公顷，远低于国家控制标准。5月16日，青海省卫生厅部署下阶段卫生防疫和鼠疫灭獭工作，制定《关于玉树地震灾区防疫和鼠疫灭獭工作计划汇报》，同时青海省地方病预防控制所抗震救灾鼠疫防治工作队参加解放军二炮部队"生物危害检测预警系统"启动相关工作，在巴塘机场和加吉娘地区进行"生物危害监测预警系统"的疫情监测和采样。有效降低了鼠疫发生和传播风险，灾区未发现动物及人间鼠疫疫情。

四、饮用水与食品卫生

地震后饮用水源可能受到很大的破坏，水体易被人、禽粪便污染，自来水管网也有不同程度的损坏，污染可能性增大。突发事件后食物资源受到不同程度的破坏，食物供给来源扩大，污染环节增多；食物污染途径广泛、情况严重；同时突发事件导致人员抵抗力下降，饮食环境恶化。由于这些因素的存在，突发事件后容易发生食品安全事件，造成群体性的伤害。结古镇扎西通社区和西航社区居住人口约 2 万人，是本次地震震中，受灾极为严重，基本夷为平地，该地区土壤透水性好，水源污染威胁性极大。截至 5 月 16 日，卫生监督工作覆盖了灾区全部乡镇，卫生监督的主要工作是对饮用水卫生、食品卫生、餐饮店、医疗救助点医疗垃圾处理及环境卫生等进行卫生监督检查。生活饮用水卫生检查累计抽样检测 78 个饮用水点，采集水样 323 份。食品卫生检查累计巡查集中供餐点 222 次。医疗卫生点监督累计巡查医疗救治点 147 次。玉树灾区未发生重大传染病疫情和突发公共卫生事件。

从主动防疫的角度看，提高群众普遍的防病知识、卫生习惯、健康水平的健康教育和健康促进工作，以保护易感人群为主的计划免疫和应急免疫工作，是当今卫生防疫工作的重要组成部分。大力开展健康宣传教育。组织编印鼠疫和高原病等防治知识要点，以及环境、食品、饮水卫生宣传要点，由青海卫生部门翻译成当地语言，印制成"明白纸"发往灾区。灾区卫生救援人员开展健康教育咨询 6.94 万余人次。截至 5 月 15 日，累计张贴鼠防宣传画 2620 张、发放鼠防宣传材料 16 680 份、包虫病防治宣传册 2900 份、《青海玉树震后传染病防控宣传册》2500 余册、《地震灾后食品、饮用水、传染病防治知识》18 762 份、《灾后防病，从我做起》张贴画 8000 余份，累计受教人数为 132 900 人次。

第四节　地震心理救援实证分析

一、心理救援工作开展

地震灾害心理问题的形式有很多种，既可能是各种单纯性情感反应、躯体性反应以及情感和躯体的混合反应，也可能包括各种神经症、急慢性应激反应，甚至自杀行为等。以汶川地震为例，据调查，参与救援的医护人员中出现单纯性情感反应者占 56.89%，包括悲伤、恐惧和担心、无助感、焦虑、自责、愤怒、强迫性重复回忆、失望和思念、抑郁等；出现单纯性躯体反应者占 32.41%，包括头昏眼花、疲乏无力、倦怠、失眠、噩梦、心慌、血压升高、呼吸急促、胸闷、食欲不振、腹泻、记忆力减退、注意力不集中等；而躯体和情感混合反应者占10.69%。玉树地震发生后，卫生部紧急组织有关专家前往灾区进行心理救援需求评估，灾后第二天就选派两名专家前往灾区，随后又陆续派出一些专家，对不同人群进行心理救援的需求评估。2010 年 4 月 18 日，卫生部快速组织国家级专家赶赴西宁市，对通晓当地民族语言和风俗的 186 名地震灾后心理援助人员进行师资培训，指导做好转运伤员和灾区群众的心理疏导服务。青海省教育厅迅速建立教育系统心理救援工作机构，组建一支由 78 人组成的心理救援工作队伍，先后分三批赴玉树灾区开展灾后心理救援工作。除卫生部等政府派遣的一部分心理专家外，一些民间团体也采取一系列措施。甘肃省等一些大专院校以及一部分公益机构随后也陆续进入灾区进行心理援助。

二、地震伤员心理评估

面对自然灾害的侵袭，人们看到的往往是人民生命财产的损失，而对精神心理上的创伤估计不足。事实上自然灾害的突袭会导致个体产生无法抵御的感觉，引发一系列生理、心理和行为反应，如沮丧、紧张、焦虑和恐惧等都是常常发生的，世界卫生组织（WHO）报道在自然灾害发生后，有 20%～24%的人会出现轻度的心理问题，30%～50%的人会呈现中度或严重的心理疾患。唐时元等采用汉密尔顿焦虑量表对 2010 年 4 月 15 日～2010 年 4 月 18 日转入四川大学华西医院的 102 例青海玉树地震伤员进行谈话式回顾性调查，了解青海玉树地震伤员的心理健康状况，结果显示所调查的 96 例伤员中，有 55 例存在焦虑（汉密尔顿评分大于 14 分），其中 16 例存在严重焦虑（汉密尔顿评分大于 29 分），所调查的伤员焦虑量表得分为（17.3±10.8）分，其中男性亚组与女性亚组伤员之间的差异具有统计学意义，年龄可能与伤员焦虑程度相关，精神性焦虑占主要成分是本次地震伤员的焦虑特点，研究结果提示，在青海玉树地区的地震伤员存在明显焦虑，需要积极心理干预，且女性、中老年伤员需要更多的心理治疗。与 2008 年汶川地震伤员焦虑症状相关报道相比较，唐时元等研究中存在焦虑伤员所占比例57.29%低于其报道的 61.29%（$n=31$）、89.1%（$n=46$）。其原因可能与本院、本次接受伤员后，针对病情，给予积极有效的手术等相关治疗解除其伤痛困扰；针对伤员与医护人员交流困难的特点，培训志愿者翻译一对一地陪伴并帮助其沟通有关。

三、救援人员心理评估

严重自然灾害等给人们的生理和心理都带来了巨大的创伤，大量研究表明一线的救援人员在面对严重自然灾害时会出现各种不良的心理反应。Bryant（2007）研究认为，救援人员中创伤后应激障碍综合征（PTSD）的发生率为 5%～20%，虽然发生率明显低于受灾人群，但却远远高于一般人群的发生率。Marmar 等（1994）研究表明在参与地震救援的人员中，约 9% 出现和被诊断为 PTSD 的门诊病人同等程度的心理状况，11% 在灾害发生后 3 个月出现 PTSD 症状。在我国的抗震救灾医学救援中，除了一线的救灾人员外，还有大量救援人员承担着受灾人员的安置和危房拆除等灾后重建任务。担任灾后重建的工作人员同样承受着不用程度的心理应急反应，特别是在玉树地震抗震救灾任务中，特殊的高原环境又对一线救援和灾后重建带来了更大的困难。张颖等的研究分别测量了参与玉树地震抗震救灾不同任务的救援人员的心理应激状态，包括 45 人的武警部队官兵和 60 人的灾后重建工作人员，分析他们各自不良情绪的状况和心理特点，发现两组参加玉树抗震救灾不同任务的救援人员，无论是参与一线救援者还是负责灾后重建者都存在心理应激反应，说明在对抗震救援人员进行心理干预时，不仅要对灾区的灾民给予积极的关注，也要对参与救援的一线救援人员和后期灾后重建者进行及时的心理指导。

四、早期心理危机干预与效果

　　针对地震灾害心理问题的人群采取科学有效的心理干预和健康教育具有至关重要的作用，可促进人社会功能的康复。亲人失踪或死亡、房屋倒塌和财产损伤及身体上的创伤使得伤员心理上和身体上遭受双重打击，另外患者心理承受能力差、情绪低落严重影响患者康复。王军伍等研究表明，由于这次后送的玉树地震伤员均为藏族同胞，语言不通、远离故乡等因素导致了病例发生 PTSD 较早，程度较重，中重度伤员占 40%。因此早期科学、冷静、有组织计划地进行心理干预治疗工作显得尤为重要和关键。地震发生后，各伤员接收省（区）对救治伤员同时启动早期心理干预治疗，以使伤员整体排除、治疗心理创伤。派出心理、康复专家组赴各省（区）开展培训、指导工作，接受伤员的医院已将心理干预和康复治疗纳入伤员整体救治工作，为伤员制订个性化的心理干预和康复治疗与训练方案，专家组对当地医务人员开展与心理干预、康复治疗有关的培训。

　　科学实施是心理干预治疗疗效好坏的关键，其中包括组建合理的心理干预治疗小组、进行充分准备和必要培训、明确组内人员的工作职责，遵循原则、熟悉技巧、掌握特点，有针对性地开展支持性心理治疗、放松训练、认知疗法等。石洲宝等通过对玉树地震救援期间住院接受心理干预的 25 名地震伤员进行分析，发现玉树地震 25 例藏族伤员，干预前焦虑发生率为 92%，其中重度焦虑 2 例

（8%）；干预前抑郁发生率为88%，其中重度抑郁1例（4%），焦虑、抑郁发生率高于国内相关研究。干预后病理性情绪，如焦虑、抑郁等减分率下降明显，检出率高的多为在语言交流或配合治疗方面无障碍的藏族伤员，这可能由于文化程度较高的人群通过宣传，较快地对心理咨询有正确认识，能够积极面对；而配合有障碍的藏族伤员，由于对心理咨询缺乏正确的认识，对这一突发灾难存在不同程度的误解，从而造成过分的焦虑和恐慌。

本 章 小 结

1. 建立、健全救援卫生防疫标准，加强防疫装备建设

通过玉树抗震救灾行动，将以往积累的经验和技术方法转化为技术标准体系，用来指导救援机构执行防疫保障任务极为重要。建立处置各类突发事件公共卫生问题和重大突发事件公共卫生问题的技术规范。应更加重视突发事件公共卫生问题的快速风险评估和干预措施的确定。着重制定应急处置中的流行病学调查、病原体快速检测、媒介生物控制、消毒食品饮用水安全等技术规范。

组织对疾控应急专业技术骨干和专业指挥人员开展培训，依靠现代化的技术手段，增强培训效果，实现培训的基地化、模块化、网络化。根据各类灾害救援和多样化任务的特点，针对事件类型和场景进行综合演练，培养一专多能的卫生应急人才。

为应对不同类型的灾害救援和军事行动的随行保障，需要进一步优化卫生应急的现场技术装备储备库。特别应着重传染病侦查和信息装备库、传染病病原体快速检测技术装备库、媒介生物控制和监测技术装备库、消毒技术装备库、饮水和食品卫生检测装备库及高原医学救援装备库。

2. 科学设置救灾防疫工作评估量化指标，避免过度"消杀灭"

地震灾区在全面开展救灾防病工作的同时，做了大量的消毒工作，包括对人员遗体、废墟、生活垃圾、粪便的处理，对临时灾民安置点环境、饮用水的消毒处理等。但是灾区不是疫区，消毒面积扩大、频次多就带来过度消杀的问题，造成消毒剂的浪费、无效工作量增加以及残留物对环境的污染。由于政府、媒体、灾民对消毒预防控制传染病效果的期望过高，部分地区对救灾防病工作评价指标设置不合理（以消毒面积评价当地救灾防病的工作），导致灾区出现过度消毒现象，如在一个地方长期多次消毒，对城市马路、广场喷洒消毒，对倒塌建筑废墟每天多次反复消毒，对过往的车辆消毒等。因此，识别需要消杀的目标环境、在保障环境卫生的同时避免环境污染和无效工作，及时清理环境，是今后灾区防病

中需要考虑的问题。

3. 心理救援应基于当地的民族特色和宗教背景

玉树藏族自治州人口近 26 万人，其中 95％以上为藏族，是全国少数民族自治地区中少数民族比例最高的地区，也是青海省内唯一的康巴方言区，由于沟通的困难，给心理救援带来了很大难度。心理援助的关键环节是沟通，而本次心理救援过程中面临的最大挑战也是沟通问题。玉树属藏族聚居的全民信教区，在玉树的实际工作中，受灾主体以藏族为主，一般家庭生育子女较多，基本都信仰藏传佛教，宗教信仰深深地影响着他们的生活和应对类似此次地震等危机的方式方法。心理干预的工作者对当地风俗和宗教缺乏认识，由于民族、宗教、文化的差异，许多心理救援者不知如何与当地人打交道，也致使后期工作难以开展。因此，基于玉树心理援助的民族特色和宗教背景，玉树心理援助工作必须紧紧依托当地心理学工作者队伍，吸纳民族文化专家参与，借助汶川地震心理援助专家经验。一方面，藏族同胞的心理支持在很大程度上来自于宗教；另一方面，针对玉树地震的心理援助师除了应熟知当地习俗和文化外，更应对宗教有较深入的了解。组织懂双语的地方心理学工作者承担一线心理援助任务，民族文化专家进行宗教文化知识普及，心理援助专家提供专业培训、业务督导和工作指导。这样一整套的体系运转更有利于心理援助工作的开展。

4. 建立灾后心理危机干预长效机制

由于灾难对人的心理冲击具有隐性且持久的特点，灾后的心理援助不仅仅是解决一时的心理创伤的心理问题，创伤后产生的应激障碍需要较长时期的心理治疗。世界卫生组织中的国际疾病分类（ICD）认为，心理创伤导致的问题至少有六个月的潜伏期，严重的 PTSD 常常伴随一生（Nie et al.，2011）。此次玉树地震心理救援行动中，大多数匆匆赶到灾区的心理救援组织都缺乏长期的考虑和安排。志愿者、心理援助者奔赴灾区对安抚受灾民众的心理固然重要，但如果不能长久，其结果必然是需要救援的人得不到有效的帮助，反而可能会在这种"走马灯式"的心理救援行动中失去安全感。况且，每次面对新的救援者，他们可能因为一遍遍复述自己的不幸，使受伤的心灵更难愈合。因此，要建立心理干预工作的长效机制，建立心理危机干预机构，采取医疗救护、卫生防疫、心理危机干预"三位一体"的方式，在灾区重建的整体框架下同步进行。心理服务工作的重点逐渐由心理救援转向心理援助，并进一步转向常规的心理干预。同时应尽快培训当地心理工作者，在当地建立起心理服务的工作网络。这样，在各地专家进行前期的危机干预和处理后，常规干预可交由当地的心理辅导员继续展开。

第九章 地震应急医学救援力量抽调与部署——基于"三段"分析

第一节 地震应急医学救援力量"三段"优化部署

一、地震应急医学救援力量使用"三段"特征需进一步验证

课题组前期对汶川地震应急医学救援的实证分析发现，地震伤亡呈"两期"分布（增长期和稳定期），应急医学救援力量的使用（包括力量抽调与部署）呈"三段"划分，地震应急医学救援总体上呈"两期三段"的基本特征，按照这一规律进行地震应急医学救援组织指挥、力量使用和任务转换的组织管理。以汶川为例，地震应急医学救援力量使用第一阶段为震后 72 小时，是应急医学救援行动的应急阶段，第二阶段为 72 小时后到 2 周，是应急医学救援行动的有效阶段，这两个阶段对应伤亡的增长期。第三阶段为震后 2 周，是应急医学救援行动的维持阶段，对应伤亡的稳定期。应急阶段，伤亡大量发生，救援力量按照功能模块抽调，但救援力量部署无序；有效阶段，伤亡呈持续上升，救援力量部署以功能模块拆分为主要方式，拆分医疗队为小分队覆盖所有重灾区；维持阶段，伤亡达饱和状态，救援力量部署以五个责任区内功能模块的整合为主要方式，形成医疗队、野战医疗所和野战医院的责任区模块化部署体系。在地震应急医学救援的各阶段，救援力量的抽调与部署均呈现不同特点，且与地震应急医学救援力量使用的效率密切相关。因此，在对地震应急医学救援力量抽调与部署进行分析时，可依据该阶段划分特征进行，同时关注地震应急医学救援力量抽调与部署的一致性。

国内外对地震灾害应急医学救援力量的研究，主要以灾难发生后的医疗卫生需求为牵引，开展救援力量的相关研究。国内外研究提示：地震发生后医疗卫生需求呈现出明显的阶段性特征，可区分为震后 24 小时、24 小时至 2 周及 2 周后几个阶段，不同阶段的救援重点明显不同。第一阶段重点强调现场急救，第二阶段强调灾区卫生防疫以及经救治伤员的后送转运，第三阶段则以伤病员院内感染控制与康复治疗为主。从国际医疗队伍参加别国地震应急医学救援行动的实践来看，国外应急医学救援力量表现出机动性强、自我保障好、响应速度快等优势。可以发现（姬军生，2008），国外对地震应急医学救援的阶段划分总体上与课题组的研究结果一致，不同在于各阶段的开始与结束时间，也就是各阶段总体持续

时间。与国外相关研究相比，汶川地震应急医学救援力量使用的特点是否具有普遍意义，能否作为应急医学救援力量抽调与部署的基本规律仍值得探讨。因此，以玉树地震应急医学救援为例，以应急医学救援力量为研究对象，从时间、总量、结构、方式和分布等方面，对力量使用进行系统分析，进一步验证"三段"划分的科学性，得出具有普遍适用性的规律，能够为地震应急医学救援力量的使用提供可参考的依据与规律。

二、应急医学救援力量的优化部署事关救援效率高低

应急医学救援力量是地震应急医学救援能力的结构性基础，科学合理地抽调救援力量、及时地调整部署救援力量、进行救援任务转换，直接关系应急医学救援的效率乃至成败。快速、科学的救援力量部署能够大大减少地震所致人员伤亡，有报道指出：自然灾难中，20％~30％的伤者如果能够获得快速的救治是能够获得生还的，而且多数遇难者需要的可能仅仅是最基本的医疗救助和治疗。汶川地震的实践经验告诉人们，应急医学救援的力量并不是越多越好，无序和盲目的力量支援不仅耗费了有限的资源，而且大大增加了现场救治的组织难度。其关键就是要及时调整应急医学救援力量，应急医学救援力量的抽调和部署要随时契合地震应急医学救援需求的变化，实现应急医学救援力量的动态、优化部署。

应急医学救援力量部署是相对于平时状态卫生资源配置而言的，是由平时静态条件下资源的合理配置，转变到应急动态条件下力量的优化使用。平时状态下卫生资源配置以各卫生保障实体（医疗、防疫、保健）为对象，针对要素资源（机构、人力、设备、床位、经费）进行总量、分布和结构配置。应急医学救援力量优化部署主要针对应急条件下力量部署的系统复杂性与反应性问题，聚焦应急医学救援力量"有机整合"部署优化机理的理论难点和快速决策的应用重点，构建应急医学救援力量部署复杂系统模型与优化问题模型，在此基础上，研发基于地理信息系统（GIS）的应急医学救援力量优化部署系列决策支持系统（DSS），快速生成应急条件下应急医学救援力量部署方案、预案，为应急医学救援力量的应急抽调及优化部署提供不间断决策支持与可操作性指挥工具。应急医学救援力量部署与卫生资源配置相比，后者的目的是获得各要素资源的配置标准，关注总量——"配置多少"、分布——"配置在哪？"和结构——"如何配置"（张鹭鹭，2007）。前者的目的是解决同样也是解决"部署多少？"、"部署在哪？"和"怎么部署？"三个问题。卫生资源配置是标准化、稳定的过程，而应急医学救援力量部署更强调优化、动态的过程。科学合理的力量部署对充分发挥各类卫生机构的作用，提升应急医学救援效率具有重要作用。

三、应急医学救援力量模块化部署是救援力量使用的趋势

应急医学救援力量模块化是运用模块化思想和方法，将应急医学救援力量承担的工作分解成适当的模块，并按照应急医学救援不同时期、不同情况下的目标要求、基本任务进行组合和建设新系统，以便救援力量能够机动、灵活地适应多种任务救援行动的需要。实质上就是实现各类别救援力量的模块划分，获得功能模块与编组标准，进一步获得不同救援任务需求下的模块化组合方案（即模块化体系）。应急医学救援力量模块化使用能够很好地满足地震应急医学救援不同阶段的任务要求，通过对现有各类应急医学救援力量的标准化改造，执行地震应急医学救援任务时，卫生管理部门可以根据实际救援任务的需要，利用预先编制的医学力量模块，采取模块分解与组合的方法，进行符合救援特点的设计，建立相应的医疗救治、伤病员后送、卫生防护防疫、药材保障等力量体系（Colgrave，2011）。当环境或任务变化时，可以根据不同的救援任务、保障需求，有针对性地选用功能模块（单元）、进行重新组配和组装，组成相应的医疗单元、救护所和各类伤病员专业医疗机构，形成具有不同救援能力的模块化体系。模块化部署体系是功能模块优化、集成和组合的结果，处于不断变化的过程中，能够达到最佳的资源配置、最佳的工作状态和最佳的工作效果。模块化为应急医学救援力量的抽调和部署提供了一种新的方式，不仅增加了力量使用的机动性，而且能够提高力量使用的效率，已成为应急医学救援力量使用的一种趋势。

第二节　地震应急救援力量抽组与分类

一、地震应急医学救援力量抽调

地震应急医学救援力量抽调（grouping of emergency medical rescue strengths）是指应急情况下卫生行政管理机关从医疗机构、卫生防疫机构抽取所需医学力量，参与地震应急医学救援工作。地震应急医学救援力量抽调要体现快速的特点，按照既有的标准化功能模块进行，实现高效抽调，提高应急医学救援力量使用效率与时效性。

二、地震应急医学救援力量部署

地震应急医学救援力量部署（deployment of emergency medical rescue strengths）是地震应急医学救援行动中卫生行政领导机关对应急医学救援力量的编成和配置。要求与地震应急医学救援任务相符合，与交通道路、地形条件相

适应。地震应急医学救援力量要坚持靠前部署，突出现场急救、快速医疗后送。

三、地震应急医学救援力量分类

地震应急医学救援力量按照来源可分为战略支援力量、区域支援力量和灾区本土力量。战略支援力量指由国家协调的省外的支援力量，以及军队、武警部队的应急医学救援力量，区域支援力量主要指灾区所在省的支援力量，地震应急医学救援力量抽调和部署的重点在前两者。地震应急医学救援力量按照性质可分为医疗救治力量、卫生防疫防护力量等，前者包括各类医疗队（专家医疗队、野战方舱医院、专科救治队等）、伤员中转站，后者包括卫生防疫队、疾病预防控制机构和心理救援力量（专家组）、心理救援队（专家组）。此外，还包括进行伤病员收治的医院（黄鹤，2008）。分为灾区前线医院，即地震后仍能展开伤病员救治的灾区当地医院；非灾区后方医院，包括区域（省内）及区域外（省外）大型医院。

四、地震应急医学救援力量主体模型

地震应急医学救援力量是地震应急医学救援系统的一类主体，是应急医学救援行动的主要执行主体。在执行救援行动到达指定任务区后，主要任务是救治地震伤病员（Bulut et al.，2005），具体的方式包括接收后送来的伤病员和主动前伸、前接伤病员。在救治伤病员过程中，将救治信息按时上报给决策类主体。同时，依据伤病员救治的实际情况，以及整个地震应急医学救援行动所处的阶段，作出部署方式的转变（图9-1）。如果在一定时间内没有收治伤病员，则会考虑更改部署位置，或变化部署形式，采取拆分的方式进行伤病员救治或依据命令回撤。医疗救援队可采取拆分、组合等方式进行部署，在此过程中与其他力量主体进行交互，通过人员、装备和物资优化配置，实现地震应急医学救援力量部署系统目标（赵文斌和葛颖钦，2008）。地震应急医学救援力量基于应急决策方案，结合自身的救援能力和保障水平，实现自身资源的最优利用，其行为特征主要表现为不同类别应急医学救援力量对不同应急医学救援需求的抽调和部署行为，其指标包括抽调和部署的时间、数量、方式、质量等，其主要影响因素包括自身编成、自身能力、地理环境、灾区伤病员发生规律等。医疗力量仅与相邻的力量发生交互行为，具体包括合作、组合。当接收的伤病员超过日接收伤员能力，则主动后送至最近的医疗力量，如超过最近的医疗力量救治能力则继续寻找。力量类主体的自主行为包括，收治伤员，接受当地医务人员参与，与其他医疗力量组合、混编。当灾区进入卫生重建阶段，医疗和防疫类力量采取回撤归建或模块化

组合方式形成新的医疗救治体系完成灾区日常医疗卫生任务。

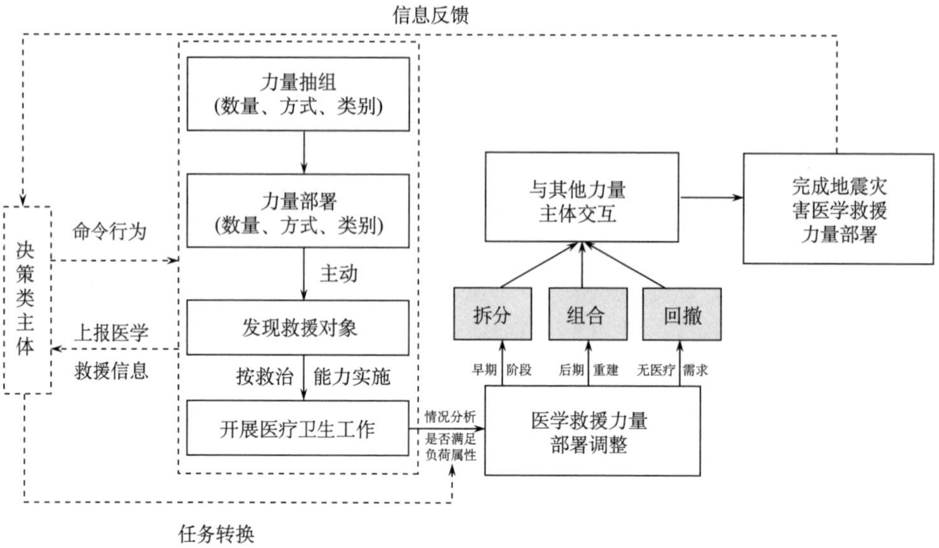

图 9-1 地震应急医学救援力量概念模型

第三节 地震应急医学救援力量抽调

一、救援力量总量与结构

玉树地震战略支援力量共抽调医疗队 42 支共 3483 人，野战方舱医院 2 所共 446 人，高原病防治队（专家组）6 支（为战略支援力量与区域支援力量合编）；防疫队 5 支共 109 人，心理救援队 5 支（包括专家组 1 支）共 51 人。派往玉树地震灾区的外省支援力量来自四川、西藏、云南、甘肃、新疆、山西、天津、湖北、重庆、辽宁等 14 个省市和团体，累计医疗队 27 支共 2033 人，防疫队 3 支共 75 人，心理救援队 2 支（包括专家组 1 支）共 22 人。军队和武警支援力量包括 8 个大单位共 2025 人，包括 15 支医疗队共 1450 人（来自 23 个单位，其中包括来自第三军医大学和西藏军区总医院 3 支高原病防治队），2 所野战方舱医院共 446 人，3 个专家组共 64 人（来自 301 医院、军事医学科学院、第 302 医院等单位），2 支防疫队共 34 人，3 支心理救援队共 31 人。区域支援力量共抽调医疗队（含高原病防治队）27 支共 846 人，卫生防疫队 15 支共 310 人。震后灾区本地参与应急医学救援的卫生力量共 502 人（以卫生部值班信息为准，以玉树卫生力量为计算标准）。总体看来，战略支援力量总量最多，最多时达到灾区应急医学救援力量总数的 70％，支援力量中医疗力量占到总数的 90％左右（图 9-2、图 9-3）。

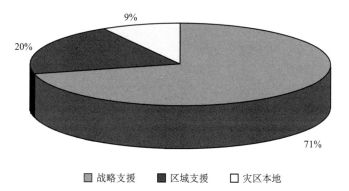

图 9-2　玉树地震应急医学救援各类力量总量比例

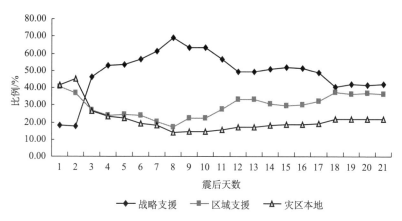

图 9-3　玉树地震灾区各级应急医学救援力量震后数量比例变化

二、救援力量抽调时机与来源

1. 区域支援力量抽调最迅速，应急段医疗力量抽调近 90％

卫生部在地震当天即抽调 5 支外省医疗救援队，共 164 人（四川甘孜救援队 2 批 71 人、西藏昌都救援队 21 人、甘肃省救援队 35 人、四川省救援队 37 人），同时组织了 18 支共 396 人的专家组和 60 支共 1320 人的医疗救援队伍随时待命。震后 30 分钟，军队即从武警总医院、兰州军区第四医院和武警青海总队医院、二炮 536 医院抽调医疗队，分别从北京、西宁火速出发，以空中、陆路开赴灾区。震后 24 小时，军队抽调 2 个方舱医院和 20 支医疗防疫队，并组织 7 支医疗救援队待命。震后 72 小时，卫生部从北京、四川、湖北等省（直辖市）以及军队共抽调 20 支医疗卫生队伍。军队和武警系统从兰州军区兰州总医院、第一医院、第十医院等医疗卫生机构抽调 12 支医疗队和 2 个专家组 700 余人。区域支援力量抽调最为迅速，震后 2 天达高峰。军队医疗力量抽调在震后 4 天达峰值，外省支援医疗力量抽调在震后 8 天（4 月 22 日）达峰值，4 月 23 日后即未抽调战略支援力量。从医疗力量抽调数量来看，震后 72 小时抽调医疗力量达到总量 90％左右。由于灾区地理环境特殊，卫生防疫的工作开展也较早，但缺乏不同层次卫生防疫力量抽调时程变化相关数据。外省和军队系统抽调的医疗救治力量超过 3000 人，占战略应急医学救援力量抽调力量总数的 70％。青海省内区域支援力量抽调医疗和防疫队 800 余人。救援行动的应急阶段抽调支援力量达到抽调总量的 89％，充分体现了"早期足量"的抽调原则。

2. 战略支援力量依据就近原则抽调，四川省派出力量最多

在抽调的外省战略支援力量中，以四川、陕西、山西三个与灾区最近的省份为主。军队支援力量抽调立足环境适应和效率，就近动用了解放军第四医院、第一医院、兰州军医总医院等单位。外省支援力量和军队支援力量的抽调，均体现了就近抽调的特点。从震后 24 小时战略支援力量抽调的来源看，多为距离灾区较近的省区，体现了"就近用兵"的力量使用原则（图 9-4）。

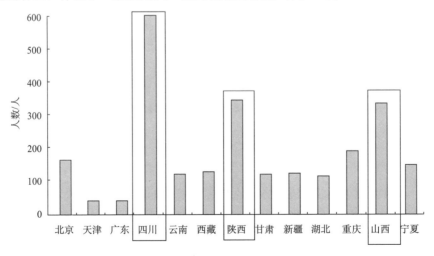

图 9-4　玉树地震后 24 小时抽调外省支援力量来源

三、救援力量抽组方式与类别

1. 支援力量按照模块化抽调，医疗、防疫、心理、高原病防治力量要素全

应急医学救援力量采取医疗队、防疫队以及专家组形式抽调。玉树地震发生后，卫生部立即下发《关于做好青海省玉树县地震伤员救治医疗队和专家组准备工作的通知》，明确了外省支援医疗队的编组，包括专业构成（骨科、普通外科、神经外科、胸外科、肾内科、危重医学科、儿科、急诊科、感染科、院感科和护理相关主业），每个专业 2 人，每支医疗队 22 人；专家组由骨科、普通外科、神经外科、胸外科、肾内科、危重医学科、儿科、急诊科、感染科、院感科和护理相关主业构成，每个专业 2 人，每支专家组 22 人。力量派出单位以卫生部下发的标准为依据，按照各自预案进行抽调。外省支援力量派出以卫生部下发的标准为依据，按照各自预案进行抽调。军队支援力量抽调大多以模块化成建制抽调。例如，兰州军区抽调的 3 支建制机动卫勤分队、3 支国家和军区级应急救援分队，第四军医大学抽调的国家级应急医疗救援队。军队的 2 所野战方舱医院整体全员全装抽调，均按 150 人编成，配备医疗、护理、辅诊、管理等各类人员。总体上，战略支援力量按模块化形式抽调，人员组成标准化程度较高。医疗队 30～50 人编组，防疫队 10～15 人编组，心理救援队 3～5 人编组。卫生监督力量一般配置 20 人，最多配置 50 人。

首日抽调的 6 支外省支援力量主要由医护人员组成，同时每支队伍配备 1～2 名防疫人员和心理卫生人员开展卫生防疫和心理援助工作，按照医疗防疫组合的形式抽调。力量抽调种类上，玉树地震应急医学救援力量抽调按照一体化的思路，从开始即考虑到医疗、防疫并重，以及后期重建，首批就动用了卫生防疫力量，实现全要素抽调。早期支援力量的合理运用，确保了救灾初期应急医学救援的有效控制和有序展开，尤其注重专家组的抽调，包括卫生部心理援助专家组、青海卫生厅高原病专家组以及军队医疗专家组，注重高原病的防治。针对灾区高原特征与鼠疫疫源地的特点，震后 72 小时抽调的防疫、高原病防治等力量超过 30%。同时，抽调力量的构成要素全面，除创伤外科、普外科、神经外科、麻醉科外，还抽调了传染病、儿科、妇科、产科、内科等，并增加当地藏语翻译。鉴于当地地理环境的特点，玉树地震应急医学救援特别抽调了卫生监督力量，包括从青海海南、黄南和西宁抽调的 3 支卫生监督力量，完成了卫生监测（主要是水质监测）和部分卫生防疫（主要是传染病防治）任务。

2. 支援力量技术水平高，灾区本地卫生力量水平有限但行动最快

玉树地震应急医学救援力量抽调强调技术突出，质量第一，尤其是震后 72

小时抽调的战略支援力量质量高。例如，兰州军区在震后 72 小时抽调的 10 支应急医学救援分队中，6 支经过高原适应性训练，3 支是装备精良的应急机动应急医学救援力量，3 支是国家和军区级应急救援分队，1 支是军区表彰的"高原爱民模范医疗队"。第四军医大学按照"两不两优先"原则配备精兵强将，参加过卫勤演习、救援任务的人员优先抽调；灾区急需的专科人员优先抽调（邢征等，2011）。在专业组成上，借鉴"汶川地震"救灾经验和灾区高原环境、流行病发病趋势，加强了心脏内科、妇产科、传染科等专业人员，85％具有硕士以上学历，80％的人员参加过 2003 年的小汤山抗击"非典"、2008 年"汶川地震应急医学救援"和 2009 年"卫勤使命-2009"演习。高质量的应急医学救援力量为高效的医疗救治提供了可靠的技术保障。高质量的应急医学救援力量为高效的医疗救治提供了可靠的技术保障。地震导致玉树 57.7％的医疗卫生机构受损，大部分医疗卫生机构均无法承担日常医疗工作，受伤卫生人员占总数的 7％。从课题组对灾区本地医疗卫生人员的调研结果来看，参与救援的卫生人员大多没有经过专业的应急训练，相关技术水平与应急救援的需求有一定差距。与战略支援力量和区域支援力量相比，技术水平差距大。但是，灾区本地卫生力量作为灾后应急医学救援的第一反应力量，在紧急救治方面发挥了不可替代的作用。

四、讨论

1. 吻合地震应急医学救援力量模块化抽调基本方式

与汶川地震应急医学救援力量抽调的要素种类相比，玉树地震应急医学救援力量的功能模块类别更齐全。在支援力量的模块组成上，借鉴汶川地震救灾经验和灾区高原环境、流行病发病趋势，加强了心脏内科、妇产科、传染科等专业人员及相应功能模块的设置，以应对不同的需求。玉树地震 4 天后，伤病员累积增长达到总量的 99.61％，而救援力量抽调累计增长滞后于伤病员累计增长 6 天，主要是 72 小时后补充了大量防疫力量和高原病救治力量，以及为预防高原反应进行了医疗救援力量的轮换，体现出医疗、防疫等各类功能模块的整体抽组特点。

2. "应急段"快速、足量抽调应急医学救援力量，体现"早期足量"的抽调原则

汶川地震应急医学救援行动中，震后 2 周灾区本地医疗人员 2.6 万余人，战略支援力量（包括外省、军队和国外支援力量）占灾区力量总数的近 20％，区域支援力量和灾区本地力量均占到总数的 40％左右。而玉树地震应急医学救援中，灾区战略支援力量最多占灾区力量总数的 70％，区域支援力量震后 24 小时

部署的数量最多，对早期伤病员的救治与后送发挥了重要作用，灾区本地力量数量相对稳定，亦发挥了积极作用。从支援力量抽调数量来看，震后72小时抽调支援力量达到了总数的90%，明显高于汶川的60%，充分体现了"早期足量"兵的特点。调研中，救援指挥员和一线救援人员一致认为，震后24小时是应急医学救援的抽调原则，8小时以前是"救命"的关键期，专科医疗救治人员在震后72小时发挥最为关键的作用，72小时后即可陆续撤离，留守的医疗救援力量要及早展开巡诊，专科的专家力量可以采取轮换的方式进行补充使用。这充分说明玉树震后72小时的力量抽调符合灾区应急段救治需要。此外，战略、区域抽组的支援力量，在装备配备、技术水平等方面均具有较高水平，为提升玉树地震应急医学救援伤病员救治水平提供了良好的人力支撑。

第四节 地震应急医学救援力量部署

一、救援力量总体分布

1. 部分战略支援力量部署近灾区，军队支援力量大部在灾区展开救治

战略支援力量除在灾区部署外，部分力量配置在青海省内非灾区后方医院。抽调的战略支援力量，部分到达西宁，部分直接机动至玉树灾区，很少一部分到达西宁后分流配置在青海省内其他地方（格尔木等地），区域支援力量全部部署至灾区。部署西宁的战略医疗支援力量（包括专家组），主要配置在西宁机场伤员中转站，以及西宁市内接受转运伤员的各大医院。震后72小时，部署在地震灾区的战略支援力量占部署在青海省内战略支援力量总数的50%。灾区支援力量最多时（4月22日），占支援力量总数的80%。部署在西宁的战略支援力量，主要为外省支援力量，军队应急医学救援力量绝大部分部署在玉树灾区。结合部署时间，外省支援力量抽调达峰值后，部署在灾区和灾区外的力量数量均逐步下降，灾区内的力量下降最快（图9-5）。

2. 医疗防疫力量分布以灾区实际需求为依据，实现灾区医疗防疫工作全覆盖

玉树灾区医学支援力量的配置地域，以灾区伤员集中点为基本依据，医疗救治力量主要配置在玉树体育场、医院、赛马场、武警支队医院、巴塘机场等地（图9-6）。卫生防疫力量，主要依据灾民集中居住区域和集中安置点展开，与本地及区域支援力量协同，分别配置在19个卫生防疫责任片区，震后1周实现了灾区卫生防疫工作全面覆盖（图9-7）。军队部署的高原病防治队与区域支援力量协作，灾后10天实现了灾区高原病医疗服务全覆盖。总体来看，玉树地震医学支援救援力量在分布上，始终坚持最强的力量放在最需要的地方的原则。依据

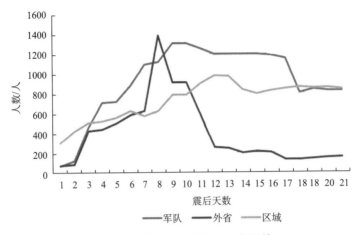

图 9-5　玉树地震支援力量灾区部署情况

对伤员分布情况以及应急医学救援力量可能部署的地域实地勘察和调研。在明确医疗救治和伤病员后送体系的基础上，军队将装备精良、技术精湛的第四医院医

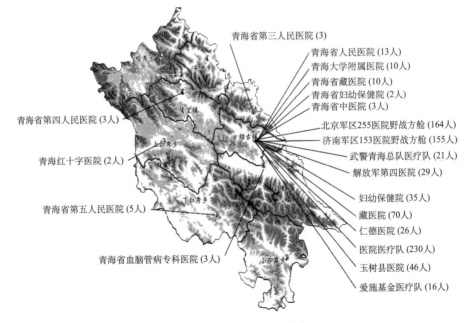

图 9-6　玉树地震灾区医疗队分布图

注：总后卫生部玉树前方工作组 5 月 16 日制

疗队、153野战方舱医院和255野战方舱医院部署在在伤员最集中的州体育场和赛马场，最大限度地发挥了医疗资源的作用。同时，针对伤员全部通过空运后送的实际情况，军队将第323医院医疗队部署在玉树机场，专门负责危重伤员的集结、急救、转运，确保了医疗后送链条流转顺畅，高效快捷，体现出科学分布的特点。

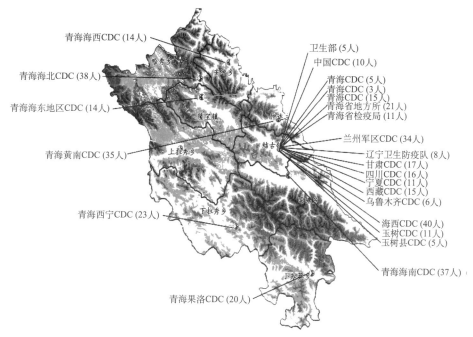

图 9-7 玉树地震灾区卫生防疫队分布图

注：总后卫生部玉树前方工作组 5 月 16 日制

二、救援力量部署时机与方式

1. "应急段"以医疗力量部署为主，各类力量在有效段完成全面部署

第一支外省支援力量，四川甘孜49人医疗队于14日下午14时到达灾区，并开展伤员救治工作；第一支区域支援力量在震后7小时抵达灾区。第一支军队支援力量为第四医院31人的医疗队，于4月15日凌晨3时抵达灾区（武警青海总队医院医疗队共62人于14时16时到达玉树灾区，本书将其计入区域支援力量）。武警总医院医疗队、兰州军区第四医院医疗队、青海省军区预备役步兵旅医疗队，均在24小时内抵达玉树地震灾区，迅即展开救援行动。总体看来，震

后 24 小时到达灾区的支援力量以医疗救治力量为主（图 9-8）。

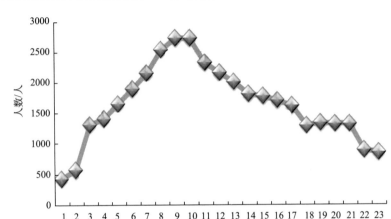

图 9-8　玉树地震医疗支援力量灾区部署

　　72 小时内，到达灾区的战略支援力量迅速增加，尤其是医疗救治力量（包括医疗队和专家组）增加明显。同时，战略支援的卫生防疫力量开始抵达灾区展开部署，保障了灾区卫生防疫工作的顺利开展（图 9-9）。4 月 16 日，灾区共有 1880 名医务人员，战略支援力量人数达到 900 人，占到灾区总数的 45%（玉树本地力量 502 人）。军队卫生系统从兰州军区兰州总医院、第一医院、第四军医大学等单位紧急抽调的 11 支医疗队和 2 个专家组，共 700 余人，通过空运投送、摩托化机动等方式，抵达灾区并展开救援工作。军队和武警在灾区部署的支援力量于震后 8 天（4 月 22 日）达峰值，外省支援力量于震后 7 天（4 月 21 日）出现明显高峰，并达峰值，此后又迅速下降，而军队和区域支援力量的下降趋势不明显。

　　2. "应急段"支援力量模块拆分，专科力量灵活使用

　　随着震后 72 小时应急医学救援工作重心的转移，应急医学救援力量使用形式也发生变化，主要表现为支援力量模块拆分使用，主要有两种形式，一种是支援力量在部署前即拆分为不同分队开展活动，另一种是随着救援行动的进展已部署的医疗队拆分为小分队。前者主要指部分外省医疗队到达西宁后，拆分为两部分，一部分继续机动至玉树灾区部署，一部分配置至西宁或省内其他后方医院开展医疗救治。后者主要出现在震后 72 小时内紧急医疗救治工作基本完成后，为扩大医疗救治范围，将先前按独立模块配置的医疗队拆分成小分队，深入偏僻乡村展开巡诊和搜救工作，部队医疗小分队也与救灾部队混合编组进村入户，依据

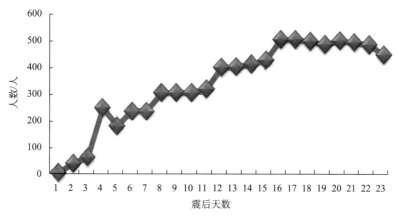

图 9-9　玉树地震防疫支援力量灾区部署

任务转换合理部署支援力量。第 5 天起，军队和武警组派多支医疗小分队，与救援部队混合编组，深入偏僻乡村开展搜救行动，先后派出 72 批次医疗小分队进村入户，巡访 897 户，接诊 2378 人次，接回重伤员 56 人。模块拆分使用充分体现了支援力量模块化使用的灵活性，提高了医疗救治的效率，为实现灾区医疗救治全覆盖提供了良好的基础。

在救援力量的使用上，根据救援进程变化适时调整工作重心，专科力量灵活应用。震后 72 小时内，以伤员快救速转为中心，抓住 72 小时黄金救治时间，集中医疗力量全力组织施救，快速转运伤员；震后 72 小时，应急医学救援行动重点逐渐转到转运伤员的救治，以及消杀灭等灾区卫生防疫工作。震后第 4～7 天，突出高原病防治，组建了 60 人的军地高原病防治小分队进行巡诊、指导、干预救援人员高原病防治工作，开展健康教育，普及防病知识，培训医务人员，规范诊疗工作，突出危重病人，精心组织救治，无人因高原病死亡或致残。切实发挥专科力量的技术优势。战略支援的专家力量，重点加强至西宁和格尔木等地医疗救治力量，尤其是重症医学和护理力量。例如，军队支援的专家力量，根据危重伤员大多后送的实际，将已部署至灾区的 301 医院专家组调整至兰州、西宁等后方医院，参与危重伤员的抢救，极大地提高了救治质量，降低了伤死率和伤残率，体现了在优质专科技术力量使用上的新特点。高原病专科防治力量依托 2 所方舱医院开设高原病防治中心，集中收治高原病患者，及时后送重症病人，使得救灾部队官兵的高原反应发生率从初期的 25％下降到 2％以下，未发生死亡病例。

3. 各级各类应急医学救援力量混合编组,"三段"力量部署方式灵活

玉树地震应急医学救援力量部署充分实践了不同类型、不同层次、不同来源应急医学救援力量混合编组的力量部署方式。按模块化抽调的应急医学救援力量部署至灾区后,早期紧急医疗救治阶段大多采用各医疗队独自配置的形式开展医疗救治活动。战略支援卫生防疫力量由地震应急医学救援指挥部前方工作组统一协调,与区域卫生防疫力量整合后配置在 19 个片区。每个片区卫生防疫和卫生监督力量按 15~20 人编组,模块化部署,体现了不同级别救援力量的协同使用。随着灾区过渡期间医疗政策的出台,基于满足灾区日常医疗需求的考虑,4 月 23 日开始进行灾区医疗资源整合,包括三个方面。一是在玉树县 7 个乡 2 个镇的 9 个乡镇卫生院设置医疗点,由 1 所军队医院和青海省内医院对口支援,西藏卫生厅对口支援 1 个乡镇卫生院。二是 2 所野战方舱医院实行军队支援力量与灾区本地医疗力量混编,作为玉树地区过渡期的医疗卫生保障基地,形成辐射 21 个医疗点的灾区医疗服务网络,负责结古镇 10 万居民的医疗服务。153 野战方舱医院发挥州医院功能,255 野战方舱医院发挥县医院功能。采取以方舱医院为主体,与州县医院医务人员混合编组,加入部分外部支援力量,配置在玉树体育场和赛马场,分别承担州、县医院功能,发挥灾区临时医院的作用,不仅合理配置了人力资源,而且大大提高了灾区本地医疗资源的利用效率和伤病员救治效率,还解决了语言沟通障碍等问题,为野战方舱医院的应用提供了新的编组模式。在对灾区本地救治力量的问卷调查中,90%以上认为野战方舱医院在地震伤病员救治中发挥重要作用。这种军地混合编组的应急医学救援力量使用模式,不仅创新了地震应急医学救援力量部署方式,而且开创了野战方舱医院执行突发事件应急医学救援时力量使用的新模式。三是辽宁省对口支援医疗队不进入玉树。青海省卫生厅希望采取派人赴辽宁进修以及请辽宁专家在西宁等地进行指导等对口支援方式。

三、讨论

1."应急段"力量抽调与部署更趋一致,防疫力量抽调与部署滞后于医疗力量

从数据来看,玉树地震应急医学救援力量部署总体稍滞后于力量抽调。震后 48 小时,医疗卫生力量灾区部署基本一致,战略支援力量抽调在震后 72 小时达到 90%,而部署滞后于抽调,52%的抽调力量部署至灾区,表明 72 小时内仍存在低效率损失。两者在震后 8 天内均保持上升趋势,震后 8 天两者趋于一致。震后 72 小时的足量抽调,表明战略支援力量在 72 小时黄金救援期的快速响应。汶川地震应急医学救援中,应急医学救援力量展开部署速度相对滞后,震后 72 小时内抽调的 60％ 战略支援力量中，只有 20％ 的力量在灾区展开救治；相对汶川救援，玉树应急医学救援力量部署低效率较少。

汶川地震应急医学救援中，医疗力量抽调快于防疫力量。震后 72 小时抽调力量最多、最迅速，抽调的医疗力量达到峰值的 80％，医疗力量抽调峰值出现在震后 7 天，而震后 72 小时防疫力量抽调相对较少，仅为峰值的 40％，表明汶川地震应急医学救援早期对卫生防疫工作的认识尚存在不足，部署决策内容未能反映真实需求（张雁灵，2009b）。72 小时后卫生防疫力量抽调逐步增加，防疫力量抽调峰值的出现较医疗力量抽调峰值晚 8 天，表明 2 周后才开始明显重视卫生防疫工作（图 9-8）。玉树地震应急医学救援，灾区医疗力量部署的高峰出现在震后 9 天，与医疗力量抽调基本一致。随后医疗力量部署明显下降；各级医疗支援力量的部署情况表明，外省医疗支援力量在震后 9 天开始快速下降，军队和区域支援医疗力量下降趋势较缓；防疫力量部署在震后 3 天逐步增加，震后 15 天出现高峰，并维持一周。结合灾区支援力量部署变化趋势，外省支援力量 8 天后的快速下降是由于医疗力量的迅速下降导致，而其防疫支援力量下降趋势不明显。从医疗力量和防疫力量部署累计百分比来看，震后 11 天起呈剪刀状，表明防疫力量累计增加明显，这也是震后 10 天实现玉树灾区卫生防疫的全覆盖的重要依据（图 9-10）。虽然玉树震区有特殊性，但防疫力量的总体部署速度仍滞后于医疗力量，两者的一体化联动对于提升地震应急医学救援行动效率至关重要。

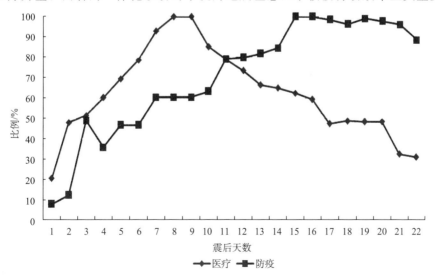

图 9-10 玉树地震医疗与防疫力量灾区部署累计百分比

2. "三段"救援力量模块化部署体系迅速建立，"维持段"时间缩短

汶川地震应急医学救援中应急医学救援力量呈三阶段式部署，震后 72 小时到 2 周前功能模块拆分为小分队，2 周后集成为模块化体系部署（图 9-11）。全部应急医学救援力量除整体抽调的 2 所野战方舱医院外，194 支军队应急医学救援分队整合成为 5 所野战医院和 14 个野战医疗所，由所属责任区统一指挥，形成"医疗队-野战医疗所-野战医院"责任区模块化部署体系。防疫队编成防疫监控群，下设 5 个防疫监控队，由各所属责任区统一指挥。而玉树地震应急医学救援始终坚持属地化管理原则，应急医学救援力量部署基本实现全程模块化（图 9-12）。玉树地震震后 72 小时，抽调 13 支医疗队，着眼防疫需求，首先抽调卫生防疫队 2 支，4 月 17 日心理救援力量即开展工作（张雁灵，2009b）。同时，着眼当地卫生资源匮乏和恢复重建时间长，第一时间动用了军队野战方舱医院 2 所，替代当地州、县医院职能，在黄金 72 小时后，为灾区常见疾病的医疗救治发挥重要作用。从救援行动开始，即形成医疗队、防疫队、野战方舱医院的模块化部署体系，提高了医疗、防疫和重建的整体效率，由汶川的医疗为主转为医疗防疫重建一体，提高了医疗、防疫和重建的整体效率。

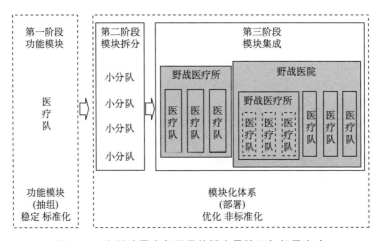

图 9-11　汶川地震应急医学救援力量抽组与部署方式

玉树震后 9 天医疗力量开始回撤，震后 17 天（4 月 30 日）战略支援力量（除 2 所野战方舱医院外）均完成回撤归建工作，区域支援力量部分回撤，留守灾区的力量主要是完成恢复重建期间的医疗替代作用。相比汶川地震应急医学救援力量 70 天后归建，玉树地震支援力量部署决策更加科学，且符合伤病员发生的规律特征，这与地震本身的特点也有密切关系。结合灾区需求，从灾后 9 天各

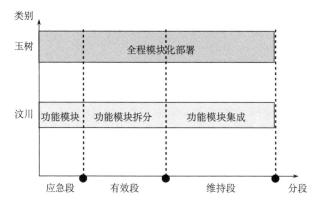

图 9-12　汶川、玉树地震应急医学救援力量"三段"部署方式比较

类救援力量陆续开始撤离，同时有部分区域支援力量到达参与灾后重建工作。课题组调研期间，部分受访者提出：专科医疗救治人员在震后 3 天就可撤回，或分流至后方医院，主要是本次救援采取了重伤员全部后送的原则。此外，专家组成员可以采用轮换的方式发挥作用。随着震后 72 小时急救医疗工作的开展，医疗队被分成小分队，深入偏僻乡村展开巡诊和搜救工作，部队医疗小分队也与救灾部队混合编组进村入户。结合调研实际，部分应急医学救援管理专家和急救医学专家认为，玉树地震应急医学救援力量在震后 4 天即能基本满足灾区医疗卫生的需求。总体来看，玉树地震应急医学救援的"维持段"从震后 9 天始，维持约 10 天，较汶川地震的近 60 天明显缩短。结合玉树地震应急医学救援力量使用的实际，震后 8 天力量部署达高峰，期间可能存在资源过剩引起的利用效率低下，这也是今后地震应急医学救援值得注意的问题。

本 章 小 结

1. 吻合应急医学救援力量使用基本原则，实现力量使用的全程模块化

应急条件下，应急医学救援力量使用，应当根据应急突发事件医疗卫生需求，以及应急救援指挥机构的意图，结合地形道路条件、流行病学特点等医学地理环境，分析事件可能的发展态势，从客观实际出发，应遵照以下原则。一是应符合应急条件应急医学救援要求。要有利于伤病员的现场急救与快速后送，有利于事件后果的快速消除与有效控制。二是应形成高效的应急医学救援体系。通常应按照不同的保障区域，点、线、面相结合，不同力量配套的分群部署，达到灾

区本土力量、区域支援力量、战略支援力量相结合,线性部署和区域部署相结合,预防、救治与后送力量相结合,防治医疗后送、卫生防疫防护脱节,同时还要避免力量的相互重叠。三是应与交通道路等客观条件相适应。要靠近主要交通道路,有一定的展开地幅和相应的水源,紧靠其他救援力量,便于对其他救援力量的应急医学救援(Binder and Sanderson,1987)。同时,应力求避开可能的自然灾害或事发蔓延的地段,如洪水、塌方、核化事故下风方向等。应急医学救援力量的抽组必须按照功能模块进行,备勤要素与种类要全,采用全过程模块化部署方式使用。结合不同任务需求,按照模块化要求配置,建立适应不同地域、自然条件和技术条件下展开救治的功能模块。加强医疗救治功能模块的构成要素和结构标准建设,促进资源向保障力的转化。同时,要完善功能要素模块种类,配备救援所需的妇产科、儿科、心理等特殊模块,实现一专多能,以及良好的机动性与便携性。

2. 灵活使用战略、区域和灾区本地力量,实现"三段"抽调与部署一致性

战略支援力量通常是国家执行地震应急医学救援的拳头力量,具有技术装备先进、标准化程度高等特点。相比汶川,玉树战略支援力量比例明显提高,加之战略支援力量在结构比例和技术水平上均优于其他两类救援力量,战略支援力量在灾区一线救治中发挥了重要作用,主要优势在于其较强的专科救治能力。当前,需要进一步提升战略支援力量的机动能力,实现全天候、全方位快速机动。区域支援力量作为近灾区的支援力量,是早期救治与响应的重要力量,玉树地震应急医学救援中区域支援力量的优势主要体现在快速的抽调和部署,以及对高原条件的适应能力上。灾区本地力量主要担负震后的急救和紧急救治任务,玉树地震中灾区本地应急医学救援力量在后期主要与支援力量混合编组,不仅解决了支援力量的语言障碍问题,而且提高了灾区本地力量的利用效率。总体看来,战略、区域和灾区本地三级应急医学救援力量的使用尚缺乏统一的配置原则和依据,在今后地震灾难应急医学救援中,需建立各级应急医学救援力量的使用原则,明确各层级支援力量的职责与救援需求,战略支援力量实施技术指导和支援,区域支援力量实施区域内相关技术力量实施保障或相应的支援保障。对于各类专业的力量,要集中使用,坚持灾区属地化(按照责任区)管理、分区域保障,明确救治技术范围和伤病员后送体系。结合地震应急医学救援"两期三段"的特点,应急医学救援力量使用应按照不同时期特点,有针对性地进行抽组与部署。应急段充分考虑灾区的医疗高需求特征,早期、足量、高效、模块化抽组救援力量;在力量的部署上,要坚持快速靠前部署,建立全程模块化部署体系,实现力量抽调与部署的高度一致性,减少力量使用的低效率损失,提升应急医学救

援效率。

3. 重视地震应急医学救援力量建设,专科力量按需合理配置

地震中创伤、挤压伤占到 80％ 以上,对于外科的专科救治需求明显增加。必须建立专业的医疗救治力量,强调专科救治。例如,美军建立的快速反应医疗增援小组中专门设立创伤和紧急救治快速反应增援小组,能够利用当地器材、资源和随身携带的药箱对伤员进行紧急救治;帮助确定对后续专业技术和医疗资源的需求;帮助制订治疗过渡计划,以便有序地恢复正常。良好的专科救治水平对于完成地震应急医学救援任务有重要意义。因此,要不断完善我国正在建立的国家级应急医学救援力量,应以此为契机建立地震应急医学救援专业医疗队,力量单元要向短小精悍、结构稳定、快速机动的目标改进。建立地震应急医学救援专业医疗队,通过日常医疗活动积累急救医学、严重创伤救治等专业领域的救治经验与方法,并在医疗分队的平时训练中进行强化训练。对于医疗分队的各类人员应当普及伤病员的现场急救训练,包括通气、止血、包扎、固定、搬运、基础生命支持的技术训练。使成员能够熟练使用相应的工具、器材和装备,学会规范性的伤票、登记簿、简易病例的书写与传输。医疗队成员应了解地震灾害较常见的疾病的救治,如挤压综合征的现场急救。同时,还需注意在高原执行任务时的高原缺氧综合征的处理,在高温条件下作业时中暑人员的处理,高寒时节作业值勤时的冻伤的处理等,强调专科力量,实现模块化编组与使用。

专科力量按需配置,一是医疗后送力量的部署应按照现场急救、专科治疗两级部署,必要时安排早期治疗阶梯。根据属地化管理、分区域保障要求,统一划分保障区域,明确救治技术范围和伤病员转送关系。在突发大量伤病员事件中,通常现场紧急救治力量只担负简单救命手术和维持生命体征的急救复苏、简单清创等急救和紧急救治技术范围,伤病情稳定后迅速组织伤病员就近后送。在人员伤亡较多的应急事件下,尤其是大型灾难事故,卫生指挥部门应部署铁路、水路、公路和空运专业性医疗后送力量,并优先使用空运手段实施中远距离后送。二是卫生防疫防护力量按照基层防疫力量与专业防疫防护力量拥结合,机动力量与区域力量相结合的原则进行部署(Liu et al.,2007)。国家、地方以及军队卫生行政部门要根据情况组织疾病预防控制和卫生监督等有关防疫防护力量,安排力量到事发地区开展卫生流行病学调查和评价、卫生执法监督,派出现场处置力量,采取有效的预防控制措施,防止各类突发事件造成的次生或衍生突发公共卫生事件的发生。明确各层级卫生防疫机构职责与救援需求,战略支援技术力量实施技术指导和支援,区域支援技术力量实施区域内相关技术力量实施保障或相应的支援保障。应急事件区域防疫力量就地实施相应的现场处置。

第十章　地震应急医学救援灾区本地力量结构

第一节　地震应急医学救援本地力量界定

地震灾害发生突然，情势复杂，混乱多变，给人类带来了无可估量的生命和财产损失。破坏性地震更是会造成严重的人员伤亡和经济损失，而生命救援就是地震灾害的第一任务。如何在最短的时间内挽救更多的生命；如何降低伤死率，是每一位参与地震灾难应急医学救援人员特别关注的问题。在应急医学救援支援力量未抵达灾区时，本地应急医学救援力量成为救援伤员的首发力量，在整个紧急应急医学救援工作中起到关键作用。我国是一个地震灾害频发的国家，近些年地震灾害的发生促使国家级应急医学救援队伍的建设日趋完善，很少有学者对灾区本地力量在应急医学救援行动中的作用发挥进行评价，因此应加强本地应急医学救援力量的研究和建设。

当地震灾害发生时，地震伤员进入"增长期"，大量应急医学救援支援力量还未抵达灾区，灾区本地应急医学救援力量的反应速度在很大程度上决定着应急医学救援的工作效率。本章主要关注地震应急医学救援行动中"应急段"与"有效段"中的本地力量。在全面总结玉树地震应急医学救援灾区本地力量总体情况的基础上，针对地震灾害应急医学救援的现实需求，聚焦抗震救灾应急医学救援灾区本地力量的快速反应和内部结构，运用描述性分析等方法，对玉树抗震救灾应急医学救援灾区本地力量进行实证分析，总结玉树地震应急医学救援灾区本地力量的经验，以期获得地震灾害应急医学救援灾区本地力量结构配置的特点，为提升地震灾害应急医学救援灾区本地力量的能力建设提供科学依据。

第二节　地震应急医学救援本地力量分类

一、基本概念界定

1. 卫生资源

广义的卫生资源是指人类一切卫生保健活动所使用的社会资源。狭义的卫生资源是指卫生部门所使用的社会资源包括卫生人力资源、物力资源和财力资源三大类。在这三类卫生资源中卫生人力资源是最重要的资源。

2. 卫生人力资源

卫生人力是指所有在卫生机构中（包括任何所有制形式的卫生服务单位和卫生管理单位）从事卫生服务、卫生管理及相关工作人员的总称，包括卫技人员、管理人员、其他技术人员以及勤杂人员等。WHO 在 2006 年《卫生人力》报告中，将卫生人力定义为卫生工作者是指主要从事以增进健康为主要目的的活动的人群。这就意味着扩展了 WHO 对医疗体系的定义，医疗体系的主要目标是增进健康。

卫生人力资源（health human resource）有广义和狭义两种概念。广义的概念是指从事医疗、护理等各类专业卫生人员、农村不脱产卫生人员、预备卫生人员和潜在卫生人员的总称；狭义的概念主要指专业卫生人员，他们是卫生资源的重要组成部分，是发展卫生事业的决定性资源，具有一定的学历、技术职称或某一方面专长的专业技术人员、管理人员和后勤人员。

3. 卫生人力资源配置

卫生资源配置（health resource allocation，HRA）是指政府或市场如何使卫生资源公平且有效率地在不同的领域、地区、部门、项目、人群中分配，从而实现卫生资源的社会和经济效益最大化，包括公共卫生资源（public health resource allocation，PHRA）与医疗资源配置（medical resource allocation，MRA）。其差别在于，前者发生在公共卫生部门并主要为政府计划配置，后者发生在医疗机构并存在政府与市场的双重配置，因此，卫生资源在不同机构、不同类别的配置标准与行为存在巨大差异。卫生资源的合理配置对于卫生事业持续、稳定、快速、健康的发展具有重要的促进作用。

卫生人力资源配置从狭义上来说，即卫生人力资源在各医疗卫生机构中的分配；广义上则是指人力资源在卫生系统的分配及各医疗机构卫生人力资源的分配（包括内外部招聘和内部人力资源再配置）。卫生人力资源不同于其他卫生资源，不必储存或临床准备就可以获得，需要某种卫生人力就必须在培养方向、数量、规格方面提前规划，这样才能避免在某一地区出现资源过剩或缺乏。

二、研究内容与方法

1. 研究内容

本章研究对象是玉树抗震救灾应急医学救援灾区本地力量，即地震后自发或医疗机构组织参与抗震救灾应急医学救援行动的医疗救治力量，其中卫生专业技术人员指担任医学救治主要任务的工作人员，包括医生、护士、辅诊科室的医生（技师）、药剂、其他（卫生监督员和公共卫生管理）等卫生专业人员。行政后勤人员主要指从事指挥、协调、安全保卫等行政管理工作和承担设备维护、后勤保障、服务等工作的人员（Lin et al.，2011），包括司机、厨师、记者等工作人员。

本书主要运用描述性统计分析法，主要以玉树地震应急医学救援灾区本地力量作为样本，对应急医学救援灾区本地力量的应急反应、部署情况和工作情况进行了分析，并对玉树地震应急医学救援灾区本地力量中人员类别、性别、年龄和玉树地震应急医学救援灾区本地中卫生专业技术人员的学历、职称和学科专业等各要素的频率及分布进行描述性统计分析。

2. 研究方法

1）文献归纳荟萃法

对国内外关于地震灾害应急医学救援的各类文献资料进行系统地文献检索和数据查询，在此基础上对具有相同研究目的多个独立的研究结果进行比较和综合分析，对各类文献资料中的主要观点进行归纳。对我国目前地震灾害应急医学救援力量现状及影响救援效率的因素进行总结，归纳出可以借鉴的理论和方法。

2）现场调查及问卷调查

课题组对青海玉树等参与玉树地震紧急应急医学救援的人员进行现场调研。对象包括应急医学救援组织指挥机构、卫生行政机关、应急医学救援人员等，并采用现场问卷调查的方法，随机抽取青海玉树参加玉树地震应急医学救援的人员进行问卷调查。调查内容主要是玉树地震应急医学救援人员的基本情况，参加急救培训情况，所在医疗队卫生人力配置情况、参与救援的时间、内容、与支援人员的协作方式等信息（Chang，2001）。

3）主要分析方法

相关数据由两人同时使用 Excel 录入数据，建立数据库，以确保数据录入的准确性。本书主要运用描述性统计分析法，对灾区本地应急医学救援人员结构及应急反应能力和部署情况进行分析。

第三节　地震应急医学救援灾区本地力量情况

一、灾区本地应急医学救援力量展开情况

玉树地震导致玉树 57.7% 的医疗卫生机构受损，主要医疗机构的用房均已成危房，大部分医疗卫生机构均无法承担日常医疗工作，受伤卫生人员占总数的 7%。地震当天玉树的 6 个乡镇卫生院均在临时指挥部立即展开救治，上拉秀乡、巴塘乡和仲达乡等卫生院都在地震当天 8 时就展开医学救治，安冲乡、哈秀乡、小苏莽乡等卫生院也在地震当天展开了医学救治，称多县卫生医疗队、曲麻莱县

卫生医疗队、杂多县卫生医疗队、囊谦县卫生医疗队也在数小时后赶赴玉树县结古镇重灾区，分别部署在结古镇赛马场、结古镇扎曲科片区、结古镇扎曲南路（加吉娘移民村）等伤员集中的地段。当地医疗机构作为灾后医疗救援的第一反应人，在紧急救治方面发挥了不可代替的作用。

震后灾区本地参与医疗救援的人员共 502 名。通过对 113 份自制封闭式调查问卷的整理分析可以发现，在地震发生 1 小时内采取救援行动的占 58％，1～24 小时内采取救援行动的占 27％，24～48 小时内采取救援行动的占 7％，48～72 小时内采取救援行动的占 4％，72 小时后采取救援行动的占 4％，并且自发和医疗机构组织的医疗救援行动均各占 50％。但地震发生后 1 小时内自发采取救援行动占调查总人数的 80％；医疗机构组织的医疗救援行动占调查总人数的 37％；在震后 48 小时内自发采取救援行动的占调查总人数 96％；医疗机构组织的医疗救援行动占调查总人数的 90％。由此可看出灾区本地医疗救援人员自发采取行动是灾害医疗救援前期的重要力量（图 10-1）。在 113 名医务人员迅速展开紧急救治的同时，存在 14％的医务人员自己和家人同时受伤，25％的医务人员的家人受伤，4％的医务人员自己受伤等情况。

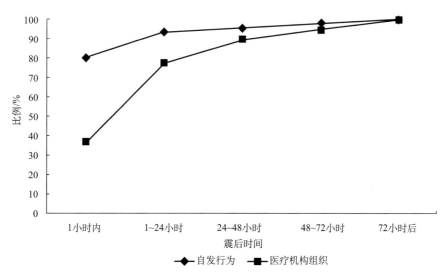

图 10-1　玉树地震灾区本地医疗救援人员

二、灾区本地应急医学救援力量救援工作内容

通过与玉树应急医学救援人员座谈和回收问卷的整理发现，灾区本地应急医

学救援主要工作内容包括分类筛选伤员、急救复苏、止血、包扎、固定、清创缝合、搬运、运送伤员、伤员护理、做翻译协助救援行动、组织协调、卫生宣教等。在方舱医院进入灾区后，54%的人员加入方舱医院与支援力量一起展开医疗救治工作。从4月14日到5月15日，共计31天，灾区本地应急医学救援力量共接诊13 722人次、巡诊3761人次、清创3499人次、后送984人次、抢救危重伤员858人次、接诊外伤3915人次、接诊胃肠炎1827人次、接诊上呼吸道感染3372人次、接诊高原反应265人次、接诊高原肺水肿77人次、接诊高原脑水肿10人次、接诊高原肺水肿合并脑水肿10人次、接诊其他病种861人次。

三、讨论

通过上述分析可以发现此次玉树地震在紧急应急医学救援中，灾区本地应急医学救援力量反应最快，并能立即展开医疗救治的力量，在整个紧急应急医学救援工作中能起到至关重要的作用。其中有一半的力量来自于自发行为，因此，国家应该加强预防，强化防震救灾教育，提高人民群众的防震意识和能力。当灾害发生时，如果灾区民众此前普遍接受过急救基本知识的教育和训练，将是争取"黄金救援时间"的最有效办法之一。

第四节　地震应急医学救援灾区本地力量结构

一、本地救援人员专业类别

玉树地震灾区本地应急医学救援人员中医疗专业人员占应急医学救援总人数的52.8%、护理专业人员占应急医学救援总人数的26.2%、辅诊专业人员占应急医学救援总人数的2.6%、其他卫生专业人员占应急医学救援总人数的2.6%，医护比为1∶0.5，行政后勤人员占应急医学救援总人数的15.8%。玉树地震灾区本地应急医学救援人员中无药剂专业人员。

二、本地救援人员性别分布

玉树地震灾区本地应急医学救援人员中，男性占应急医学救援总人数的43.7%，女性占应急医学救援总人数的56.3%，男女比例为1∶1.29。另外，医生和护理人员性别结构则呈现明显的不同。在医疗专业中，男性占医疗专业总人数的52.1%，女性占医疗专业总人数的47.9%；在护理专业中，男性占护理专业总人数的6.7%，女性占护理专业总人数的93.3%。其他专业人员基数较小，在此不再作详细分析。

三、本地救援人员年龄分布

玉树地震灾区本地医疗救援人员年龄分布为 20～60 岁；中值为 32 岁；平均年龄为 33 岁；25 百分位数、50 百分位数、75 百分位数，分别为 28 岁、32 岁、38 岁。将年龄分为 25 岁以下、26～35 岁、36～45 岁、46 岁以上等 4 组可看出（图 10-2）。26～35 岁年龄组的人员比例最高，占应急医学救援总人数的 48.10％；25 岁以下年龄组的人员占应急医学救援总人数的 17％，36～45 岁年龄组的人员占应急医学救援总人数的 27.4％，46 岁以上年龄组的人员占应急医学救援总人数的 7.5％。

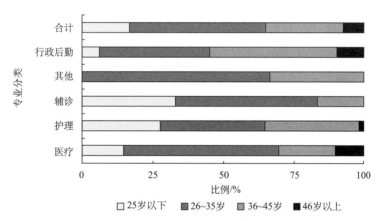

图 10-2　玉树地震灾区本地应急医学救援人员年龄结构

医疗专业人员年龄分布主要集中在 26～35 岁年龄组，占医疗专业总人数的 54.8％；25 岁以下年龄组的医疗人员占医疗专业总人数的 14.8％，36～45 岁年龄组的医疗人员占医疗专业总人数的 20％，46 岁以上年龄组的医疗人员占医疗专业总人数的 10.4％。

护理专业人员在 45 岁以下的年龄组中分布比较均匀，26～35 岁年龄组所占比例略高，占护理专业总人数的 37％，25 岁以下年龄组的护理人员占护理专业总人数的 27.8％，36～45 岁年龄组的护理人员占护理专业总人数的 33.3％，46 岁以上年龄组的护理人员占护理专业总人数的 1.9％。

辅诊专业人员年龄分布主要集中在 26～35 岁年龄组，占辅诊专业总人数的 50％；25 岁以下年龄组的辅诊人员占辅诊专业总人数的 33.3％，36～45 岁年龄组的辅诊人员占辅诊专业总人数的 16.7％。

行政后勤人员年龄分布主要为26～45岁，26～35岁年龄组的行政后勤人员占行政后勤总人数的38.7%，36～45岁年龄组的行政后勤人员占行政后勤总人数的45.2%，25岁以下年龄组的行政后勤人员占行政后勤总人数的6.5%，46岁以上年龄组的行政后勤人员占行政后勤总人数的9.7%。

其他卫生专业人员年龄分布也主要为26～45岁，26～35岁年龄组的其他卫生专业人员占其他卫生专业总人数的66.7%，36～45岁年龄组的其他卫生专业人员占其他卫生专业总人数的33.3%。

四、本地救援人员学历情况

玉树地震灾区本地应急医学救援卫生专业人员均以大专学历为主（图10-3），占卫生专业总人数的63.2%。本科学历和中专学历的人员均占卫生专业总人数的17.6%，研究生学历和其他学历的人员分别占卫生专业总人数的0.5%和1%。

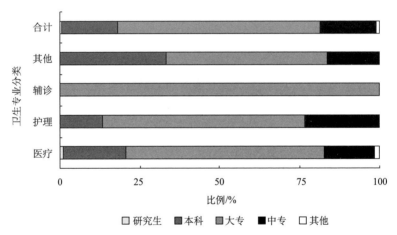

图10-3 玉树地震灾区本地应急医学救援人员学历结构

医疗专业人员的研究生学历占医疗专业总人数的0.8%，本科学历占医疗专业总人数的19.8%，大专学历占医疗专业总人数的62%，中专学历占医疗专业总人数的15.7%，其他学历占医疗专业总人数的1.7%。

护理专业人员的本科学历占护理专业总人数的13.3%，大专学历占护理专业总人数的63.3%，中专学历占护理专业总人数的23.4%。

辅诊专业人员均为大专学历。其他卫生专业人员的本科学历占其他卫生专业总人数的33.3%，大专学历占其他卫生专业总人数的50%，中专学历占其他卫生专业总人数的16.7%。

五、本地救援人员职称情况

玉树地震灾区本地应急医学救援卫生专业人员主要以初级职称为主（图10-4），占卫生专业总人数的66.3%。高级职称占卫生专业总人数的7.8%，中级职称占卫生专业总人数的25.9%。

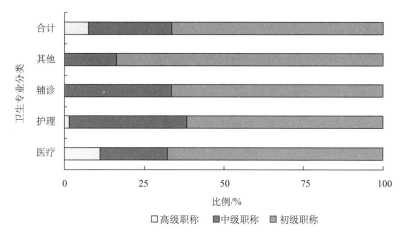

图 10-4 玉树地震灾区本地应急医学救援人员职称结构

医疗专业人员的高级职称占医疗专业总人数的11.6%，中级职称占医疗专业总人数的20.7%，初级职称占医疗专业总人数的67.8%。

护理专业人员的高级职称占护理专业总人数的1.7%，中级职称占护理专业总人数的36.7%，初级职称占护理专业总人数的61.7%。

辅诊专业人员无高级职称，中级职称占辅诊专业总人数的33.3%，初级职称占辅诊专业总人数的66.7%。

其他卫生专业人员也无高级职称，中级职称占其他卫生专业总人数的16.7%，初级职称占其他卫生专业总人数的83.3%。

六、本地救援人员专业分类

玉树地震灾区本地应急医学救援卫生专业中医疗专业人员主要以为内外科居多（图10-5），其次为全科和藏医。其中外科人员占医疗专业总人数的31.4%，内科人员占医疗专业总人数的27.3%，妇产科人员占医疗专业总人数的7.4%，儿科人员占医疗专业总人数的3.3%，全科人员占医疗专业总人数的15.7%，地方病科人员占医疗专业总人数的1.7%，藏医人员占医疗专业总人数的13.2%。

因灾区本地整体医疗水平偏低和医疗机构遭到地震破坏，内外科未再进行二级学科的分类。

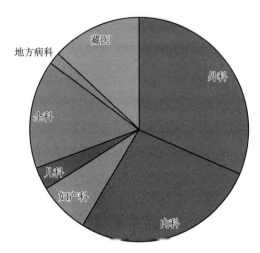

图 10 -5　玉树地震灾区本地应急医学救援人员医疗专业结构

七、讨论

通过上述分析可以发现灾区本地救援力量素质偏低，这提示我国西部地区卫生技术人才队伍素质仍然偏低，应建立分类别、分渠道、全方位的培训体系，重点是加大急需紧缺专业人才的培养。从现有人才队伍中选拔有发展潜力的人员到高等院校或通过其他方式进行深造。针对不同层次人员，鼓励他们参加在职博士、硕士、专升本、大专等学习教育，并在时间、经费等方面给予优惠政策，旨在增强我国西部地区卫生技术人才队伍的素质建设。对于应急医学救援人员应该普及现场急救训练，包括通气、止血、包扎、固定、搬运、基础生命支持的技术训练，使每位应急医学救援人员都了解地震灾害较常见的疾病的救治，如挤压综合征的现场急救，并能够熟练使用相应的工具、器材和装备，不断提高紧急应急医学救援人员在简易条件下的快速急救、紧急防护等处置能力和工作能力。

本 章 小 结

1. 本地力量展开迅速，但需要加强急救医学培训

自然灾害发生突然，情势复杂，混乱多变，只有充分的计划准备才能很好地

应对。在此次玉树地震灾难调研中，课题组访谈了曾亲临地震现场的相关救援人员，如青海省卫生厅领导、各救援队负责人、玉树本地救援人员等，受访者一致认为当地医务人员在早期，尤其是前 72 小时内发挥着不可替代的作用。在回收的 113 份自制封闭式调查问卷的整理中发现，一些应急医学救援人员在自己受伤和（或）家人受伤的情况下，仍然能快速反应，积极采取搜救、搬运伤员，清创包扎，简易固定、抢救复苏、心理疏导等紧急救治措施，在支援力量抵达后又积极与之紧密协同，担任方言翻译、向导、与支援应急医学救援力量一起展开合作手术，甚至加入方舱医院中共同工作，为取得玉树地震应急医学救援工作任务的顺利完成打下了坚实的基础。但在这次的问卷调查中，发现 113 名当地应急医学救援人员中参加过急救医学相关培训的人员仅占 31%，显示出平时训练的缺乏。在国外一项针对急救住院医师培训的类似调查中，多数人表示愿意接受急救医学培训，并且培训方式多样，但我国现有的急救培训很难满足需求，这提示在以后的工作中应提高医护人员的整体水平，并且应该对急救医学相关培训有所侧重，普及伤病员的现场急救训练，包括通气、止血、包扎、固定、搬运、基础生命支持的技术训练，使每位应急医学救援人员都了解地震灾害较常见的疾病的救治，如挤压综合征的现场急救；能够熟练使用相应的工具、器材和装备，不断提高紧急应急医学救援人员在简易条件下的快速急救、紧急防护等处置能力和工作能力；注意在高原执行任务时的高原缺氧综合征的处理、在高温条件下作业时中暑人员的处理、高寒时节作业值勤时的冻伤的处理等。国家应做好备灾救灾准备工作，定期培训应急救援人员，积极组织社会救援力量、培育社会救援组织，从而增强应急管理和抗风险能力，确保在自然灾害和突发事件发生后能及时开展救灾救护工作。

2. 整体素质偏低，可采取卫生专业对口支援

通过对玉树地震应急医学救援灾区本地力量的研究分析可看出在紧急应急医学救援中，本地卫生技术人员是反应最快，并能立即展开医疗救治的应急医学救援力量，在整个紧急应急医学救援工作中能起到至关重要的作用。但同时也可以看出，我国西部地区卫生技术人才队伍素质仍然偏低，卫生专业技术人员中大专学历和初级职称均占大多数。应建立分类别、分渠道、全方位的培训体系，重点是加大急需紧缺专业人才的培养，从现有人才队伍中选拔有发展潜力的人员到高等院校或通过其他方式进行深造。针对不同层次人员，鼓励他们参加在职博士、硕士、专升本、大专等学习教育，并在时间、经费等方面给予优惠政策，旨在增强我国西部地区卫生技术人才队伍的素质建设；从全国抽调政治素质要高、工作作风好、身体健康、沟通协调能力较强，具备扎实的专业知识和娴熟的临床技能，具有独立开展工作能力的卫生专业技术人员到西部地区进行对口支援，在受援单位积极开展临床教学和技术培训，通过讲学、培训、各种临床带教形式培训卫生技术人员，全面提高西部地区的综合医疗技术水平。

3. 缺乏自救互救能力，应普及公众基础急救知识

玉树地震发生后，虽然救援成绩很大，但整个救援过程中也暴露出一些我国灾难应急救援建设存在的问题：如救援过程中出现灾区本地救援力量太少，医疗物资短缺、医护人员数量严重不足，民众急救知识缺乏等。虽然国家从各省抽调的应急医学救援队伍抵达灾区和紧急抢运救援物资的情况有所缓解，但仍然没有完全解决。减轻地震灾害，必须在加强预防上下功夫，把强化防震救灾教育作为首要任务，切实提高人民群众的防震意识和能力。在此次玉树地震灾难调研回收的 113 份自制封闭式调查问卷的整理中发现应急医学救援人员虽然快速反应，但毕竟资源不足，并且一部分应急医学救援人员自己和（或）家人受伤。当灾害发生时，如果灾区民众此前普遍接受过急救基本知识的教育和训练，将是争取"黄金救援时间"的最有效办法之一，灾区民众发挥自我的防灾救援能力，救援队伍面临的压力无疑会小得多，起码不会将宝贵的医护人员浪费在绑绷带和处理伤口这样的小事上，可以让他们集中精力救治重伤员。因此，我国应切实加强防震救灾教育，使防震救灾知识和技能进农村、进社区、进学校，切实提高人民群众的自救和互救能力。一方面可以从教育部门入手，将自救常识和急救知识列入中小学课程计划，在大中小学和高等院校中广泛开展救助知识课程；另一方面，有关部门可将各级政府的行政干预手段和医疗单位的专业知识结合起来，以乡镇（街道）、村（社区）为单位，进行公众急救自救基本知识的普及教育，建立起公众防灾、自救知识的培训机制，增强人民群众的备灾救灾意识，切实提高我国民众防灾减灾的能力。我国已把初级卫生救护培训内容纳入健康城区建设的内容之一，还将争取把初级卫生救护培训工作纳入区委、区政府对各镇、街道、园区的目标管理考核，将初级卫生救护工作与区突发公共应急体系相结合，与精神文明建设、备灾、救灾、安全生产相结合，要积极争取把初级救护培训工作纳入政府应急体系，纳入文明社区、文明小区测评体系，纳入相关行业职业培训。

第十一章　地震应急医学救援支援力量结构与部署

第一节　地震应急医学救援支援力量界定

地震应急医学救援高效、快速反应是国家应对大规模突发事件伤亡能力的主要体现。其中，救援人力资源的配置不仅是救援能力建设的重要内容，也是在大规模伤亡事件中提高救治效率的焦点问题。以往地震灾害救援的实践经验告诉人们，地震灾害早期以创伤为主，骨科居多，多发伤和挤压综合征常见，后期呼吸系统疾病和感染性疾病上升，妇、产、儿、皮肤科疾病多发，这就要求医疗救援人力资源的合理配置，快速机动、灵活转换。近年来，国家大力建设全国各级应急医学救援队伍以应对频发的地震灾害。在应对各类突发自然灾害的紧急情况下，各级救援指挥机构需对灾情快速响应，利用有限的信息快速作出决策，在短时间内提出方案，并组建、指挥大量医疗救援人员快速抵达灾区展开医疗救援行动。因此，医疗救援人力资源的使用是否能够做到科学决策、高效配置，以保证医疗救援人员的效能得到充分发挥，避免因为配置的不合理而导致人力资源浪费和效率损失成为现实问题。

本章重点关注地震救援行动"有效段"与"维持段"中的支援力量结构与部署情况。"有效段"中伤亡呈持续上升，卫勤指挥以分队的战术指挥为主，卫勤力量部署以功能模块拆分为主要方式，拆分医疗队为小分队覆盖所有重灾区。"维持段"中伤亡达到饱和状态，灾区责任区指挥体系形成，卫勤力量部署以责任区内功能模块的整合为主要方式，形成医疗队、野战医疗所和野战医院的责任区模块化部署体系。本书主要针对玉树地震应急医学救援支援力量进行系统分析，以玉树地震应急医学救援区域支援力量、战略支援力量和区域加强力量作为样本，对区域支援力量和战略支援力量的部署情况进行分析；并对三类力量中人员的专业类别、性别、年龄和其中卫生专业技术人员的学历、职称、医疗专业学科分类等要素进行分析；最后，对部署在玉树灾区的区域支援力量人员结构进行时序上的探讨，以提高地震灾害应急医学救援效率为目的，为提升地震灾害应急医学救援支援力量的能力建设提供科学依据。

第二节　地震应急医学救援支援力量分类与方法

一、支援力量分类

1. 区域支援力量

区域支援力量主要指地震后，灾区所在区域（省）参与抗震救灾应急医学救援行动的医疗救治力量。

2. 战略支援力量

战略支援力量主要指地震后，由国家统一协调指挥灾区所在的区域（省）以外参与抗震救灾应急医学救援行动的医疗救治力量，主要部署在重灾区和区域支援力量共同进行应急医学救援行动。

3. 战略加强力量

战略加强力量主要加强到灾区所在区域（省）未受到地震损坏或受到轻微损坏城市中的医院，协助医院留守医务人员对灾区后送伤员采取专科、全面的治疗。

4. 卫生专业技术人员

卫生专业技术人员指担任医学救治主要任务的工作人员，包括医生、护士、辅诊科室的医生（技师）、药剂、其他（卫生监督员和公共卫生管理）等卫生专业人员。

5. 行政后勤人员

行政后勤人员主要指担负领导职责或管理任务，主要是从事指挥、协调、安全保卫等行政管理工作和承担设备维护、后勤保障、服务等工作的人员，包括司机、厨师、记者等工作人员。

二、主要研究方法

1. 文献归纳荟萃法

对国内外关于地震灾害应急医学救援的各类文献资料进行系统的文献检索和数据查询，在此基础上对具有相同研究目的的多个独立的研究结果进行比较和综合分析，对各类文献资料中的主要观点进行归纳。对我国目前地震灾害应急医学救援力量现状及影响救援效率的因素进行总结，归纳出可以借鉴的理论和方法。

2. 现场调查及问卷调查

课题组对青海、四川、陕西、甘肃、西藏等参与玉树地震紧急应急医学救援的省份进行现场调研，并对地震应急医学救援存在的问题及支援应急医学救援队的建设构想进行深度访谈。对象包括应急医学救援组织指挥机构、卫生行政机关、应急医学救援人员以及灾难应急医学救援专家等。搜集卫生部、青海省卫生厅玉树地震应急医学救援力量相关资料，并采用现场问卷调查方法，随机抽取青海省西宁市参加玉树地震应急医学救援的人员进行问卷调查。调查内容主要是玉树地震应急医学救援人员的基本情况，参加急救培训情况，所在医疗队卫生人力配置情况等信息。

3. 统计学方法

相关数据由两人同时使用 Microsoft Excel 录入数据，建立数据库，以确保数据录入的准确性，主要运用描述性分析法，对支援应急医学救援队人员结构有关要素的频率、集中趋势、离散趋势以及分布等进行比较分析；运用卡方检验、Kruskal-Wallis 秩和检验等分析方法，对支援应急医学救援队的部署情况进行分析。

第三节　地震应急医学救援队部署情况

以 53 支参与救援的应急医学救援队作为样本，对原始数据设置哑变量，并赋值（表 11-1）。通过 χ^2 检验，判断不同要素分组之间数据的均衡性。在此基础上，对基线平衡的分组采用 Kruskal-Wallis 秩和检验方法，运用 SPSS-18 统计软件对数据进行分析；对基线不平衡的分组数据，实施二次分组，以考察单个部署要素对应急医学救援队工作量的影响。

根据统计分析的结果，推断不同部署策略下，应急医学救援队之间在接诊量上是否有差别，并根据这些差异，具体分析某项部署要素的效果。本书认为，在应急救援队展开期间，接诊量越高，则某个部署策略的效果越好。

表 11-1　样本特征分组及赋值

变量		赋值	$N=53$	百分比
人装分离情况	人装合并	0	34	64.2
	人装分离	1	19	35.8
救援队展开天数	0～7 天	1	16	30.2
	8～15 天	2	27	50.9
	15 天以上	3	10	18.9

续表

变量		赋值	$N = 53$	百分比
救援队人数	3~15 人	1	31	58.4
	15~30 人	2	16	30.2
	30~45 人	3	3	5.7
	45 人以上	4	3	5.7
到达情况	"72 小时内"到达	0	32	60.4
	"72 小时后"到达	1	21	39.6
部署位置	玉树体育场	1	17	32.1
	玉树赛马场	2	18	33.9
	玉树机场	3	6	11.3
	结古镇周边地区	4	12	22.7

　　根据不同的部署要素，对 53 个样本进行分组。不同的分组，组内的其他部署要素在构成上的均衡性通过 χ^2 检验进行判断。由分析结果得（图 11-1），按人装情况和医疗队人数分组，组内其他决策要素上的构成比较为均衡，可以对分组直接进行秩和检验并分析。而按到达情况、部署地点、展开天数分组、不同分组组内其他决策要素在构成上的差别较为显著，因此必须对数据进一步分组，以排除差别显著的其他部署因素对接诊量差异判断的影响。

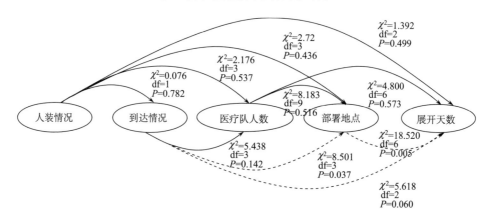

图 11-1　五项部署要素分组数据的基线均衡性分析

一、救援队人装合并情况

根据人装组合情况的不同将样本分成两组。按人装分组的两组医疗队在人数（$P=0.537$），留治天数（$P=0.499$），到达时间（$P=0.782$）以及部署地点（$P=0.436$）上的差异按 $a=0.1$ 的检验水准，没有统计学意义。对两组样本直接进行统计分析（表 11-2），采用人装分离方式抵达灾区的医疗队接诊量多于采用人装合并的方式，秩均值分别为 25.26 和 30.11，两者之间的差异按 $a=0.2$ 的检验水准，没有统计学意义。人装分离或合并效果不明显。

表 11-2　按人装情况分组的接诊量差异 Kruskal-Wallis 秩和检验

项目	人装	N	秩均值	自由度	χ²	P
接诊量	人装合并（赋值 0）	34	25.26	1	1.198	0.274
	人装分离（赋值 1）	19	30.11			
	总数	53				

二、救援队抵达人数分析

根据各应急医学救援队人数的不同将样本分成四组。由分组数据的均衡性分析得，按人数分组的医疗队在人装情况（$P=0.537$）、留治天数（$P=0.570$）、到达时间（$P=0.142$）以及部署地点（$P=0.516$）上的差异按 $a=0.1$ 的检验水准，没有统计学意义。对四组样本直接进行统计分析（表 11-3），分组的接诊量基本上呈微双峰分布，两个峰值分别为 15～30 人组和 45 人以上组，接诊量秩均值分别为 28.78 和 32.67，平均接诊量分别为 788.5 次和 1061 次；分组间的差异按 $a=0.2$ 的检验水准，没有统计学意义。医疗队人数决策效果不明显。

表 11-3　按医疗队人数分组的接诊量差异 Kruskal-Wallis 秩和检验

项目	人数	N	秩均值	自由度	χ²	P
接诊量	3～15 人（赋值 1）	31	25.76	3	0.886	0.829
	15～30 人（赋值 2）	16	28.78			
	30～45 人（赋值 3）	3	24.67			
	45 人以上（赋值 4）	3	32.67			
	总数	53				

三、救援队到达时序分析

根据各应急医学救援队到达情况的不同，将样本分成两组，两组样本之间在部署地点（$P=0.037$），展开天数（$P=0.060$）出现统计学上有显著的差异。具体表现在部署于玉树赛马场的医疗队（部署位置 2）到达情况与其他部署地点存在明显不同。其中，各应急医学救援队除部署在玉树赛马场的分组外，其他部署地点的分组震后 72 小时内到达的医疗队数目均大于震后 72 小时后到达的医疗队。留治天数为 8～15 天（留治天数 2）的医疗队大多数在 72 小时内到达，而其他留治天数的医疗队在到达时间上的差异趋同。

根据分组数据的特征，将样本重新分成 4 组，即玉树赛马场和留治 8～15 天为第一组，玉树赛马场和其他留治天数为第二组，其他部署地点和留治 8～15 天为第三组，其他部署地点和其他留治天数为第四组，以独立检验到达时间对医疗队接诊量的影响。选择样本例数最大的一组，即第四组作为分析对象，结果显示（表 11-4），72 小时内到达的医疗队可实现更高的接诊量，但不同到达情况的医疗队在接诊量上的差别没有统计学意义（$P=0.861$）。医疗队在到达情况上基于接诊量的效果分析不显著。

表 11-4　到达时间不同接诊量差异的 Kruskal-Wallis 秩和检验

项目	到达情况	N	秩均值	自由度	χ^2	P
接诊量	72 小时内到达（赋值 0）	21	14.14	1	0.031	0.861
	72 小时后到达（赋值 1）	6	13.5			
	总数	27				

四、救援队部署地点

根据各应急医学救援队部署地点的不同，将样本分成四组，四组样本之间在到达情况（$P=0.037$）、留治天数（$P=0.005$）上有明显差异。在震后 72 小时内到达的医疗队主要部署在玉树体育场，其次是结古镇周边地区，剩下的一部分留在机场，另一部分部署在玉树赛马场。而在 72 小时后到达的医疗队主要部署在赛马场，其次是体育场，剩下的部分则部署于结古镇周边地区。样本中，没有"72 小时后"到达的医疗队部署在玉树机场。总体来说，部署在玉树体育场、机场以及结古镇周边地区的"72 小时内"医疗队数目多于"72 小时后"医疗队，而在玉树机场部署的医疗队都在震后 72 小时内到达并展开。不同部署地点在医疗队留治天数上的差异主要表现在结古镇周边地区。在结古镇周边地区部署的医疗队大多数留治时间都在 15 天以上。相对来说，部署在玉树体育场、赛马场、机场的医疗队大多数留治时间在 7~14 天。

由于基线不均衡，将样本重新分成四组，即 72 小时内到达和留治 15 天以上为第一组，72 小时内到达和留治 0~7 天与留治 8~15 天为第二组，72 小时后到达和留治 15 天以上为第三组，72 小时后到达和留治 0~7 天与留治 8~15 天为第四组。选择样本例数最大的一组，即第四组作为分析对象（表 11-5）。不同的部署地点，接诊量有明显的差异（$P = 0.154$）。部署在玉树体育场的医疗队最多，且接诊量最大，接诊量秩均值为 16.33；部署在玉树赛马场较玉树机场多 1 支医疗队，但接诊量秩均值较玉树机场稍低，秩均值分别为 13.64 和 14.17。医疗队在部署地点上基于接诊量的效果分析显著。

表 11-5　不同部署地点接诊量差异的 Kruskal-Wallis 秩和检验

项目	部署位置	N	秩均值	自由度	χ^2	P
	玉树体育场（赋值 1）	9	16.33	3	5.26	0.154
	玉树赛马场（赋值 2）	7	13.64			
接诊量	玉树机场（赋值 3）	6	14.17			
	结古镇周边（赋值 4）	4	5.88			
	总数	26				

五、救援队展开天数

根据各应急医学救援队展开天数的不同将样本分成三组，三组样本之间在到达情况（$P = 0.060$）、部署位置（$P = 0.005$）有明显差异。部署在玉树体育场、赛马场、机场的医疗队展开天数的趋势基本相同，展开 8~15 天的医疗队最多，展开 15 天以上的医疗队较少。相比之下，部署在结古镇周边地区的医疗队大多数留治 15 天以上。到达情况不同的医疗队，其展开天数也不同，在 72 小时内到达的医疗队展开天数集中在 8~15 天，大约两周。而 72 小时后到达的医疗队有 47.6％ 展开天数只有一个星期，33.3％ 展开天数在两周内，19.1％ 在灾区展开时间超过 15 天。总体来说，在灾后应急救援中，72 小时内到达，展开天数大约两周的医疗队是应急医学救援的主要力量，而 72 小时后，卫生力量逐渐加入，在灾害发生 15 天后取代 "72 小时内" 到达医疗队，成为应急后期的主要卫生力量。

为平衡展开天数的分组在部署地点、到达时间分布的不同，将样本重新分成四组，即部署在结古镇周边地区和 72 小时内到达为第一组；部署在结古镇周边地区和 72 小时后到达为第二组；部署在结古镇和 72 小时内到达为第三组；部署在结古镇和 72 小时后到达为第四组。选择样本例数最大的一组，即第三组作为分析对象（表 11-6），展开天数 15 天以上的医疗队接诊量较多，接诊量秩均值为 18.00，展开时间为 8～15 天的医疗队接诊量次之，接诊量秩均值为 12.35。不同展开天数之间接诊量的区别没有统计学意义（$P=0.483$）。医疗队在展开天数上的决策效果不明显。

表 11-6　不同展开天数接诊量差异的 Kruskal-Wallis 秩和检验

项目	展开天数	N	秩均值	自由度	χ²	P
接诊量	0～7 天（赋值 1）	5	9.6	2	1.455	0.483
	8～15 天（赋值 2）	17	12.35			
	15 天以上（赋值 3）	1	18			
	总数	23				

六、讨论

从调查分析的结果来看，虽然无论是人装分离还是人装合并对应急应急医学救援队接诊量的影响并不显著（$P=0.274$），但是采取何种开进方式直接影响应急救援队伍的机动能力，从而影响应急医学救援队到达灾区的时间，并且接诊量指标并不反映诊疗的质量，同时，没有得到及时的灾区应急医学救治的需要存在积压，接诊量无法衡量这种积压的程度。因此，在较短的时间内，只能在机动能力和诊疗质量两者间寻找半衡点，采用适度的人装分离。应急医学救援的绩效评价指标的选择，将影响这个平衡点的位置，人装合并如果能保证在"72 小时内到达"，应采取人装合并的方式，以便提高应急医疗服务。否则，就应采取人装分离的方式，争取获得应急医学救援的时间优势。

不同的部署地点，面对的诊疗需要不同，应急医疗救援队伍应该在伤亡较为集中的地区靠前部署。在不同的部署地点，接诊量有明显的不同（$P=0.154$），部署在玉树体育场的医疗队平均接诊量达到 1681 人次，结古镇周边地区的平均接诊量只有 214 人次。这次玉树应急医学救援的位置部署较为合适，在 72 小时内到达的医疗队注重灾区救治面的覆盖，32 支"72 小时内"到达的医疗队在各个位置均有覆盖，而"72 小时后"到达的 21 支医疗队则重点加强部署在诊疗需求量大的地区，如赛马场、体育场。

到达情况对应急医学救援队接诊量的影响并不显著（$P=0.861$），这正说明灾难应急医学救援是一个连续性的过程。访谈中，笔者了解到应急伤害处理结束后，灾区公共卫生需求、常见病与慢性病诊疗需求迅速上升为主要矛盾。救援队人数越多，留治时间越长，接诊量就越大。但是，超过一个临界点以后，更多的人员和更长的留治天数对应急医学救援队的接诊量的影响并不显著。针对这次调查，应急医学救援队员的编制人数为 15～30 人，留治时间在两周左右是比较适宜的，如果需要更长的留治时间，应急医学救援队就应适时改变人员结构及卫生职能，以应对灾区人民卫生需要的变化。因此，根据具体情况，应正确区分应急医学救援队在灾区各阶段的功能，适当确定救援队规模及留治天数，尽量避免卫生资源的浪费，降低自我保障的负担，提高救援效率。

第四节　地震应急医学救援支援力量内部结构与比较

一、区域支援力量内部结构

1. 专业类别

玉树地震区域支援力量的专业类别分布全面，其中医疗专业人员占区域支援力量总人数的45.1％、护理专业人员占区域支援力量总人数的33.1％、辅诊专业人员占区域支援力量总人数的2.4％、药剂专业人员占区域支援力量总人数的1％、其他卫生专业人员占区域支援力量总人数的1％；医护比为1：0.73；行政后勤人员占区域支援力量总人数的17.4％。

2. 性别

玉树地震区域支援力量中，男性占区域支援力量总人数的59.6％，女性占区域支援力量总人数的40.4％，男女比例为1：0.68。另外，医生和护理人员性别结构则呈现出明显的不同。在医疗专业中，男性占医疗专业总人数的87.8％，女性占医疗专业总人数的12.2％；在护理专业中，男性占护理专业总人数的1.5％，女性占护理专业总人数的98.5％；其他专业人员基数较小，在此不再作详细分析。

3. 年龄

玉树地震应急医学救援区域支援力量年龄分布为 21～79 岁；中值为 38 岁；平均年龄为 38 岁；25 百分位数，50 百分位数，75 百分位数，分别为 32 岁、38 岁、43 岁。将年龄分为 25 岁以下、26～35 岁、36～45 岁、46～55 岁和 56 岁以上等 5 组可看出（图 11-2），36～45 岁年龄组所占比例最高，占应急医学救援区域支援力量总数的 44％；其次为 26～35 岁年龄组，占应急医学救援区域支援力量总数的33.3％；25 岁以下年龄组占应急医学救援区域支援力量总数的 6.4％；46～55 岁年龄组占应急医学救援区域支援力量总数的13.8％；56 岁以上年龄组占应急医学救援区域支援力量总数的2.5％。

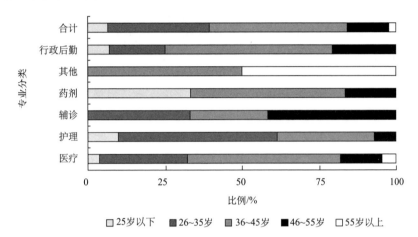

图 11-2　玉树地震应急医学救援区域支援力量年龄结构

　　医疗人员年龄分布主要集中在 36～45 岁年龄组，占医疗人员总数的49.5％；25 岁以下年龄组占医疗人员总数的 3.7％；26～35 岁年龄组占医疗人员总数的28.6％；46～55 岁年龄组占医疗人员总数的 13.5％；56 岁以上年龄组占医疗人员总数的 4.7％。

　　护理人员年龄分布主要集中在 26～35 岁和 36～45 岁年龄组，26～35 岁年龄组占护理人员总数的 51.7％；36～45 岁年龄组占护理人员总数的 31.1％；25 岁以下年龄组占护理人员总数的 9.8％；46～55 岁年龄组占护理人员总数的 7.4％。

　　辅诊人员年龄分布主要为 26～55 岁，26～35 岁年龄组占辅诊人员总数的33.3％；36～45 岁年龄组占辅诊人员总数的 25％；46～55 岁年龄组占辅诊人员总数的 41.7％。

　　药剂人员年龄分布主要集中在 36～45 岁年龄组，占药剂人员总数的 50％；25 岁以下年龄组占药剂人员总数的 33.3％；46～55 岁年龄组占药剂人员总数的 16.7％。

　　其他卫生专业技术人员年龄分布主要是 36～45 岁和 56 岁以上 2 组中均占其他卫生专业技术人员总数的 50％。

　　行政后勤人员年龄分布主要集中在 36～45 岁，占行政后勤人员总数的

54.2%；25 岁以下年龄组占行政后勤人员总数的 6.9%；26～35 岁年龄组占行政后勤人员总数的 18.1%；46～55 岁年龄组占行政后勤人员总数的 20.8%。

4. 学历

玉树地震应急医学救援区域支援力量中卫生专业技术人员均以本科学历为主，其次为大专学历（图 11-3），分别占卫生专业技术人员总数的 50.3% 和 40.5%。研究生学历和中专学历分别占卫生专业技术人员总数的 2.9% 和 5.5%，其他学历占卫生专业技术人员总数的 0.8%。

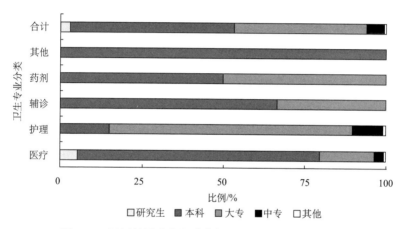

图 11-3　玉树地震应急医学救援区域支援力量学历结构

医疗人员中以本科学历为主，占医疗人员总数的 74.2%；研究生学历占医疗人员总数的 5.4%，大专学历占医疗人员总数的 16.8%，中专学历占医疗人员总数的 2.9%，其他学历占医疗人员总数的 0.7%。

护理人员中以大专学历为主，占护理人员总数的 74.1%，本科学历占护理人员总数的 15.1%，中专学历占护理人员总数的 9.8%，其他学历占医疗护理人员总数的 1%。

辅诊人员中本科学历占总人数的 66.7%，大专学历占总人数的 33.3%。药剂人员中本科学历和大专学历均占药剂人员总数的 50%。其他专业技术人员主要是本科学历，占其他专业技术人员总数的 100%。

5. 职称

玉树地震应急医学救援区域支援力量中卫生专业技术人员主要以初级职称为主（图 11-4），占卫生专业技术人员总数的 42.9%。高级职称卫生专业技术人员总数的 28.8%，中级职称卫生专业技术人员总数的 28.3%。

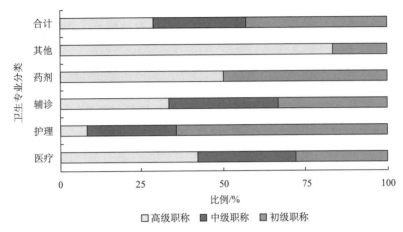

图 11-4 玉树地震应急医学救援区域支援力量职称结构

医疗人员中高级职称占医疗人员总数的比例最多，占 41.9％，中级职称占医疗人员总数的 30.1％，初级职称占医疗人员总数的 28％。

护理人员以初级职称为主，占护理人员总数的 64.4％，中级职称占护理人员总数的 27.3％，高级职称占护理人员总数的 8.3％。

辅诊人员的职称分布比较均匀，高级和初级职称分别占辅诊人员总数的 33.3％，中级职称分别占各类人员总数的 33.4％。

药剂人员的职称主要分布于高级和初级职称中，分别占药剂人员总数的 50％。

其他专业技术人员主要是高级职称，占其他专业技术人员总数的 83.3％，初级职称占其他专业技术人员总数的 16.7％。

6. 医疗人员学科分类

玉树地震应急医学救援区域支援力量卫生专业技术人员中医疗专业主要为外科，其次为内科。其中外科人员占医疗人员总数的 55.9％，内科人员占医疗人员总数的 21.5％，五官科和藏医人员均占医疗人员总数的 3.9％，妇产科人员占医疗人员总数的 3.6％，其他学科人员占医疗人员总数的 2.9％，儿科、全科、中医科和地方病科人员均占医疗人员总数的 1.8％，感染科人员占医疗人员总数的 1.1％。

医疗专业中外科人员以骨科专业为主，占外科人员总数的 29.3％；其次为普通外科和急救医学，分别占外科人员总数的 25.3％和 19.2％；心胸外科人员占外科人员总数的 9.1％，脑外科人员占外科人员总数的 8.1％，重症医学人员占外科人员总数的 3%，腔镜外科、泌尿外科和肝胆外科人员均占外科人员总数的 2%。

医疗专业中内科人员以心内科为主，占内科人员总数的 30.6%；其次为神经内科，占内科人员总数的 19.4%；消化内科和呼吸内科人员均占内科人员总数的 16.7%；肾内科、肿瘤科和血液科人员均占内科人员总数的 5.6%。

二、战略支援力量内部结构

1. 专业类别

玉树地震应急医学救援战略支援力量的专业类别分布全面，其中医疗人员占应急医学救援战略支援力量总数的 50.5%、护理人员占应急医学救援战略支援力量总数的 23.1%、辅诊人员占应急医学救援战略支援力量总数的 1.3%、药剂人员占应急医学救援战略支援力量总数的 0.6%、其他卫生专业人员占应急医学救援战略支援力量总数的 1.5%；医护比为 1：0.46；行政后勤人员占应急医学救援战略支援力量总数的 23%。

2. 性别

玉树地震应急医学救援战略支援力量中，男性占总人数的 74.8%，女性占总人数的 25.2%，男女比例为 1：0.34。另外，医生和护理人员性别结构则呈现出明显的不同。在医疗人员中，男性占医疗人员总数的 92.1%，女性占医疗人员总数的 7.9%；在护理人员中，男性占护理人员总数的 11.3%，女性占护理人员总数的 88.7%，其他人员中无女性。

3. 年龄

玉树地震应急医学救援战略支援力量年龄分布在 21～79 岁；中值为 37 岁；平均年龄在 37 岁；25 百分位数、50 百分位数、75 百分位数，分别为 32 岁、37 岁、43 岁。将年龄分为 25 岁以下，26～35 岁，36～45 岁，46～55 岁和 56 岁以上等 5 组可看出（图 11-5），36～45 岁年龄组所占比例最高，占应急医学救援战略支援力量总数的 44%；其次为 26～35 岁年龄组，占应急医学救援战略支援力量总数的 33.5%；25 岁以下年龄组占应急医学救援战略支援力量总数的 6.6%，46～55 岁年龄组占应急医学救援战略支援力量总数的 14.8%，56 岁以上年龄组占应急医学救援战略支援力量总数的 1.1%。

医疗人员年龄分布主要集中在 36～45 岁年龄组，占医疗人员总数的 53.5%；25 岁以下年龄组占医疗人员总数的 1.6%，26～35 岁年龄组占医疗人员总数的 29.1%，46～55 岁年龄组占医疗人员总数的 15.1%，56 岁以上年龄组占医疗人员总数的 0.7%。

护理人员年龄分布主要集中在 26～35 岁年龄组，占护理人员总数的 51.7%；

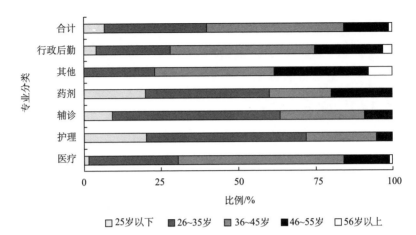

图 11-5　玉树地震应急医学救援战略支援力量年龄结构

25 岁以下年龄组占护理人员总数的 20.2％，36～45 岁年龄组占护理人员总数的 22.7％，46～55 岁年龄组占护理人员总数的 5.4％。

辅诊人员年龄分布也主要集中在 26～35 岁年龄组，占辅诊人员总数的 54.5％；36～45 岁年龄组占辅诊人员总数的 27.3％，25 岁以下和 46～55 岁年龄组均占辅诊人员总数的 9.1％。

药剂人员年龄分布主要集中在 26～35 岁年龄组，占药剂人员总数的 40％；25 岁以下、36～45 岁和 46～55 岁年龄组均占药剂人员总数的 20％。

其他卫生专业技术人员年龄分布主要集中在 36～55 岁，36～45 岁年龄组占其他卫生专业技术人员总数的 38.5％，46～55 岁年龄组均占其他卫生专业技术人员总数的 30.8％；26～35 岁年龄组占其他卫生专业技术人员总数的 23％，56 岁以上年龄组占其他卫生专业技术人员总数的 7.7％。

行政后勤人员年龄分布主要集中在 36～45 岁年龄组，占行政后勤人员总数的 46.5％；25 岁以下年龄组占行政后勤人员总数的 4％，26～35 岁年龄组占行政后勤人员总数的 24.2％，46～55 岁年龄组占行政后勤人员总数的 22.3％，56 岁以上年龄组占行政后勤人员总数的 3％。

4. 学历

玉树地震应急医学救援战略支援力量中卫生专业技术人员均以本科学历为主，其次为大专学历（图 11-6），分别占卫生专业技术人员总数的 52.1％和 27.3％。研究生学历和中专学历分别占卫生专业技术人员总数的 10.1％和 9.8％，其他学历占卫生专业技术人员总数的 0.7％。

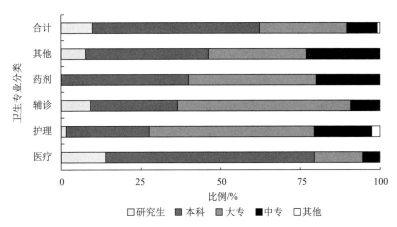

图 11-6 玉树地震应急医学救援战略支援力量学历结构

医疗人员中以本科学历为主，占医疗人员总数的 65.2%；研究生学历占医疗人员总数的 14.2%，大专学历占医疗人员总数的 15.2%，中专学历占医疗人员总数的 5.4%。

护理人员中以大专学历为主，占护理人员总数的 51.7%；研究生学历占护理人员总数的 1.5%，本科学历占护理人员总数的 26.1%，中专学历占护理人员总数的 18.2%，其他学历占医疗护理人员总数的 2.5%。

辅诊人员中以大专学历为主，占辅诊人员总数的 54.5%；研究生学历占辅诊人员总数的 9.1%，本科学历占总人数的 27.3%，中专学历占辅诊人员总数的 9.1%。药剂人员中本科学历和大专学历均占药剂人员总数的 40%，中专学历占药剂人员总数的 20%。其他专业技术人员中本科学历占该专业技术总人数的 38.5%，研究生学历占其他专业技术人员总数的 7.7%，大专学历占其他专业技术人员总数的 30.8%，中专学历占其他专业技术人员总数的 23%。

5. 职称

玉树地震应急医学救援战略支援力量中卫生专业技术人员主要以初级职称为主（图 11-7），占卫生专业技术人员总数的 36.7%。高级职称卫生专业技术人员总数的 30.7%，中级职称卫生专业技术人员总数的 33.3%。

医疗人员中高级职称占医疗人员总数的比例最多，占 42.5%；中级职称占医疗人员总数的 39.7%，初级职称占医疗人员总数的 17.8%。

护理人员以初级职称为主，占护理人员总数的 66%；中级职称占护理人员总数的 28.6%，高级职称占护理人员总数的 5.4%。

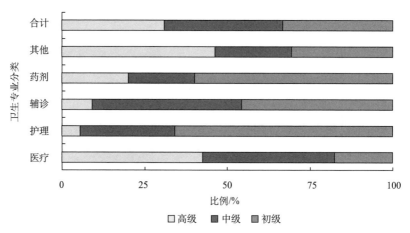

图 11-7　玉树地震应急医学救援战略支援力量职称结构

辅诊人员中高级职称占辅诊人员总数的 9％，中级和初级职称分别占辅诊人员总数的 45.5％。药剂人员的职称主要集中在初级职称，占药剂人员总数的 60％；高级和中级职称分别占药剂人员总数的 20％。其他专业技术人员主要是高级职称，占其他专业技术人员总数的 46.2％；中级职称占其他专业技术人员总数的 23％，初级职称占其他专业技术人员总数的 30.8％。

6. 医疗人员学科分类

玉树地震应急医学救援战略支援力量卫生专业技术人员中医疗专业主要为外科，其次为内科。其中外科人员占医疗人员总数的 66.4％，内科人员占医疗人员总数的 14.9％，藏医人员占医疗人员总数的 3.4％，全科人员占医疗人员总数的 2.7％，感染科人员占医疗人员总数的 5.8％，儿科人员占医疗人员总数的 3.6％，其他学科人员占医疗人员总数的 1.6％，妇产科人员占医疗人员总数的 0.9％，五官科人员占医疗人员总数的 0.7％。

医疗专业中外科人员以骨科专业为主，占外科人员总数的 23.2％；其次为普通外科占外科人员总数的 19.6％，急救医学占外科人员总数的 15.6％；重症医学人员占外科人员总数的 12.3％，神经外科人员占外科人员总数的 11.2％，心胸外科人员占外科人员总数的 10.5％，脑外科人员占外科人员总数的 2.5％，泌尿外科人员占外科人员总数的 2.9％，肝胆外科人员占外科人员总数的 2.2％。

医疗专业中内科人员以肾脏内科为主，占内科人员总数的 46.3％；其次为呼吸内科，占内科人员总数的 26.8％；心内科占内科人员总数的 14.7％；消化内科人员占内科人员总数的 9.8％；血液科人员占内科人员总数的 2.4％。

三、战略加强力量内部结构

1. 专业类别

玉树地震应急医学救援战略加强力量的专业类别分布全面，其中医疗人员占应急医学救援战略加强力量总数的 37.5%、护理人员占应急医学救援战略加强力量总数的 34.3%、其他卫生专业人员占应急医学救援战略加强力量总数的 1.5%；医护比为 1∶0.9；行政后勤人员占应急医学救援战略加强力量总数的 26.7%。

2. 性别

玉树地震应急医学救援战略加强力量中，男性占总人数的 67.9%，女性占总人数的 32.1%，男女比例为 1∶0.47。另外，医生和护理人员性别结构则呈现出明显的不同。在医疗人员中，男性占医疗人员总数的 94.4%，女性占医疗人员总数的 5.6%；在护理人员中，男性占护理人员总数的 12.3%，女性占护理人员总数的 87.7%。其他人员中无女性。

3. 年龄

玉树地震应急医学救援战略加强力量年龄分布在 18～55 岁；中值为 36 岁；平均年龄在 36 岁；25 百分位数、50 百分位数、75 百分位数，分别为 30 岁、36 岁、41 岁。将年龄分为 25 岁以下、26～35 岁、36～45 岁、46 岁以上等 4 组可看出（图 11-8），26～35 岁年龄组所占比例最高，占应急医学救援战略加强力量总数的 40.2%；其次为 36～45 岁年龄组，占应急医学救援战略加强力量总数的 34.8%；25 岁以下年龄组占应急医学救援战略加强力量总数的 9.3%，46 岁以上年龄组占应急医学救援战略加强力量总数的 15.6%。

医疗人员年龄分布主要集中在 36～45 岁年龄组，占医疗人员总数的 51.2%；26～35 岁年龄组占医疗人员总数的 30.4%，46 岁以上年龄组占医疗人员总数的 18.4%。

护理人员年龄分布主要集中在 26～35 岁年龄组，占护理人员总数的 51.8%；25 岁以下年龄组占护理人员总数的 25.4%，36～45 岁年龄组占护理人员总数的 11.4%，46 岁以上年龄组占护理人员总数的 11.4%。

其他卫生专业技术人员年龄分布主要集中在 36～45 岁和 45 岁以上的年龄组，分别占其他卫生专业技术人员总数的 40%；26～35 岁年龄组占其他卫生专业技术人员总数的 20%。

行政后勤人员年龄分布主要集中在 26～45 岁，26～35 岁年龄组占行政后勤人员总数的 40.4%，36～45 岁年龄组占行政后勤人员总数的 41.6%；25 岁以下

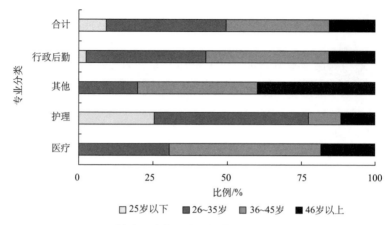

图 11-8　玉树地震应急医学救援战略加强力量年龄结构

年龄组占行政后勤人员总数的 2.3%，46 岁以上年龄组占行政后勤人员总数的 15.7%。

4. 学历

玉树地震应急医学救援战略加强力量中卫生专业技术人员以本科学历为主，其次为大专学历（图 11-9），分别占卫生专业技术人员总数的 49.6% 和 34.9%。研究生学历和中专学历分别占卫生专业技术人员总数的 9% 和 5.7%，其他学历占卫生专业技术人员总数的 0.8%。

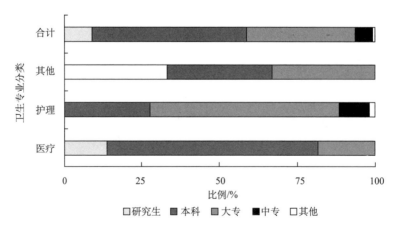

图 11-9　玉树地震应急医学救援战略加强力量学历结构

医疗人员中以本科学历为主，占医疗人员总数的 67.7%；研究生学历占医疗人员总数的 13.8%，大专学历占医疗人员总数的 18.5%。

护理人员中以大专学历为主，占护理人员总数的 60.6%；本科学历占护理人员总数的 27.7%，中专学历占护理人员总数的 9.6%，其他学历占医疗护理人员总数的 2.1%。

其他专业技术人员学历分布较均匀，研究生、本科、大专学历分别占该专业技术总人数的 33.3%。

5. 职称

玉树地震应急医学救援战略加强力量中卫生专业技术人员主要以初级职称为主（图 11-10），占卫生专业技术人员总数的 34.8%，高级职称卫生专业技术人员占总数的 31.6%，中级职称卫生专业技术人员占总数的 33.6%。

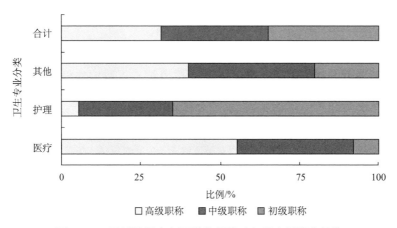

图 11-10　玉树地震应急医学救援战略加强力量职称结构

医疗人员中高级职称占医疗人员总数的比例最多，占 55.2%；中级职称占医疗人员总数的 36.8%，初级职称占医疗人员总数的 8%。

护理人员以初级职称为主，占护理人员总数的 64.9%；中级职称占护理人员总数的 29.8%，高级职称占护理人员总数的 5.3%。

其他专业技术人员以高、中级职称为主，分别占其他专业技术人员总数的 40%；初级职称占其他专业技术人员总数的 20%。

6. 医疗人员学科分类

玉树地震应急医学救援战略加强力量卫生专业技术人员中医疗专业主要为外科，其次为内科。其中外科人员占医疗人员总数的 88.8%，内科人员占医疗人员总数的 6.4%，儿科、感染科和其他科室人员几乎都占医疗人员总数的 1.6%。

医疗专业中外科人员以骨科专业为主，占外科人员总数的 26.7%；其次为普通外科，占外科人员总数的 17.8%；急救医学占外科人员总数的 14.9%，神经外科占外科人员总数的 11.9%，心胸外科占外科人员总数的 10.9%，重症医学和泌尿外科均占外科人员总数的 5.9%，脑外科占外科人员总数的 4%，肝胆外科占外科人员总数的 2%。内科人员主要由心内科、肾脏内科、消化内科和呼吸内科等学科组成，以肾脏内科为主。

四、不同来源的应急医学救援支援力量

1. 专业类别

采用卡方检验对战略支援力量和区域支援力量中的人员类别分布情况进行比较分析（表 11-7）。结果显示：战略支援力量和区域支援力量都是以医疗专业为主，但战略支援力量中医疗人员占战略支援力量总人数的比例高于区域支援力量。而战略支援力量中护理人员占战略支援力量总人数的比例低于区域支援力量，战略支援力量中行政后勤人员占战略支援力量总人数的比例高于区域支援力量。差异有统计学意义（$P < 0.001$）。

表 11-7 战略支援力量和区域支援力量专业构成情况

类别	战略支援/%	区域支援/%
医疗	50.5	45.1
护理	23.1	33.1
辅诊	1.3	2.4
药剂	0.6	1
其他	1.5	1
行政后勤	2.3	17.4
χ^2		25.308
P 值		< 0.001

2. 年龄

采用卡方检验对战略支援力量和区域支援力量中的人员年龄分布情况进行比较分析。结果显示：战略支援力量和区域支援力量都是以 36～45 岁年龄组为主，其次为 26～35 岁年龄组。分布基本相似，差异无统计学意义（$\chi^2 = 3.302$，$P = 0.509$）。

3. 学历

采用卡方检验对战略支援力量和区域支援力量中卫生专业技术人员的学历分布情况进行比较分析（表 11-8）。结果显示：战略支援力量和区域支援力量中卫生专业技术人员均是以本科为主，其次为大专。战略支援力量中研究生、本科和中专等学历占战略支援力量中卫生专业技术人员总人数的比例均高于区域支援力量；战略支援力量中大专和其他学历占战略支援力量中卫生专业技术人员总人数的比例低于区域支援力量。差异有统计学意义（$P<0.001$）。

表 11-8　战略支援力量和区域支援力量学历构成情况

类别	单位	研究生/%	本科/%	大专/%	中专/%	其他/%	χ^2	P 值
医疗	战略支援	14.2	65.2	15.1	5.4	0	20.404	<0.001
	区域支援	5.4	74.2	16.8	2.9	0.7		
护理	战略支援	1.5	26.1	51.7	18.2	2.5	23.704	<0.001
	区域支援	0	15.1	74.1	9.8	1		
辅诊	战略支援	9.1	27.3	54.5	9.1	0	5.372	0.147
	区域支援	0	66.7	33.3	0	0		
药剂	战略支援	0	40	40	20	0	1.32	0.517
	区域支援	0	50	50	0	0		
其他	战略支援	7.7	38.5	30.8	23	0	6.378	0.095
	区域支援	0	100	0	0	0		
合计	战略支援	10.1	52.1	27.3	9.8	0.7	43.645	<0.001
	区域支援	2.9	50.3	40.5	5.5	0.8		

对两级力量的医疗、护理、辅诊、药剂和其他卫生专业技术等 5 类人员的学历分布分别进行比较，结果显示：两级力量中医疗人员和护理人员的学历分布均有不同；战略支援力量中医疗人员研究生学历占战略支援力量医疗人员总人数的比例明显高于区域支援力量，并且没有其他学历的人员，差异有统计学意义（$P<0.001$）；而战略支援力量中护理人员本科学历占战略支援力量护理人员总人数的比例明显高于区域支援力量，并且战略支援力量中研究生学历占 1.5%，而区域支援力量没有研究生人员，差异有统计学意义（$P<0.001$）；辅诊、药剂和其他卫生专业技术人员的学历分布差异无统计学意义。

4. 职称

采用卡方检验对战略支援力量和区域支援力量中的卫生专业技术人员的职称

分布情况进行比较分析（表 11-9）。结果显示：战略支援力量中卫生专业技术人员以中级职称为主，而区域支援力量中卫生专业技术人员是以初级职称为主。其中战略支援力量高级、中级职称人员占战略支援力量中卫生专业技术人员总人数的比例高于区域支援力量；初级职称人员占战略支援力量中卫生专业技术人员总人数的比例低于区域支援力量。差异有统计学意义（$P=0.002$）。

表 11-9 战略支援力量和区域支援力量职称构成情况

类别	单位	高级/%	中级/%	初级/%	χ^2	P 值
医疗	战略支援	42.4	39.7	17.8	12.48	0.002
	区域支援	41.9	30.1	28		
护理	战略支援	5.4	28.6	66	1.326	0.515
	区域支援	8.3	27.3	64.4		
辅诊	战略支援	9	45.5	45.5	2.101	0.35
	区域支援	33.3	33.3	33.3		
药剂	战略支援	20	20	60	1.925	0.382
	区域支援	50	0	50		
其他	战略支援	46.2	23	30.8	2.675	0.262
	区域支援	83.3	0	16.7		
合计	战略支援	30.7	36	33.3	12.566	0.002
	区域支援	28.8	28.3	42.9		

对两级力量的医疗、护理、辅诊、药剂和其他卫生专业技术等 5 类人员的职称分布分别进行比较，结果显示：两级力量中医疗人员的职称分布有所不同；战略支援力量中医疗人员中高级和中级职称占战略支援力量医疗人员总人数的比例均高于区域支援力量，差异有统计学意义（$P=0.002$）；而护理、辅诊、药剂和其他卫生专业技术人员的职称分布差异无统计学意义。

五、不同部署位置的应急医学救援战略力量

1. 专业类别

采用卡方检验对战略支援力量和战略加强力量中的人员类别分布情况进行比较分析（表 11-10）。结果显示：战略支援力量和战略加强力量均以医疗人员为主，但战略支援力量医护比为 1∶0.46，而战略加强力量医护比为 1∶0.9。战略加强力量中行政后勤人员占战略加强力量总人数的比例高于战略支援力量，并且战略加强力量中没有药剂和辅诊等卫生专业人员。差异有统计学意义（$P<$ 0.001）。

表 11-10　战略支援力量和战略加强力量专业构成情况

类别	战略支援/%	战略加强/%
医疗	50.5	37.5
护理	23.1	34.3
辅诊	1.3	0
药剂	0.6	0
其他	1.5	1.5
行政后勤	23	26.7
χ^2		27.426
P 值		<0.001

2. 年龄

采用卡方检验对战略支援力量和战略加强力量中的人员年龄分布情况进行比较分析（表 11-11）。结果显示：战略支援力量以 36～45 岁年龄组为主，其次为 26～35 岁年龄组；战略加强力量以 26～35 岁年龄组为主，其次为 36～45 岁年龄组；并且战略加强力量在 25 岁以下的年龄组占战略加强力量总人数的比例高于战略支援力量，而且战略加强力量中没有 56 岁以上人员。差异有统计学意义（$P=0.006$）。

表 11-11　战略支援力量和战略加强力量年龄构成情况

年龄	战略支援/%	战略加强/%
25 岁以下	6.6	9.4
26～35 岁	33.5	40.2
36～45 岁	44	34.8
46～55 岁	14.8	15.6
56 岁以上	1.1	0
χ^2		14.294
P 值		0.006

3. 学历

采用卡方检验对战略支援力量和战略加强力量中卫生专业技术人员的学历分

布情况进行比较分析（表 11-12）。结果显示：战略支援力量和战略加强力量中卫生专业技术人员均是以本科为主，其次为大专。分布基本相似，差异无统计学意义（$P=0.12$）。

对两级力量的医疗、护理和其他卫生专业技术等 3 类人员分别进行比较，结果显示：两级力量中医疗人员的学历分布有一些不同，战略加强力量中研究生学历和本科学历占战略加强力量医疗人员总人数的比例略高于战略支援力量，并且没有中专学历和其他学历人员，差异有统计学意义（$P=0.047$），而护理人员和其他卫生专业技术人员的学历分布差异无统计学意义。

表 11-12　战略支援力量和战略加强力量学历构成情况

类别	单位	研究生/%	本科/%	大专/%	中专/%	其他/%	χ^2	P 值
医疗	战略支援	14.2	65.2	15.2	5.4	0	7.962	0.047
	战略加强	16.8	70.4	12.8	0	0		
护理	战略支援	1.5	26.1	51.7	18.2	2.5	4.296	0.367
	战略加强	0	26.3	59.6	12.3	1.8		
其他	战略支援	7.7	38.5	30.8	23	0	2.174	0.537
	战略加强	20	60	20	0	0		
合计	战略支援	10.1	52.1	27.3	9.8	0.7	7.322	0.12
	战略加强	9	49.6	34.9	5.7	0.8		

4. 职称

采用卡方检验对战略支援力量和战略加强力量中的卫生专业技术人员的职称分布情况进行比较分析（表 11 13）。结果显示：战略支援力量和战略加强力量中的卫生专业技术人员均是以初级职称为主，其次为中级职称。其中战略支援力量中级、初级职称人员占战略支援力量中卫生专业技术人员总数的比例高于战略加强力量；高级职称人员占战略支援力量中卫生专业技术人员总数的比例低于战略加强力量。差异无统计学意义（$P=0.796$）。

对两级力量的医疗、护理和其他卫生专业技术等 3 类人员分别进行比较，结果显示：两级力量中医疗人员的职称分布有一些不同，战略加强力量中高级职称占战略加强力量医疗人员总人数的比例明显高于战略支援力量，差异有统计学意义（$P=0.008$）。而护理人员和其他卫生专业技术人员的职称分布差异无统计学意义。

表 11-13　战略支援力量和战略加强力量职称构成情况

类别	单位 /％	高级 /％	中级 /％	初级 /％	χ^2	P 值
医疗	战略支援	42.5	39.7	17.8	9.739	0.008
	战略加强	55.2	36.8	8		
护理	战略支援	5.4	28.6	66	0.056	0.972
	战略加强	5.3	29.8	64.9		
其他	战略支援	46.2	23	30.8	0.554	0.758
	战略加强	40	40	20		
合计	战略支援	30.7	36	33.3	0.456	0.796
	战略加强	31.6	33.6	34.8		

六、讨论

玉树抗震救灾吸取了汶川抗震救灾的经验，医疗救援人员的学科专业主要由外科、内科、妇产科、儿科、五官科、地方病科、感染科、中医、全科和其他学科等构成，全方位地满足灾区医疗救治需求，填补了汶川抗震救灾缺少妇产科、儿科等专业学科人员的空缺。人们主观上希望建立一支一专多能、体魄强健、紧急救治经验丰富的灾难应急医学救援队员，而在客观上，这样团队的形成是十分困难。一方面，虽然灾难医学作为一门独立的学科已经越来越受到人们的重视，但我国暂未建立灾难应急医学专业，另一方面，医学学生培养最终都偏向专业化分工，为社会提供专业化的卫生服务，以提高卫生服务的质量，这不利于建立一支"优秀"的灾难应急队伍。从现实出发，应建立紧急医疗救援人力资源库，根据各区域不同情况（如环境、地方病等），制订不同紧急应急医学救援队的专业配置方案，从而提高应急医学救援队伍配置的统筹水平，在更大的范围内实现专业的优化配置。

在紧急应急医学救援中，一个完善的应急医学救援队内部结构十分重要，良好的内部结构有利于提高应急医学救援队伍的救援效率和效果。从上述分析可发现玉树地震应急医学救援行动中不同来源的支援力量和不同部署位置的战略力量，在人员类别、年龄结构、学历和职称层次各有不同。

从对区域支援力量和战略支援力量专业类别的比较，发现战略支援力量中医疗专业和行政后勤的人员所占比例高于区域支援力量，主要原因是战略力量距离灾区相对区域力量较远，甚至有些战略支援力量距离灾区有上千公里，因此，充足的行政后勤保障是必要的（罗键等，2008）。

从上述分析可看出战略支援力量的学历和职称水平均优于区域支援力量，这与区域和战略支援力量的来源有一定的关系，这主要有两个原因：其一是玉树地震位于我国西部地区，当地无论是经济、文化，还是科技、医学等都相对落后；其二是区域支援力量比战略支援力量早到达灾区，因此，可能由于区域支援力量的准备时间不如战略支援力量的充足，所以导致两类支援力量内部结构配置出现差异。

从对战略支援力量和战略加强力量专业类别的比较，发现战略加强力量中没有药剂和辅诊专业人员，主要原因是战略加强力量的工作位置是加强到区域各后方医院，主要任务是与该医院的医疗人员一起对后送入院的伤员进行高水平的专科治疗，并且战略加强力量对自己所加入的后方医院的专业技术还起到指导作用。因此，这部分的力量主要以医疗和护理人员为重点。

以单个医疗队内部结构配置来看，可根据医疗队来源与准备部署的位置来确定抽调力量的内部配置，如专业类别、年龄、性别、学历和职称等各方面的因素，以确保应急医学救援队伍内部的执行效率。

第五节　地震区域支援力量时序分析

一、专业分类时序

截至 2010 年 4 月 30 日，医疗人员占医疗救援区域支援总人数的 45.1%，护理人员占医疗救援区域支援总人数的 33.7%，药剂人员占医疗救援区域支援总人数的 1%，辅诊人员占医疗救援区域支援总人数的 2%，其他卫生专业人员占医疗救援区域支援总人数的 0.7%，行政后勤人员占医疗救援区域支援总人数的 17.4%。采用卡方检验，对每天在玉树灾区展开医疗救治工作的区域支援人员的专业构成分布进行比较分析，差异无统计学意义（$\chi^2 = 68.767$，$P = 0.811$）。

二、卫生专业人员学历时序

医疗救援区域支援力量中卫生专业人员以本科学历为主，占医疗救援区域支援力量中卫生专业总人数的 47.2%。大专学历占医疗救援区域支援力量中卫生专业总人数的 42.3%，中专学历占医疗救援区域支援力量中卫生专业总人数的 6.2%，其他学历占医疗救援区域支援力量中卫生专业总人数的 1.1%，研究生学历占医疗救援区域支援力量中卫生专业总人数的 3.2%。采用卡方检验，对每天在玉树灾区展开医疗救治工作的医疗救援区域支援力量中卫生专业人员的学历构成进行比较分析，差异无统计学意义（$\chi^2=57.605$，$P=0.7$）。

1. 灾区医疗救援卫生专业人员各类学历层次时序分析

对在玉树灾区展开医疗救治工作的区域支援力量中卫生专业人员的学历进行时间序列分析（图11-11），结果显示：第二天（24 小时）各学历层次人员数量快速上升，之后研究生学历呈平稳状态，本科、大专和中专学历呈缓慢上升状态；第三天（48 小时）本科学历达到峰值，第四天（72 小时）大专学历达到峰值，随后均呈缓慢下降趋势；第六天研究生学历达到峰值，之后又呈平稳状态；第七天本科学历开始迅速下降，第八天大专学历也开始迅速下降，第九天研究生学历也开始快速下降，第十天中专学历达到峰值，随后快速下降。

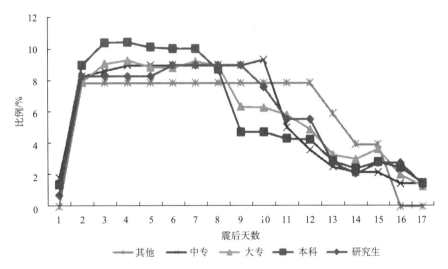

图 11-11　玉树灾区区域支援力量中卫生专业各类学历人数的时序变化

2. 灾区每天卫生专业人员学历构成时序分析

对每天在玉树灾区展开医疗救援的区域支援力量中卫生专业技术人员的学历构成进行分析，结果显示：

第一天，本科和大专学历的人员数量均占当天区域支援力量中卫生专业总人数的 45.3％，研究生学历的人员数量占当天区域支援力量中卫生专业总人数的 1.6％，中专学历的人员数量占当天区域支援力量中卫生专业总人数的 7.8％。

第二天，区域支援力量中卫生专业人员的学历层次转变为以本科学历为主，占当天区域支援力量中卫生专业总人数的 50.1％，之后呈缓慢上升趋势，第六天开始缓慢下降；而第二天大专学历的人员数量占当天区域支援力量中卫生专业总人数比例下降，占 39.6％，随后呈缓慢上升趋势。

第九天，区域支援力量中卫生专业人员的学历层次转变为以大专学历为主，占当天区域支援医疗救援卫生专业总人数的 45.8％。本科学历的人员数量占当天区域支援力量中卫生专业总人数的比例达到最低，占当天区域支援力量中卫生专业总人数的 38.2％；研究生学历的人员数量占当天区域支援力量中卫生专业总人数的比例达到最高，占当天区域支援力量中卫生专业总人数的 5％。

第十天，中专学历的人员数量占当天区域支援力量中卫生专业总人数的比例达到最高，占当天区域支援力量中卫生专业总人数的 10％。第十五天大专学历的人员数量占当天区域支援力量中卫生专业总人数的比例达到最高，占当天区域支援力量中卫生专业总人数的 48.9％。第十六天区域支援力量中卫生专业人员的学历层次转变为以本科学历为主，占当天区域支援力量中卫生专业总人数的 53.1％。

三、卫生专业人员职称时序

区域支援力量中卫生专业人员以初级职称为主，占区域支援力量中卫生专业总人数的 40.7％。中级职称占区域支援力量中卫生专业总人数的 30.8％，高级职称占区域支援力量中卫生专业总人数的 28.5％。采用卡方检验，对每天在玉树灾区展开医疗救援的区域支援力量中卫生专业人员的职称构成进行比较分析，差异有统计学意义（$\chi^2 = 58.914$，$P = 0.003$）。

1. 灾区医疗救援卫生专业人员各类职称等级时序分析

对在玉树灾区展开医疗救治工作的区域支援力量中卫生专业人员的职称进行时间序列分析（图 11-12），结果显示：震后第二天（24 小时）各类职称人员数量迅速上升，初级职称在第三天（48 小时）达到峰值，随后呈平缓趋势，第五天开始呈缓慢下降趋势；高级职称在第四天（72 小时）达到峰值，第五天开始呈缓慢下降趋势；中级职称第三天开始呈缓慢上升趋势，第七天达到峰值。随后，第八天开始三类职称出现明显下降。

2. 灾区每天卫生专业人员职称构成时序分析

对每天在玉树灾区展开医疗救援的区域支援力量中卫生专业人员的职称构成进行分析，结果显示：

第一天，区域支援力量中卫生专业人员以高级职称为主，占当天区域支援力量中卫生专业总人数的 37.5％，之后也呈缓慢下降趋势；第一天中级职称的人员数量占当天区域支援力量中卫生专业总人数的 32.8％，初级职称的人员数量占当天区域支援力量中卫生专业总人数的 29.7％。

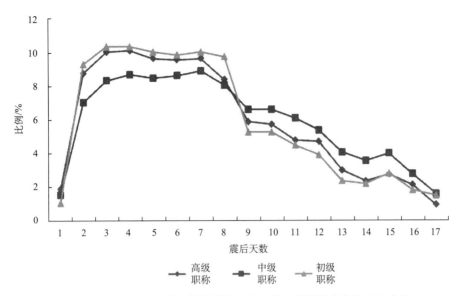

图 11-12　玉树灾区区域支援力量中卫生专业各类职称人数的时序变化

第二天，区域支援力量中卫生专业人员转变为以初级职称为主，占当天区域支援力量中卫生专业总人数的 44.9%，之后呈缓慢下降趋势；而第二天中级职称的人员数量占当天区域支援力量中卫生专业总人数的 25.6%，之后呈缓慢上升趋势；第二天高级职称的人员数量占当天区域支援力量中卫生专业总人数的 29.6%。

第七天，高级职称和中级职称的人员数量占当天区域支援力量中卫生专业总人数的比例相同，均为 28.7%，初级职称的人员数量占当天区域支援力量中卫生专业总人数的 42.7%。

第十一天，区域支援力量中卫生专业人员转变为以中级职称为主，占当天区域支援力量中卫生专业总人数的 37%；而第十一天初级职称的人员数量占当天区域支援力量中卫生专业总人数的 36.1%，高级职称的人员数量占当天区域支援力量中卫生专业总人数的 26.9%。

第十三天，区域支援力量中卫生专业人员初级职称所占比例达到最低，占当天区域支援力量中卫生专业总人数的 31.4%，之后开始缓慢上升；第十四天中级职称的人员数量占当天区域支援力量中卫生专业总人数的比例达到最高，占当天区域支援力量中卫生专业总人数的 41.2%，之后呈缓慢下降趋势。

第十七天，区域支援力量中卫生专业人员转变为以初级职称为主，占当天区域支援力量中卫生专业总人数的 44.3％，中级职称的人员数量占当天区域支援力量中卫生专业总人数的 36.1％，高级职称的人员数量占当天区域支援力量中卫生专业总人数的比例达到最低值，占当天区域支援力量中卫生专业总人数的 19.7％。

四、医疗人员学科时序

医疗救援区域支援力量中医疗专业人员的学科构成以外科为主，占区域支援力量中医疗专业总人数的 52.2％；其次为内科，占区域支援力量中医疗专业总人数的 20.4％；还有妇产科、儿科、五官科、地方病科、感染科、中医、全科和其他学科人员共同组成区域支援力量中的医疗专业。采用卡方检验，对每天在玉树灾区展开医疗救治工作的区域支援力量中医疗专业人员的学科构成进行比较分析，差异无统计学意义（$\chi^2 = 196.568$，$P = 0.138$）。

1. 灾区医疗人员内外科时序分析

对区域支援力量中内外科医疗人员数量进行时间序列分析（图 11-13），结果显示：前三天（48 小时内）两类学科专业人员数量快速上升；第四天（72 小时）外科人员数量达到峰值，之后趋于缓慢下降；第六天内科人员数量达到峰值；第八天两类学科人员数量开始快速下降；第十天内科人员数量稍有回升，随后与外科人员数量一样呈下降趋势。

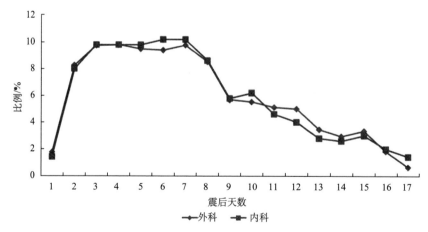

图 11-13　玉树灾区区域支援力量中医疗专业内外科人数时序变化

2. 灾区每天医疗人员学科构成时序分析

对每天在玉树灾区展开医疗救治工作的区域支援力量中医疗专业人员的学科

构成进行分析。玉树抗震救灾区域支援力量中专业学科主要由外科、内科、妇产科、儿科、五官科、地方病科、感染科、中医、全科和其他学科等构成，因妇产科、儿科、五官科、地方病科、感染科、中医、全科和其他学科人员基数太小，所以在此合并为其他学科进行分析。结果显示：

第一天玉树灾区区域支援力量中医疗专业人员的学科构成以外科为主，占当天玉树灾区区域支援力量中医疗专业总人数的59％；其次为内科，占当天玉树灾区区域支援力量中医疗专业总人数的17.9％。

第十二天内科人员占当天区域支援力量中医疗专业总人数的比例最低，占当天区域支援力量中医疗专业总人数的17.5％；第十四天外科人员占当天区域支援力量中医疗专业总人数的比例达到最高，占当天区域支援力量中医疗专业总人数的61.9％。

第十七天内科人员占当天区域支援力量中医疗专业总人数的比例达到最高，占当天区域支援力量中医疗专业总人数的24.1％；外科人员占当天区域支援力量中医疗专业总人数的比例最低，占当天区域支援力量中医疗专业总人数的31％。

五、讨论

玉树地震发生后，区域支援力量在72小时内达到峰值，这体现了"早期足量、就近用兵"的原则。从上述分析也可发现区域医疗救援人员在24小时内本科学历以上的卫生专业人员快速上升，占当天区域支援医疗救援卫生专业总人数的53.3％；中级职称以上的卫生专业人员在24小时内也快速上升，占当天区域支援医疗救援卫生专业总人数的55.2％；这说明玉树地震后高水平的医疗救援人员在早期就已快速进入灾区展开了救治工作，体现了"首用精兵"的原则。

早期医疗救援均是以外科人员为主，从整体来看，24小时内，即地震发生的第二天（4月15日）外科人员占当天医疗救援卫生专业总人数的59％，之后呈缓慢下降状态，第十天外科人员占当天医疗救援卫生专业总人数的56.4％之后开始上升，第十四天外科人员占当天医疗救援卫生专业总人数的比例达到最高（61.9％），之后呈迅速下降，这说明在后期因灾区伤员需求变换，抗震救灾医疗救援各类专业学科人员的需求量也有所不同。因此，抗震救灾医疗救援人力资源配置应该遵循供需结合、灵活调配的原则。并且在玉树抗震救灾现场调研中，卫生厅相关领导和医疗救援人员一致认为，震后24小时是医疗救援的关键时期，医疗救援人员数量呈快速上升阶段，而医疗救援在前期的主要力量是外科人员，他们在震后72小时内发挥最为关键的作用，72小时后即可陆续撤离，留守的医疗救援人员可以采取轮换的方式进行补充、调整。

本 章 小 结

1. 适时调整应急医学救援队内部结构，提高应急医学救援效率

在此次玉树地震的访谈中，了解到应急伤害处理结束后，灾区公共卫生需求，常见病与慢性病诊疗需求迅速上升为主要矛盾。国内外多次地震灾难的救援数据也表明，可以根据伤病发生的特点，将地震灾难应急医学救援分为早期、中期和晚期3个阶段。早期为灾难发生到灾后第7天；中期为灾后第7天至1个月；晚期为灾后1个月后。早期是外伤类疾病发生的高峰期，这一时期危及人类生命的外伤由地震灾难直接造成。中期由地震灾难直接造成的外伤类疾病明显减少，此期间的外伤多无生命危险，但处理不当会导致致残率明显增加，此期内科类疾病发病率明显上升，以急性上呼吸道感染为主。晚期阶段灾区本地的常见病、多发病等，发病率略高。从调查分析的结果来看，救援队人数越多，留治时间越长，接诊量就越大。但是，超过一个临界点以后，更多的人员和更长的留治天数对应急医学救援队的接诊量的影响并不显著。15～30人组和45人以上组，平均接诊量分别为788.5次和1061次，稍高于3～15人组和30～45人组。展开天数15天以上的医疗队接诊量较多，展开时间为8～15天的医疗队接诊量次之，而差异并不明显。针对这次调查，应急医学救援队员的编制人数为15～30人，留治时间在两周左右比较适宜，如果需要更长的留治时间，应急医学救援队就应适时改变人员结构及卫生职能，以应对灾区人民卫生需要的变化。因此，根据具体情况，应正确区分应急医学救援队在灾区各阶段的救治功能，适当确定救援队规模及留治天数，尽量避免卫生资源的浪费，降低自我保障的负担，提高救援效率。

2. 救援队内部结构尚未统一，应完善应急医学救援队建设

在紧急应急医学救援中，一个完善的救援队内部结构十分重要，良好的内部结构有利于提高应急医学救援队伍的救援效率和效果。本次区域紧急应急医学救援力量从年龄、学历、职称、专业等方面来看均存在不同程度的差别。美国的灾害医疗救援队（DMATs）是由35人组成并在简单的环境下提供医疗服务，玉树地震紧急应急医学救援队中每支队伍人数均不统一，有百余人的医疗队，也有十几个人的医疗队。以单个医疗队为单位，应根据人员专业，年龄、性别、学历和职称等各方面的因素，通过一个协调的组织结构，形成一组有生命力的应急医学救援队。一般来说，根据灾区环境特点，从强化行动力和执行力的角度出发，选择适宜的男女比例、医护比例以及学历和职称结构，以确保有令则行，有行则

通，保证应急医学救援队伍内部的执行效率。从这次调查的数据来看，这次抽调的卫生人员中，具有较好的年龄结构，合适的医护比，较为平衡的支撑和学历结构。

在专业结构配置方面基本符合地震灾害的伤情规律，医疗专业除创伤外科、普通外科、神经外科、麻醉科外，还借鉴2008年汶川地震救灾的经验加强了心脏内科、妇产科、儿科、传染科等专业人员配备，全方位地满足了玉树灾区伤员的医疗需求（陆华等，2008）。在我国2001年年初成立的中国地震灾害紧急救援队（对外称中国国际救援队）执行的三次（四批）国际救援任务中，从医疗队员所涉及的专业领域来看，已从起初的急诊内、外科扩展到包括内科（呼吸、心血管、消化、神经内科）、外科（脑外科、胸外科、普外科、泌尿外科、骨科）、妇产科、儿科、五官科、眼科、皮肤科、辅检科室在内的多学科、多领域的灾害救援医学学科。但从整体来看，医疗队仍然存在专业配置缺失的问题，本次玉树地震急需的高原病专家，却在各应急医学救援队中无明显体现。整体来说国外均有较为规范的应急医学救援队的组建标准。例如，美军建立的快速反应医疗增援小组中专门设立创伤和紧急救治快速反应增援小组，能够利用当地器材、资源和随身携带的药箱对伤员进行紧急救治；帮助确定对后续专业技术和医疗资源的需求；帮助制订治疗过渡计划，以便有序地恢复正常。良好的专科救治水平对于完成地震紧急应急医学救援任务有重要意义。我国正在建立的国家级应急医学救援力量，应以此为契机建立抗震救灾专业医疗队，力量单元要向短小精悍、结构稳定、快速机动的目标改进。

3. 各类应急医学救援队任务明确，人员配置有明显差异

在紧急应急医学救援中，部署位置、部署时间和展开时间不同，应急医学救援队的任务也不同，从上述分析可以发现玉树地震应急医学救援行动中不同来源的支援力量和不同部署位置的战略力量，在人员类别、年龄结构、学历和职称层次均有一定的区别。由于战略支援力量距离灾区本地远于区域支援力量，因此从上述的分析可以发现战略支援力量中行政后勤人员占战略支援力量总人数的比例高于区域支援力量，这样更利于保证战略支援应急医学救援队伍内部的行动效率。在学历方面，战略支援力量与区域支援力量也有一定的区别，由于战略支援力量主要是由国家统一协调指挥灾区所在的区域（省）以外参与抗震救灾应急医学救援行动的医疗救治力量，而区域支援力量主要是灾区所在区域（省）参与抗震救灾应急医学救援行动的医疗救治力量，在人员配置方面有一定的局限性，并且我国西部地区的卫生技术人才队伍发展得相对落后，因此战略支援力量中研究生学历所占比例明显高于区域支援力量。这两类应急医学救援力量均是以独立的应急医学救援队为单

位，因此从人员的专业类别上来看没有太大差异。但是战略加强力量与上述两类应急医学救援力量的任务不同，在人员的专业类别、学历上均存在明显不同。因此从现实出发，应该提高应急医学救援队伍配置的统筹水平，建立紧急医疗救援人力资源库，根据各区域不同情况（如环境、地方病等），制订不同紧急应急医学救援队的专业配置方案，在更大的范围内实现专业的优化配置。

4. 救援人员现场急救水平有待提高，急需加强专业训练

一支紧急应急医学救援队的救治水平，重点是救援人员的专业水平。建设培养一批能执行多样化任务紧急应急医学救援的复合型人才队伍，是完成紧急应急医学救援任务的强力资源基础。同时人才的专业技术是完成救治任务的首要条件，只有具备良好的技术，才能保证救治质量，降低致残率和死亡率。在地震灾害中，由于房屋等建筑物严重破坏、倒塌，大量人员被埋、被压，前期伤员数量大，伤情复杂，既类似战伤，又与战伤有区别，其中开放性骨折、挤压综合征占大多数，还会发生平时很少遇到的多种伤、多种疾病集一身的病例；后期皮肤病、消化系统疾病和心理异常较多见；这种情况下，专业技术知识的覆盖面显得非常重要。因此，一方面，应做好应急救治能力储备，规定不同灾害应急救治队伍的人员组成，注重平日的应急演练，根据不同的环境、地域、任务定期抽组开展具有针对性的训练，查漏补缺，力求形成能够全天候、全方位、全地域执行应急医学救援任务的能力；另一方面，从这次地震现场救治情况看，现场最需要的是既懂外科，又懂内科，还懂心理的全科医师。所以，在平时应当普及伤病员的现场急救训练，包括通气、止血、包扎、固定、搬运、基础生命支持的技术训练，使每位应急医学救援人员都了解地震灾害较常见的疾病的救治，如挤压综合征的现场急救。并能够熟练使用相应的工具、器材和装备，不断提高紧急应急医学救援人员在简易条件下的快速急救、紧急防护等处置能力和工作能力。同时，还应该注重专科以外技术的训练，做到一专多能，能在现场处理本专业以外的一般问题。在建设手段上，可采取外送内训、岗位练兵、继续医学教育、交流学习等方式，进行模拟化、网络化培训、不断增强技术教育的针对性，加强各项专业技术能力的培养，不断提高技术水平。

第十二章　地震应急医学救援卫生物资保障

第一节　地震卫生物资保障界定

应急医学救援人员面临的诊疗任务繁杂，卫生物资需求多，且运输能力受限，救援队伍、派遣单位、卫生行政部门、救援组织者在充分认识地震灾害危害特点的前提下，必须明确应急医学救援卫生物资保障在救援"两期三段"上呈现的特征，以便做好应急医学救援队伍的卫生物资保障。玉树地震应急医学救援中，卫生物质保障行动贯穿地震应急医学救援行动的"应急段"、"有效段"与维持段过程，卫生物质的保障体系、药材保障、装备保障等得到了充分的实施。

在突发事件的处理过程中，我国已经形成了应急物资储备制度、应急经费保障制度、行政征用制度以及社会动员和捐助制度等一套应急保障制度，它们在我国应急物资的保障体系中发挥了重要作用（赵玛丽等，2008）。此外，我国已初步形成了应急物资储备网络，拥有比较完善的应急物资储备管理制度，但是到目前为止我国应急卫生物资保障体系还存在一些问题：缺乏准确预测可能将要发生的突发事件的评估活动，从而不能全面、准确地分析应急卫生物资需求，直接影响了应急卫生物资的筹集、储备、配送等各个保障方面；物资存储系统不合理，具体体现在不合理的物资存储中心布局、相对缺乏的存储物资的种类和数量、尚未对物资进行资源的优化配置、存储设施不充裕、存储物资欠缺动态管理等；不能深入、全面地分析调配应急物资，协调统一的指挥系统难以建立，这样的结果往往是在应急响应初期形成救援真空，在后期需求达到饱和后，救援物资仍源源不断地配送；应急物资管理信息化程度很低，针对应急物资管理而建立的信息系统不够全面、系统、完善（江琳，2010），发送的应急物资信息报告不够及时，统一的信息发布和共享平台还未建立，诸多因素导致应急指挥机构无法准确掌握突发事件的详细资料及应急物资的运作情况，造成分析判断不准确（赵玛丽等，2008）。对我国而言，在结合本国国情的基础上，建立与完善应急物资保障体系是有效应对突发事件的必然要求。

应急医学救援卫生物资保障是以应急医学救援队伍日常药材储备为基础，配备完整的卫生装备，在紧急情况下，根据具体情况进行适当调整，以快速地完成派遣前物资准备，确保队伍的及时开进和后续物资的有效补充，保证队伍在物资相对有保障的条件下开展应急救援及防病工作。应急医学救援卫生物资保障是应急医学救援的物质基础，也是应急医学救援能够实施的保证。通过对有关应急医学救援卫生物资保障文献与资料以及在实际调研中反馈的信息，在系统评价理论指导下，综合运用文献荟萃法、层次分析法、专家咨询法、差错事件回归、原因挖掘分析、失效模型与效果分析，对卫生物资保障的现状进行分析和评估（图12-1），并提出关于应急医学救援卫生物资保障的建议，对卫生物资保障的实际经验进行总结和修正，以便为灾难应急医学救援卫生物资保障，尤其是地震应急医学救援卫生物资保障提供科学借鉴与参考。

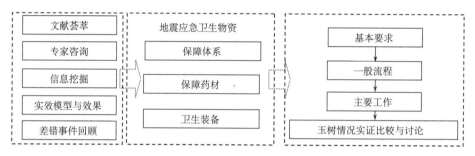

图 12-1 地震应急医学救援物资保障分析技术路线

第二节 地震应急医学救援卫生物资保障体系

一、应急物资保障体系基本要求

应急物资的充分有效保障是应急物流实施的核心环节，它有利于保障遭遇突发事故人员的生命安全；有利于在最短时间内有效地恢复社会生产、生活秩序；有利于最大限度地消除经济、社会、政治方面的消极影响。目前我国已经具备了一定的应急物资保障能力以应对各类突发性公共事件。然而，并非所有的应急卫生物资都能通过一般的应急物流向灾区输送。针对运输条件要求高，存储条件特殊的卫生装备与药品，必须建立相应的卫生物资保障体系，以保证有关卫生物资能发挥应有的效用（徐健康等，2008）。

卫生物资供应的时效性和阶段性明显，需求品量预测难度大。多数灾难应急发生突然，对卫生物资保障时间要求紧迫。而重大公共卫生事件，在发生的时间和地点上往往难以预测，对人员的伤害程度差异很大，紧急卫生物资既要满足灾区地方群众的应急医学救援需要，又要满足应急医学救援组织本身的需要，保障任务轻重不一，其引发的直接后果就是卫生紧急物资需求的多样性和不确定性，造成卫生物资在需求数量上难以预测。

筹措品类特异性强。不同的公共卫生事件，造成的伤害和损伤的因素各不相同。抗洪抢险时主要筹措内科、皮肤疾病，以及中暑和疲劳引发的各类病痛的卫生物资需求；抗震救灾则是首要保障创伤的救治需要。在不同地域进行紧急卫生救援时，还应考虑高寒、高原和自然疫源地等对卫生紧急物资提出的需求，对卫生物资筹措的种类特异性要求较高。

消耗信息不易搜集。从紧急应急医学救援物资保障的指导和总体要求来说，既要全力保障受灾群众和救灾队伍的医疗救治和防疫防护需要，又要勤俭节约，避免浪费和流失，做到优质高效，精确保障。但实际运行中，一线卫生人员全部精力放在救治和防疫工作上，而且工作地点往往交通不便、信息不灵，加之医疗队隶属关系不同，难以实现有效的信息相互传递，使药材、卫生装备、后勤物资的消耗、损失、短缺和积压情况无法及时了解，形成信息孤岛，导致中后期消耗信息的搜集统计困难。

基于此，只有建立一个良好的应急物资保障体系，才有可能根据应急医学救援卫生物资保障地特点，实现对应急医学救援行动的有效物资保障，合符应急医学救援物质供应整体性、阶段性、时效性特点的要求（徐健康等，2008）。

一套全面、综合、协调的应急物资保障体系，具有以下基本要求：第一，追求可靠的质量保证。这是应急物资保障的首要环节，遵循此原则，高水平的应急物流才成为可能；第二，确保安全。确保应急物资的运输、配送、发放等安全稳妥，为应急物资的保障提供基础；第三，合理储存。选择合适的空间位置存放应急物资，以提高管理效率；第四，流程优化。最大限度地减少物流的中间环节，使得物流流程更加紧凑化，从而实现时空效益的最大化；第五，准确无误。准确掌握应急物资的基本信息，从而严防应急物资的储存、配送、发放等各个过程中各类偏差的出现；第六，全程监控。对应急物资在需求、筹措、储存等整个过程进行静态和动态监控，为科学决策提供可靠依据。

二、地震应急物资保障体系

我国地震应急医学救援卫生物资保障实行两级指挥、一体化的组织体系。此次玉树地震应急医学救援中，国务院抗震救灾总指挥部为最高指挥，下设国务院抗震救灾总指挥部卫生防疫组和卫生部青海省玉树地震卫生应急领导小组，各单位权责明确，协同完成卫生物资保障任务（表12-1）。此外，卫生部青海省玉树地震卫生应急领导小组还下设物资保障组、前方协调组、国际组，以统一解决卫生物资保障过程中的多方协调、供需沟通、外部支援问题。总后勤部卫生部、武警后勤部卫生部为整个应急医学救援物资保障提供联勤支持。

表 12-1　地震应急医学救援卫生物资筹措与调配组织关系表

保障种类	负责单位		
	国务院抗震救灾总指挥部卫生防疫组	卫生部青海省玉树地震卫生应急领导小组	
食品与饮用水	卫生部	食品和饮用水安全组	监督局
			中国疾控中心
			卫生监督中心
医疗救援类装备药品		医疗救助组	医政司
			中医药局
			食品药品监管局
传染病控制装备药品	国家发改委（一般防疫药品物资） 农业部（与死亡牲畜有关防疫药品物资） 质检总局（特殊防疫药品物资供应）	疫病防控组	疾控局
			中国疾控中心
其他卫生有关物资	—	宣传消息组	新闻办
			健康教育中心
			健康报社

三、讨论

世界各国将应急卫生物资保障视为应急管理中的一个重要部分。俄罗斯为了确保在突发事件中能够全面有效地供应应急物资，特别在紧急情况部设立了物资采购与装备局等。美国的公共卫生体系是一个纵向以"国家—州—地方"三级公共卫生部门为基本架构，横向包括公共卫生、突发事件管理、执法、医疗服务和第一现场应对人员（如消防员、救护人员）等在内的多维度、多领域的综合、联动、协作系统。其中，卫生应急物资储备方面，在卫生资源和服务部（HRSA）地区/州医院应急准备系统内主要负责药品供给，在地方城市医疗应对系统（MMRS）主要负责药品储存和发放。最重要的是在国家疾病预防控制中心（CDC）有一个针对生物恐怖活动和公共卫生突发事件而建立的急需药品、疫苗、解毒剂和其他医疗器材的库存机制——《全国药品库存计划》，以防止在事件中可能出现地方储备药品资源耗尽和某种药物短缺情况，保证药品的供应。其主要职责包括：采购和管理全国药品库存计划的库存；保证药品的快速运输；与州、地方的联邦应急系统的协调；向药品、疫苗和其他医疗器材运送地提供 CDC 技术顾问；项目运作研究和项目评估；向州、地方和联邦合作者提供培训。其库存药品由 CDC 经咨询合作机构确定，这些药品被库存在全美的一些战略位置，一旦在美国本土任何一个地方出现公共卫生突发事件，接到联邦指令启动计划后，即按《全国药品库存计划》迅速启动。药品通常分两个阶段通过空运或陆运送达目的地：第一阶段的发货被称为"12 小时综合包"，12 小时意味着药品将在 12 小时内送达，综合包意味着地方当局只需发出请求，不必指定药品，《全国药品库存计划》将向请求点发送整套药品包，包括可能用到的所有药品与器材。第二阶段是发送"厂商管理库存包"，它是针对一些已确认或怀疑的生物剂或化学剂的专门药品和器材，可以大批量发送。在药品发送的同时，一个疾病预防控制中心（Center for Disease Control，CDC）技术顾问反应队也同时派往现场，协助地方当局接收、分发、组装药品。一旦药品送达当地机场，药品就由地方当局负责管理，对物品进行重新包装和分发。在我国，由于社会管理部门数量较多，"两级一体，多部门同时响应"的扁平化指挥方式，可以有效缩短灾难应急响应时间，更加有利于应急医学救援物资第一时间到达救灾现场。

第三节　地震应急医学救援药材需要及保障

一、应急药材保障流程

针对震后伤员发生与救援"两期三段"的特点，应急药材保障在不同时期，不同阶段有突出的工作重点。在救援"应急段"，药材保障人员应根据有关情况，迅速组织应急药材需求评估与筹措，伤员发生的两期规律，有利于应急药材的评估；在救援"有效段"，必须保证应急药材的质量，做好质量检验与接收；在救援"维持段"，应关注应急药材的补充，储备与存放，避免应急药材的非正常损耗。

1. 需求评估与筹措

我国已制定《卫生应急队伍装备参考目录（试行）》，为应急药材保障提供通用的参考和指导，切实保证了一定的卫生应急保障能力。而需求评估是应急医学救援的重要部分，根据不同类型的突发事件，制定相对应的应急物资需求，是进一步提高应急医学救援药材保障能力的必然要求。在这一过程中，既要考虑专业应急物资需要，也要考虑生活后勤物资的需要。根据本书在第七章对地震伤员的预测及发生规律（神经网络预测模型），对需要的卫生物资设置相应的值，以伤员总数为基数，得到卫生物资的需求评估。

在合理分析、调查并预测所需的应急卫生物资的前提下，迅速组织应急卫生物资的合理筹集。针对突发事件而使用的卫生物资，其筹集势具有一定的强制性和社会性，因此有关部门必须综合利用政治、经济、法律等手段来有效地筹集应急物资（赵玛丽等，2008）。要确保紧急状态下筹措到所需要的卫生物资，必须建立高效、规范、安全的应急卫生物资筹措渠道。一般来说，应急卫生物资筹措有以下几种方式：①动用储备。应急卫生物资的战略储备是应急卫生物资筹措的首选方式，为了应急需要，缩短卫生物资供应时间的最佳途径是使用储备卫生物资。②直接征用。对于一些卫生物资生产流通企业，根据动员法规，在事先不履行物资筹措程序的情况下，对所生产和经销的卫生物资进行征用，以满足应急应急医学救援需要。事后，根据所征用的卫生物资品种、规格、数量和门市评价与供应商进行结算恶化补偿。③市场采购。根据筹措计划，对储备、征用不足的卫生物资实行政府集中采购。要坚持质优价廉的原则，尽可能直接向制造商进行采购，减少流通环节，降低采购流通成本、加快筹措速度。④组织突击研制和生产。在供应不足的情况下，对一些急需的卫生物资有必要进行突击研制和生产，平时宜建立与应急药材生产商的相关联动机制，储备应急生产能力，以确保在紧急状态下能够尽快转化为实际保障与支援能力。⑤组织捐赠。在突发情况下，动员社会各界积极开展捐赠，这是挖掘社会潜在资源的一种重要手段。"一方有难，八方支援"，捐赠和支援卫生物资是应急卫生物资的重要来源之一。⑥国际援助。跨国卫生调配也成为应急卫生物资筹措的方式之一。在对应急卫生物资的保障过程中，除了针对需求提供保质保量的供应外，及时补充应急卫生物资也不容忽视，它是应急物资保障体系的重要组成部分。在突发事件应对过程中必然要大量消耗应急卫生物资，为了保证供应的落实，及时对这些物资进行补充是必需的。但是除了对这些显性消耗的应急物资进行补充外，另外未消耗完的卫生物资的补充也应引起重视。虽然这类物质未完全被消耗，但在存放过程中，由于存放条件不良或存放时间长，很有可能会逐渐失去原有的效用。所以在每次突发事件后，应及时对应急卫生物资进行盘点，列出所需补充的应急卫生物资条目，对应急卫生物资进行及时补充、更换，最大限度地保障应急卫生物资的可利用性，确保应急卫生物资保障的完善。

2. 质量检验与接收

劣质的应急卫生物资不仅浪费应急时期宝贵的运力，还延误了抢救的时机，甚至使人们失去对国家应急卫生物资保障能力的信心。因此，必须高度重视应急卫生物资的质量。全面地制定针对卫生物资的筹集、存储、配送等各个环节的程序和规章制度，以建立完善的应急卫生物资管理制度，从源头上阻止劣质应急卫生物资进入应急物流；严格制定并有效地执行灾区卫生物资的入库和验收制度；完善统计报告制度，精确、全面地记录应急物资的存储和使用情况，并定期向上级汇报。

应急卫生物资质量的接收是根据相应的质量标准的要求，对进入灾区的卫生物资进行质量检验，并判定卫生物资合格与否，从而决定是接收、拒收或作其他处理。在应急保障大批量卫生物资到货时，为了减少检验工作量，节省人力、物力、财力和检验时间，使入库物资的验收保质、保量、按时完成。科学的检查验收方法是从整批货物中随机抽取一部分作为子样，根据对子样检验的结果，判定整批货物是否合乎标准，并作出接收或拒收的决定。这里所说的随机，是指每个单位物资被抽取为子样的机会均等，从而保证子样的检验结果所具有的代表性。

3. 储备与存放

国外医药储备的主要形式有：实物储备、经费储备、目录储备、信息储备、合同储备、生产力和技术储备等。我国可以根据储备物品种类、需求量、可保存性等特点，分为实物、资金和生产能力储备三种储备形式。具体来说，食物、解毒药品、个人防护用品、疾病诊断试剂等应以实物储备为主；同时，还应与企业签订储备合同，制定调拨制度，以国家战略应急物资的高度考虑，建立应对地震应急的能力储备。

卫生物资的现场存放必须综合考虑其存放环境，最大可能地保证存放条件，以避免药物质变以及卫生设备的非正常损坏。

二、地震药材保障效果

在玉树地震应急医学救援中，药材保障及时到位。震后第一天，卫生部派出的 6 支医疗卫生救援队伍携带应急医药物资到达灾区，并在应急搭建的帐篷里或是露天开展伤员的救治工作，另向灾区应急调运了两车氧气和两车救治药品，保证首批卫生救援队伍的救治药品需求。卫生部、总后勤部卫生部陆续向灾区运送大量应急救援药品、器械。

卫生部指导青海和玉树卫生部门做好血液采集和应急供应工作，通知有关省份做好调运血液支援灾区的相关准备。格尔木中心血站于 4 月 19 日 23 点要求青海省血液中心调运 3 人份"B"型机采血小板用于抢救灾区挤压伤伤员，虽然青海省血液中心次日完成采集工作，并令工作人员携带血液制品连夜出发，但由于格尔木中心血站离青海省血液中心距离较远（开车需 9～11 小时），工作人员于 21 日才到格尔木，并立即为伤员输注血小板。为了从根本上缓解格尔木血液中心血小板供应问题，应青海省卫生厅要求，医政司指定陕西省血液中心应急支援设备和技术人员，协助当地开展血小板采集制备工作，同时开展技能培训。

由于玉树属于青藏高原喜马拉雅旱獭鼠疫自然疫源地，灾后鼠疫防控形势比较严峻，卫生部要求中国疾病预防控制中心对灾区鼠疫防控形势进行分析评估，并将迅速组织落实防控措施和有关物资供应，如链霉素、广谱抗菌素、磺胺类药物、防护服、口罩、眼罩、鞋套等的供应。玉树政府在玉树疾控中心设立玉树突发公共卫生应急储备库，完成了 29 万元的有针对性的应急物资储备工作，防范鼠疫暴发和流行。

灾区海拔高（3700 米）、昼夜温差大，高寒缺氧问题突出，救援队员高原反应普遍，对御寒物资和高原病治疗的药物与设备产生大量需求。基于此，震后第 2 天，抗震救灾指挥部派出 3 支约 50 人的高原病医疗队赶赴灾区。另外，通知各救治单位在预防上携带足量抗高原反应相关的药品和医疗器材，如高原康胶囊、红景天胶囊、西洋参丸、氧气瓶（袋）、制氧机、简易血氧饱和度和心率检测仪等；同时准备足够的御寒衣服，以防受凉感冒。震后第 3 天，在卫生部的积极协调下，大量帐篷、棉被、军大衣等御寒生活用品到达灾区。总后勤部卫生部对高原病的处置也表现出高度重视。总后勤部卫生部贯彻首长重要指示、批示精神，进一步加强高原防治药材和制供氧设备的筹措供应，在制订药材保障预置计划的同时，制订高原特供药品保障计划。截至 24 日，累计向灾区输送高原润唇膏、高原康胶囊、氧气瓶、制氧机、制氧挂车、便携式加压氧舱等高原特供相关药品装备 2300 万元。

为保证玉树地震应急救援在 72 小时"黄金救治期"内供血需要，卫生部医政司令青海省血液中心备好 4000 单位血液，并向灾区调往 140 袋血液，另部署北京、陕西血液中心分别做好支援 5000 单位血液的准备，甘肃、四川、陕西、重庆等血液中心，满足正常临床用血供应的基础上，适当提高血液库存，保障地震灾区伤员救治血液供应工作。震后 3 天，累计输送到玉树灾区的血液共 578 单位，完全满足急救供血需要。由于玉树灾区危重伤员转出，用血量减少，为保证血液质量，除部分血液供应方舱医院和医疗队应急使用外，分别于 19 日、28 日和 29 日从玉树灾区运回青海省血液中心，共计 228 单位。在应急医学救援后方医院中，西宁各医疗机构用血量最多，为平时的 3～4 倍，青海、陕西、四川等血液中心用血量较同期也有明显上升。青海省血液中心前 3 天向西宁各医疗机构供血数量最多，为 1031 单位，随后供应数量逐渐走向平稳，按库存补给规律补充，日均补给量为 320 单位（图 12-2）。整个应急医学救援过程，除了格尔木中心血站由于离青海省血液中心距离较远，在 19 日出现血小板供应问题以外，玉树中心血站和青海省血液中心医疗救治血液保障工作正常，甘肃、四川、陕西、重庆血液库存充足。

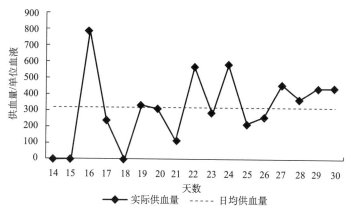

图 12-2　青海省血液中心向西宁市医疗机构供血总体情况

三、讨论

药品保障计划较为完备，药品种类基本覆盖灾区应急医学救援需要，符合灾区具体情况。根据地震造成大量伤员、血液供应必然紧缺的情况，灾难应急医学救援行动的血液保障应根据血液保障计划，按照及时、准确、适量、安全的要求组织实施。基本任务是筹措与储备血液、实施血液供应、技术保障和血液管理，协调国家或地方血液管理部门保证后续血液的供应。在进行血液保障时，应注意符合适应需要、方便使用、确保质量、注重效益、军民结合的原则。

第四节　地震应急医学救援卫生装备的保障效果

一、卫生装备保障工作内容

卫生装备保障的主要工作主要包括卫生装备配备、卫生装备维修两项。其中，在救援的应急段就应该完成卫生装备的配备工作，伤员的两期发生规律在卫生装备配备的总量和结构上，有重要的指导作用。在救援的维持阶段，卫生装备维修工作最大限度地发挥卫生装备的救援作用比重新配备显得更为重要。

1. 卫生装备配备

以现行基本卫生装备为基础，结合地震应急医学救援行动的特点和要求，坚持系统配套，以装定编、按编配装，重点补充配备特需和数量不足的卫生装备；卫生装备配备突出小型化、便携化、模块化和集成化；配齐急救装备，增加必要通信装备。通用后勤装备立足独立保障；装备能够灵活组合，即能保证集中展开救治，也能保证小群多路现场急救。

采用模块化配置的方式，可设置携行模块、运行模块和补充模块。以应急临时医院为例，携行模块应根据急救单元人员编组情况集成，以背囊的形式配备，包括基本急救背囊、复苏背囊、清创背囊、担架背囊等。运行模块分指挥、分类后送、手术、重症监护、留治、医疗检诊、防疫和后勤保障等子模块，宜采用箱组合车辆帐篷形式配备。补充模块分抗洪抢险、抗震救灾、扑救火灾和重大伤亡事故救援四个补充模块，执行不同任务是补充携带，包括个人救生装备、现场急救装备、血液、血制品储运装备、个人防护装备、烧伤处置装备等。

2. 卫生装备维修

卫生装备的维修分三个阶段实施。在准备阶段，接到维修命令后，维修力量应在最短时间内完成应急准备，包括调整维修计划，调整抽组维修人员，落实携行维修装备和专用零件，向预定展开地域机动。在实施阶段，卫生装备损坏补给困难，维修时间紧、任务重，对承担行动任务的医疗机构携弹的应急卫生装备主要实施现场抢修，实施补充维修器件，一般不作后送维修。在进行卫生装备检修部署或决策时，应符合以下四项原则：

（1）预防为主，防修结合。从防止装备故障及其后果着手，防修结合，防要重于修。在维修中，要全面掌握装备的技术状况，建立装备维修技术档案，严格执行装备的使用、保管和维修制度。对故障或损坏的卫生装备，及时组织力量加以修复，确保装备及时投入使用。做好预防性维修工作，以最少的消耗，有效保证使用安全、可靠，延长装备的使用寿命。

（2）保证重点，灵活迅速。装备维修要区分主次，突出一线救治机构和大型关键装备维修保障。维修速度要快，手段方法要灵活。

（3）注重质量，讲求效益。装备维修必须要把维修质量放在首位，保证维修后的装备符合相应的质量标准，确保性能准确可靠。用尽可能少的维修资源消耗取得较高的效益。

（4）预于平时，地军一体。在维修力量的建设上必须考虑平时、地震应急医学救援行动。实行军队与地方结合，充分考虑和重视利用资源，由装备生产单位参与装备的维修保障，建立一体装备技术保障体系。

二、卫生装备的保障效果

大型卫生装备方舱医院、移动 P3 实验室，在玉树地震应急医学救援中崭露头角。方舱医院装备精良，模块化程度高，由检验、超声、X 射线等 12 个要素单元组成，具备检伤分类、急救手术、供应洗消等功能，可与各大医院通过卫星联网，实施远程专家会诊。野外快速展开后，能布设床位 200 张、昼夜通过伤员 400 人，可同时进行 4 台手术。此外，方舱医疗队还携带防疫车、被服洗涤车、运输车等装备 42 台（套），抵达灾区后迅速展开一座野战化医院，及时实施应急医学救援。总后勤部卫生部于 4 月 15 日上午派出两个编制 150 人的野战方舱医院，其中济南军区 153 方舱医院于 17 日抵达，北京军区 255 医院的方舱医院于 19 日 23 时 30 分抵达。两个方舱医院抵达后迅速展开工作，基本满足现场医疗救治工作需要。两个方舱医院成为伤员初步收治点，灾区各医疗点将不能处置的患者转到方舱医院，由方舱医院对患者病情进行综合评估后决定是否向灾区外转运（张宝库和张宏，2008）。

在完成灾区重伤员急救转运工作后，方舱医院与州县医院对接帮扶，实行队伍混编。两个方舱医院分别与州医院、县医院合编，共同开展灾区群众医疗救治服务，确保灾区患病群众能够及时就医。灾区的医疗工作由应急救援向提供群众基本医疗服务过渡后，方舱医院共同负责结古镇 10 万居民的医疗服务。

为加强玉树灾区卫生防疫水平，根据卫生部指示，中国疾病预防控制中心向玉树灾区派出移动生物安全实验室。5 月 2 日，移动生物安全实验室经过长途跋涉，顺利到达青海玉树并通过安置调试，正式运行启用（图 12-3）。这个移动生物安全实验室主要用于地震灾区传染病诊断。移动生物安全实验室在地震灾区的使用，代表了目前移动实验室的最高水平，是国内高等级移动生物安全实验室首次应用于抗震救灾防疫工作，创造了国内在高海拔地区开展高等级生物安全实验活动的先例。该实验室的启用可有力提升灾区鼠疫的应急防控水平。

在玉树地震应急医学救援中，救护车单位保障人数少，调配总量多，救护车的配置效率较低，表现为：①救护车到达不及时，急救转运运力不足。灾后前 3 天，灾区救护车运力严重不足，需要转运的伤病员人数达到最高峰，转运压力巨大。灾后第五天，到达的救护车数量达到最高峰 356 辆，极大地缓解了灾区转运压力，其中，到达西宁的救护车有 193 辆、玉树 125 辆、青海海南 23 辆、格尔木 5 辆、达石渠 10 辆。②救护车救援后期数量过剩。在灾后第 6 天，需转运伤员迅速减少，救护车的数量远大于灾区救援需要，部分后来到达的救护车没有参与救援就直接返回，造成卫生资源的浪费。

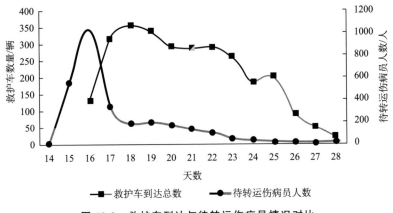

图 12-3　救护车到达与待转运伤病员情况对比

三、讨论

大型卫生装备战略部署在伤病员集中，疫情高发地点，发挥其重点保障作用。而机动能力相对更高的卫生装备，如救护车、防疫车、应急监测车、理化检测车、微生物检测车、实验室物资保障车、冷场车等，应强调保障范围的有效覆盖和及时性，以保证区域内第一时间的医疗救治、转运后送和防疫能力。

本 章 小 结

1. 立足自我保障，增强社会联勤保障

立足自我保障，增强社会联勤保障。从宏观体制上看，现行的保障体系，计划、供应"两级分流"，通用、专用"双向分供"，客观上增加了保障环节，延长了保障时间。从具体实践看，"自我保障为主"的保障方式，自行组织本级保障，缺乏保障的整体性、延续性、有序性，分散了保障资源；同时，没有对地方的支援保障引起足够重视，使其人才、科技、物资等优势发挥不充分，造成保障不及时、不准确、不到位。

2. 落实区域灾难风险评估，有针对性地进行灾难应急物资储备

卫生物资保障快速反应能力有待增强。由于地震现场卫生物资需求预测的缺乏，仅满足于"头痛医头"，缺少预见性，以至于遇到重特大恶性灾害，现场卫生物资供应不及时，缺乏快速反应能力，不能在最短时间内把各种后勤保障卫生物资按要求输送到指定位置。因此，有关部门机构应根据各个地方的具体情况和地理特征，包括经纬度、海拔高度、地面的地质构造、当地经济发展程度以及最有可能发生的重大灾难等，进行科学合理的风险评估。制订有针对性的灾难应急预案，形成区域自救、跨区互救、国家援救三个层次的具体应急方案，并由点及面，形成国家、区域、地方三级战略物资储备。

3. 合理编配药材指挥和保障人员比例，实行应急药材库建设

根据不同应急医学救援行动的特点、规模，进一步完善和修订各类应急药材保障预案，制定权责明确的应急药材保障体系，合理编配药材指挥和保障人员比例，落实应急药材仓库开设的原则和方法，使之具有操作性和针对性。为加强应急药材保障，除国家、军队战略储备外，应开发多种应急药材保障模式，如通过预付保险金的方式，由有关药品生产企业代储应急药材。

4. 加强大型卫生装备研发，实现保障效果与机动能力同时提高

方舱医院等大型卫生装备在应急医学救援中早期靠前部署，有利于发挥其巨大的卫生保障作用，使伤病员在尽可能短的时间内获得确切治疗，缓解后送压力，增强应急医学救援的整体效果。客观上，不通过大型卫生装备的技术革新所能获得的机动能力和卫生保障能力的同时提高十分有限。平时应注重应急医学救援大型卫生装备的研发，以实现保障效果与机动能力同时提高，如新一代方舱医院的开发、空运后送直升机的改良、移动生物安全实验室的完善等。

第十三章　地震应急医学救援力量配置效率

第一节　救援力量配置效率界定

在地震应急医学救援行动中，各级指挥人员需对灾情快速响应，利用有限的信息迅速作出决策，在短时间内动员大量卫生人力、物力资源投入应急医学救援行动中。但在应对突发事件的紧急情况下，卫生资源尤其是救援力量的使用是否能够做到决策科学、配置有效，保证救援力量的效能得到充分发挥，确保灾民和伤员及时获得有效的医疗救治，避免因为决策失误而造成的资源浪费和效率损失，往往是在救援过程中容易被忽视的一个问题。在目前已经开展的地震应急医学救援有关研究中，主要聚焦伤病员发生规律、伤情分布、分类方法、后送方式等问题，而对地震应急医学救援力量效率进行分析评估的研究尚未见报道。

高建国和贾燕（2005）发表了一项利用地震灾害发布时间作为评估地震救援能力评估指标的研究，该研究提出利用地震死亡人数的报出时间作为衡量指标来评价地震的救援能力，认为死亡人数基本报出时间的长短，反映救援能力的强弱，即地震死亡人数接近总数的报出时间越短，表征救援能力越强。该研究虽然没有直接对与地震应急医学救援效率开展评估研究，但也间接地指出地震应急医学救援开展的时间是影响救援效率高低的关键因素之一，医疗队到达灾区的时间越早，救援行动开展得越早，救出者的存活率越高，从而救援效率也越高。塞华胜和马剑飞（2010）提出运用地震灾害累计伤亡数量的变化速率指标来寻求医疗救援效率评价指标和方法。周阿颖等（2011）在研究中提出将救援看成一个实时变化的过程，认为救灾效率随着各种偶然因素处于一个动态的过程之中，并提出总死亡人数、震级、最大救灾效率出现时间都与平均救灾效率成负相关，是影响救援效率的关键因素，其中以总死亡人数最为显著（周阿颖等，2011）。

总体而言，目前学界以救援力量效率评估为主要对象所开展的研究并不多见，国内外就如何定量表征或评估地震救援力量的效率仍没有一个统一的标准。上述所提到的研究报道也主要是从整体上对地震应急医学救援效率进行分析，未见专门针对对于救援力量效率的相关研究报道。本书以地震应急医学救援"两期三段"特征为核心，主要关注伤病员发生"增长期"与"稳定期"，以及救援行动的"应急段"、"有效段"与"维持段"的救援效率问题，旨在从资源配置效率的角度开展研究，评估应急条件下救援力量配置和使用的有效性，尝试形成一套用于评估地震应急医学救援力量效率的理论和方法，以期能够进一步丰富和完善地震应急医学救援研究。以参加玉树地震应急医学救援的医疗队为研究对象，以本书针对玉树地震应急医学救援行动开展调研所获得的数据为基础进行测算和分析，从微观的层面定量地评估救援力量效率，从资源配置的角度分析救援力量使用过程中导致效率损失的原因，为今后提高灾害应急医学救援力量的效率、优化应急医学救援医疗队的构成、推进灾害救援能力提升提供理论依据。

第二节 地震救援绩效与配置评价

一、卫生机构绩效评价方法

地震应急医学救援，是在地震发生后为减少灾害导致人员伤亡、维护灾区人民生命安全而开展的应急医学救援行动，是在特殊应急行动条件下的医疗行为。因此，对于地震应急医学救援力量效率的分析，可以借鉴和采用对于平时医疗体系效率评估的有关理论和方法。构成地震应急医学救援力量最基本的要素是医疗队，是在灾害发生后从卫生机构中将各专业卫生人员按一定比例抽组形成的。在本书中，将评价卫生机构效率的理论和方法运用到地震应急医学救援力量效率分析。

对于平时状态下卫生机构效率的评估，建立在"投入与产出比"的基础之上。效率包括两个具体概念：一是指技术有效，反映在成本一定情况下的产出最大化。技术效率是用给定的各种投入来达到最大产出，技术效率是"正确地做事"。二是配置效率，反映医疗市场的服务是否使健康状况最大化。配置效率是用各种"恰当的"投入来获得相应的各种"正确的"产出，是"做正确的事"。传统的卫生机构绩效评价方法主要包括以下几种。

1. 秩和比法

秩和比（rank-sum ratio，RsR）是一种将多项指标综合成一个具有 0－1 连续变量特征的统计量，也可看成 0～100 的计分，多用于现成卫生统计资料的再分析。不论所分析的问题是什么，计算的 RSR 越大越好。为此，在编秩时要区分高优指标和低优指标，有时还要引进不分高低的指标。例如，病床使用率、病床周转次数、平均病床工作日等可视为高优指标；平均住院日、均次住院医药费、药品收入占总收入比例等为低优指标。在疗效评价中，不变率、微效率等可看成不分高低的指标，指标值相同时应编以平均秩次。RSR 既可以克服确定指标权重的人为因素的缺陷，又不涉及指标间的相关问题，还可以消除异常值的干扰，能够区分指标间的微小差异，分辨力较强，目前应用比较广泛。

2. TOPSIS 法

TOPSIS 法是一种常用的决策方法，它是对归一化后的原始数据矩阵，找出有限方案中的最佳方案和最劣方案，然后通过评价对象与最优方案和最劣方案之间的距离，求出评价对象与最优方案的相对接近程度，并以此作为评价优劣的依据。相对接近度为 0～1，该值越接近 1 表示评价对象越接近最优水平；反之，该值越接近 0，表示评价对象越接近最劣水平。目前利用 TOPISS 法对卫生机构床位利用情况进行评价，通常挑选反映病床使用情况的 3 个常见统计指标：病床使用率、平均病床周转次数、出院者平均住院日。同时为消除各病房收治病人不同对病床使用情况的影响，特引入反映病人病种和危重程度的指标——CD 型率〔（疑难复杂病例＋病情危重病例）/病例总数×100％〕进行综合评价。

3. 归一分析法

“归一分析法”是将床位使用率和床位周转次数结合起来，运用数学方法对数据进行处理，得到一个比较科学的反映床位工作情况的综合性指标。采用效率指数模型：

根据床位效率指数模型可知：当实际床位数和标准床位数相等且使用率为 100％时，则床位运转情况达到管理要求的最佳状态，即等效状态，等效状态下的床位指数必为“1”，因此以“1”作为标准判断床位的工作效率：

当效率指数＜1 时，床位低效率运行；

当效率指数＝1 时，床位等效率运行；

当效率指数＞1 时，床位高效率运行。

4. 主成分综合评分方法

依据资料自身的信息计算出主成分，在其运算过程中自然产生各个主成分的贡献率，由此引进权数，避免了由于确定权重而带来的主观性，所以比较客观可信。单层次评价结果可以给卫生机构分析自身的运作情况提供参考依据，通过找出其不足之处，调整和改进工作质量。综合评价结果不仅提出卫生机构的整体发展情况，从宏观上了解卫生机构的发展，同时也有助于卫生机构总结经验，扬长避短。

目前用于评价卫生机构效率的常用方法是数据包络分析方法。该方法通过测量卫生机构多投入、多产出的指标比，从系统效率、纯技术效率和配置效率三个角度测算卫生机构的相对规模有效程度。在本章中，首次尝试将参与抗震救灾应急医学救援行动的各支医疗队视作独立的决策单元（decision making unit，DMU），将医疗队投入的人员和床位数量作为投入指标，将接诊伤病员数作为产出指标，对样本医疗队的系统效率、纯技术效率和配置效率进行量化评估，探寻应急医学救援医疗队是否存在低效率损失，并分析产生原因，提出今后类似应急医学救援行动医疗队合理配置和使用的建议及科学依据。

二、卫生资源配置评价方法

卫生资源配置的评价，主要是从资源配置的系统效率（systemic efficiency，SE）和资源配置的公平性两个维度展开。其中，卫生资源配置的系统效率指的是由卫生资源配置产生的，卫生服务系统整体经济、社会效益等方面产出效率的总和。系统效率由技术效率（technical efficiency，TE）与配置效率（allocation efficiency，AE）两部分组成。配置效率是指卫生系统在获得一定资源量前提下，较为正确的总体产出时最合理的资源结构度量，反映卫生资源在不同服务项目或地区之间的配置状况，关注的是"配多少、配在哪"；技术效率是指用给定的卫生资源量（即一定的卫生资源配置效率）时，系统达到最大产出时的资源结构和组合度量，关注"怎么配"。公平性的评价分为垂直公平和水平公平两个部分，其中垂直公平是指提供的要素卫生资源和内生性卫生资源水平不同，支付的卫生费用不同；水平公平是指相同收入水平的人为同等水平卫生资源支付相同的卫生费用。

在本书中，对于应急医学救援力量的卫生资源配置主要从利用效率、系统效率和配置效率三方面进行评价。利用效率的评价是对医疗队卫生人力投入总量及其工作量进行描述性分析，对战略、区域和本地三类医疗队救援力量的利用效率进行分析和比较，评价投入玉树灾区的救援力量是否得到了有效运用；系统效率的评价主要是运用数据包络分析方法，以所研究的样本医疗队的资源投入（床位、人力）和产出（接诊量）作为评价的指标，分别测量其纯技术效率和规模效率的高低，为医疗队在技术、结构和规模上的有效性提供评价参考依据；配置效率则是从医疗队部署时间和地点两个维度对其配置合理性进行评估。

三、数据包络分析方法

数据包络分析方法是由 Charnes 等在 1978 年提出的一种运用线性规划来测量决策单元相对效率的方法。该方法的主要特点包括：一是可直接使用不同计量单位的指标，进行多项投入产出的效率比较，投入产出要素可以是以货币计量，也可以是数量单位、面积单位等其他计量方式，如人员数量、床位数量等；二是该方法是一种相对效率评价，而非绝对效率，通过利用多个评价对象的投入产出构造生产前沿，当评价对象有增加时，生产前沿就可能发生变化（刘华辉和田振明，2009）；三是 DEA 的效率值为 0～1，若评价对象的效率值为 1，则视为有效率，反之越小则越没有效率，并能对决策单元排序，直接显示未达到 100% 有效的各指标欠缺或松弛变量，从而提供具体的管理信息；四是不需要进行参数估计，也不必事先预定指标间的函数关系。由于在效率评估方面所具备的上述优势，在近四十年来，DEA 评价方法在生产效率测量及决策领域得到了广泛的应用。在医疗卫生行业领域内，DEA 评价方法也被证实是一种有效的分析手段，主要用于比较分析卫生机构的效率，成为评价医疗卫生行业机构是否达到规模经济的常用工具。

DEA 评价方法包括多种模型，其中最经典的是以投入为导向的 C^2R 模型和以产出为导向的 B^2C 模型。C^2R 模型主要用来测度决策单元的总体效率 θ，它通过建立一个带有非阿基米德无穷小评价第 J_0 个决策单元相对有效的模型进行。设某个 DMU 在一项生产活动中的输入向量为，$X = （X_1, X_2, \cdots, X_m）^T$，输出向量为 $Y = （Y_1, Y_2, \cdots, Y_s）^T$，每个 DMU 有 m 种类型的投入 X_j 和 s 种类型的产出 Y_j。现设有 n 个 DMU_j（$1 \leqslant j \leqslant n$），$DMU_j$ 对应的输入输出向量分别为：$X = （X_{1j}, X_{2j}, \cdots, X_{mj}）^T > 0$ 和 $Y = （Y_{1j}, Y_{2j}, \cdots, Y_{sj}）^T > 0$，$j = 0, 1, 2, \cdots, n$。对第 j 个 DMU 进行评价的 C^2R 模型为

$$\begin{cases} \min[\theta - \xi(\hat{e}^T s^- + e^T s^+)] \\ \text{s. t.} \sum_{j=0}^{n} \lambda_j X_j + s^- = \theta_c X_{j0} \\ \sum_{j=0}^{n} \lambda_j X_j - s^+ = Y_{j0} \\ \lambda_j \geqslant 0, \quad j = 1, 2, \cdots, n \\ s^- \geqslant 1, \quad s^+ \geqslant 0 \end{cases}$$

在该模型中，各个符号的意思分别为：θ 为评价单元的相对效率值；ξ 为非阿基米德无穷小量；s^-，s^+ 为松弛变量，即投入冗余与产出不足；λ_j 为决策单元的权重；$\hat{e} = （1, 1, \cdots, 1）^T \in E^m$，$\hat{e} = （1, 1, \cdots, 1）^T E^s$。考虑到非 DEA 有效的 DMU 除了可能是纯技术无效外，还有可能缘于自身的规模问题。为单纯评价决策单元技术效率是否最佳，引入 $\sum_{j=0}^{n} \lambda_j = 1$，即假定规模收益不变，可得到 B^2C 模型（投入导向）：

$$\begin{cases} \min[\theta - \xi(\hat{e}^{\mathrm{T}}s^- + e^{\mathrm{T}}s^+)] \\ \text{s. t. } \sum_{j=0}^{n} \lambda_j X_j + s^- \leqslant \theta_c X_{j0} \\ \sum_{j=0}^{n} \lambda_j X_j - s^+ \geqslant Y_{j0} \\ \lambda_j \geqslant 0, \ j = 1, \ 2, \ \cdots, \ n \\ s^- \geqslant 1, \ s^+ \geqslant 0 \\ \sum_{j=0}^{n} \lambda_j = 1 \end{cases}$$

模型中"有效性"的经济含义有三种：技术有效（technical efficiency）即 TE，指相对于投入，产出已经达到最大，即决策单元已经位于生产可能性曲线上；纯技术有效（pure technical efficiency）即 PTE，指纯技术有效，即决策单元在现有技术水平下处于最优生产状态；规模有效（scale efficiency，SE），指决策单元处于规模报酬（或收益）不变的最优状态。简而言之，θ 越大，投入产出相对越有效率，s^-，s^+ 意味着在投入产出中，可以进行调整的大小。

第三节　基于时间的地震救援力量效率

一、地震 72 小时内救援力量部署及救援工作开展情况

2010 年 4 月 14 日 7 时 49 分，中国青海玉树发生 7.1 级浅源地震（深度约 33 千米）。截至震后第 12 日下午 17 时，遇难 2220 人，受伤 12 135 余人，失踪 70 人。地震发生后，卫生部迅速调动全国军警地医疗和卫生应急救援队伍，多方配合、齐心协力抢救伤员。战略支援力量共抽调医疗队 42 支、3483 人（其中外省支援力量包括医疗队 27 支、2033 人，军队和武警支援力量包括 15 支医疗队、1450 人）；区域支援力量共抽调医疗队（含高原病防治队）27 支、846 人；震后灾区当地参与应急医学救援的卫生力量共 502 人。

从时间维度上分析，参与玉树地震医疗救援的医疗队在配置上基本符合地震伤员发生规律和医疗救援的实际需求。根据卫生部数据显示，地震发生 72 小时内，投入玉树灾区的医疗人力呈现迅速增长的态势，在震后 72 小时之内已经有军地医疗队伍 1880 人在玉树灾区开展工作，救治伤员 8246 人，占累计救治伤员总数（9145 名）的 90%，并完成了 1585 位重症病例的转运工作，占定点收治医院接收伤员总数（3109 名）的 50%，其中转运至格尔木 169 人、兰州 123 人、

成都 184 人、西安 95 人、西宁 608 人，灾区大部分伤员得到了妥善安置和有效的救治。按照课题组前期研究的成果，地震救援可划分为"两期三段"，即震后 72 小时内为救援"应急阶段"，震后 72 小时至震后两周救援"有效阶段"，这两个阶段对应的是伤员发生和死亡的"增长期"，震后两周为救援"维持阶段"，对应的是伤亡发生的"稳定期"。在此次玉树地震救援行动中，震后 72 小时之内，即伤亡"增长期"内，救援力量的快速抽调与有效部署，成为实现伤员获得有效救治的关键所在。震后 72 小时之后，救援力量的增长速度趋于放缓，并在震后两周内根据伤员救治的实际需求，逐渐撤回了大部分的医疗队。玉树地震不同日期医疗队人数分布图，如图 13-1 所示。

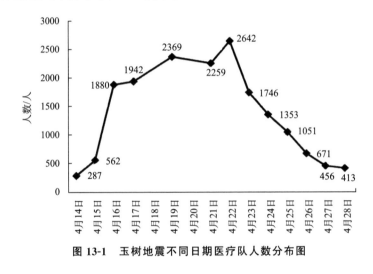

图 13-1　玉树地震不同日期医疗队人数分布图

二、地震 72 小时后救援力量部署及救援工作开展情况

受地震影响，玉树受损医疗卫生机构 199 个（占全州医疗卫生机构总数的57.7%），卫生系统人员受伤 76 名、死亡 10 名（分别占全州卫生系统人员 7%和 0.9%），玉树各级医疗卫生机构全部遭受不同程度损害，无法有效开展工作。在完成了大部分伤员的救治和后送工作后，灾区医疗卫生工作已由紧急医疗救援向提供群众基本医疗卫生服务过渡。医疗队替代玉树本地卫生机构的基本职能，继续留守灾区开展接诊和巡诊工作。截至 6 月 1 日，累计接诊 67 033 人次，巡诊 36 023 人次，基本满足了灾区居民的日常就医满足。确保了医疗卫生服务秩序得到逐步恢复。从医疗工作量的角度进行分析，抽取玉树本地医疗队（本地救援力量）108 人、省内医疗队（区域救援力量）408 人以及省外医疗队（战略救

援力量）459 人，对其 4 月 14 日至 4 月 20 日震后 7 天之内所完成的接诊、巡诊、手术、清创、后送和抢救危重伤员进行统计（表 13-1）。

表 13-1　玉树地震应急医学救援队工作情况　　　（单位：人/天）

项目	人数/人	日期	天数/天	接诊	巡诊	手术	清创	后送	抢救危重伤员
本地救援力量	108	4.14～4.20	7	12.51	2.73	0.05	4.26	1.32	1.04
区域救援力量	408	4.14～4.20	7	5.421	0.981	0.007	0.903	0.739	0.097
战略救援力量	459	4.14～4.20	7	12.94	2.32	0.07	0.58	0.19	0.2
平均	—	—	—	9.75	1.81	0.04	1.12	0.54	0.25

医疗队救援人员平均接诊量达 10 人/天，显示出救援力量工作负荷较大。在应急医学救援中，人均日接诊量反映了医疗队的工作负荷，也是体现医疗队工作效率的重要指标。从本次调研的人均日接诊量分析，三类应急医学救援力量存在较为显著的差异，其中本地救援力量与战略救援力量人均日接诊量较高，约 12 人/天；相比较而言，区域应急医学救援力量人均日接诊量仅为 6 人/天，低于本地和战略应急医学救援力量 50% 以上，工作负荷呈现不足。

但值得提出的是，在灾害应急医学救援行动中，医疗队的首要职责，是在灾害发生后以最快的速度、在最短的时间内赶赴灾区对伤员进行抢救和转运。然而，通过此次调研发现，在玉树地震应急医学救援行动中，震后三天之内已经完成伤员救治 8246 人（占累计救治数的 90%），而应急医学救援力量的部署在震后一周左右才达到顶峰。可以认为，震后 72 小时候后投入灾区工作的医疗队主要是承担灾区居民常见疾病的治疗，没有有效发挥其在伤员救治上的关键作用。因此，震后 72 小时内，在医疗队的部署速度上还应有提升余地，并可考虑在伤亡发生的"增长期"内，如果已经完成了大部分伤员的救治工作，则应该减少在震后 72 小时医疗救援力量的投入。

三、讨论

震后 72 小时内为专科医疗救治人员发挥作用最为关键的时期，此次玉树地震应急医学救援行动充分体现出应急医学救援力量工作效率高的特点，在玉树地震发生后，医疗队能够及时有效地抽组并迅速赶赴灾害区开展救治工作，保证了伤员在最急需的时候获得医疗救治（钟道柱等，2010）。而在震后的 72 小时，医疗队在当地医疗卫生机构损毁严重、服务能力不足的情况下，替代了当地医疗卫生机构的职能，维持了灾区医疗卫生服务系统的运转，为解决灾区居民看病就医的问题提供了重要的保障。在灾情得到控制后，医疗救助的需求主要转移到伤员后送的定点医院，医疗队此时发挥的主要作用由应急医学救援转向维持灾区医疗卫生服务系统的运转，再增加医疗队的总量并不符合实际需求，应考虑减少力量的继续投入。但总的来看，此次玉树地救援力量的抽调与部署基本符合地震医疗需求的时间规律，实现了较高的效率。

第四节　基于 DEA 的地震救援力量效率

一、地震救援力量系统效率

对于医疗队投入产出的系统效率评价，主要采取 DEA 方法。选取玉树仲达乡卫生院、青海红十字医院、青海第五人民医院、青海水电四局医院、果洛甘德县医疗队、果洛卫生局医疗队、九〇三医院医疗队（四川科学城）、阿坝医疗防疫应急救援队、四川医学科学院及省人民医院、四川遂宁中心医院共 10 支医疗队作为评估的决策单元（decision-making unit，DMU），以医疗队人员数量和展开床位数量作为投入要素（Input-1 和 Input-2），将各支医疗队的抢救危重伤员和接诊外伤人数作为产出要素（Output-1 和 Output-2）（表 13-2）。

表 13-2　10 支医疗队投入产出要素基线数据表

单位	产出指标		投入指标	
	抢救危重伤员/人	接诊外伤人数/人	展开床位/个	人力数/人
1. 玉树仲达乡卫生院	5	163	4	7
2. 青海红十字医院	105	421	30	99
3. 青海第五人民医院	4	254	4	11
4. 青海水电四局医院	3	53	5	11
5. 果洛甘德县医疗队	5	179	4	18
6. 果洛卫生局医疗队	9	316	15	22
7. 九〇三医院医疗队（四川科学城）	1	41	2	6
8. 阿坝医疗防疫应急救援队	22	168	10	56
9. 四川医学科学院及省人民医院	70	122	20	21
10. 四川遂宁中心医院	8	86	30	25

运用数据包络分析软件 DEAP 2.1 进行计算，设置具体运行参数为：数据类型（横断面数据）；产出要素数量（1）；投入要素数量（2）；导向（以产出为导向）；规模效率可变（VRS）（表 13-3）。

表 13-3　DEAP 2.1 基本参数表

参数	参数名称
DATA. txt	DATA FILE NAME
RESULT. txt	OUTPUT FILE NAME
8	NUMBER OF FIRMS
1	NUMBER OF TIME PERIODS
1	NUMBER OF OUTPUTS
2	NUMBER OF INPUTS
1	0＝INPUT AND 1＝OUTPUT ORIENTATED
1	0＝CRS AND 1＝VRS
0	0＝DEA（MULTI-STAGE），1＝COST-DEA，2＝MALMQUIST-DEA，3＝DEA（1-STAGE），4＝DEA（2-STAGE）

计算得出 10 支医疗队配置的总体效率、纯技术效率、规模效率以及规模收益情况（表 13-4）。

表 13-4　医疗队投入产出效率计算结果

单位	总体效率	纯技术效率	规模效率	规模收益情况
1. 玉树仲达乡卫生院	1.000	1.000	1.000	—
2. 青海红十字医院	1.000	1.000	1.000	—
3. 青海第五人民医院	1.000	1.000	1.000	—
4. 青海水电四局医院	0.279	0.306	0.913	上升
5. 果洛甘德县医疗队	0.834	0.922	0.905	上升
6. 果洛卫生局医疗队	0.617	1.000	0.617	下降
7. 九○三医院医疗队（四川科学城）	0.365	1.000	0.365	上升
8. 阿坝医疗防疫应急救援队	0.724	0.759	0.955	上升
9. 四川医学科学院及省人民医院	1.000	1.000	1.000	—
10. 四川遂宁中心医院	0.199	0.308	0.645	下降
平均	0.702	0.830	0.840	

从参与评价的医疗队来看，整体总体效率较高，平均有效率达到 70.2%，其中纯技术效率平均值为 83.0%，规模效率平均值为 84.0%。处于生产前沿面，即有效医疗队有 4 支，分别为玉树仲达乡卫生院、青海红十字医院、青海第五人民医院、果洛卫生局医疗队以及四川医学科学院及省人民医院医疗队，占所评价医疗队的 40%。这四支医疗队不仅医疗人员技术水平较高，而且投入要素之间的结构，也就是人力和床位比达到了较好的平衡，投入要素得到了充分的利用，达到了技术水平上和规模结构上最佳的产出值。与上述达到生产前沿面的 4 支医疗队相比较，总体效率相对较低的医疗有 6 支，占到所评价医疗队总数的 60%，并且各支医疗队在总体效率上还存在着较大的差异。平均总体效率为 70.2%，说明还存在 29.8% 的低效率损失。由于总体效率是有纯技术效率和规模效率所构成的（总体效率＝纯技术效率×规模效率），因此对于低效率损失产生的原因，可以从医疗队的技术和规模两个角度来进行分析。

二、地震救援力量纯技术效率与配置效率

首先从技术水平的角度进行分析。从医疗队的技术效率评估结果分析，技术有效（纯技术效率值＝1）的医疗队共有 6 支，分别为玉树仲达乡卫生院、青海红十字医院、青海第五人民医院、果洛卫生局医疗队、九〇三医院医疗队（四川科学城）与四川医学科学院及省人民医院。技术有效的这几支医疗队都处于"用现有投入获得最大产出"，以及"在现有产出基础上，投入最小"的理想状态。从总体看来，技术有效的医疗队占到了总数的 60%，说明参与此次玉树地震应急医学救援的医疗队在技术层面上，效率已经能够达到较高水平。

再从医疗队的规模方面进行分析，规模效率平均值虽然到达 84.0%，但从表13-4 可以看出大部分医疗队的规模效率不高。其中规模有效（规模效率值＝1）的医疗队仅有 4 支，分别为玉树仲达乡卫生院、青海红十字医院、青海第五人民医院、四川医学科学院及省人民医院，占所评价医疗队的 40%。这 4 支医疗队在当前技术水平下，其规模的大小和投入要素内部的结构比例已处于理想的规模状态，要想获得更高总体效益，应主要从技术水平、管理水平上谋求提高。而其余 6 支医疗队呈现非规模有效（规模效率值＜1），说明其在规模和内部结构配置上存在一定问题，主要反映在投入要素的不足或者失衡，要素比例不合理，这正是导致救援力量存在低效率损失的主要原因。

同时，医疗队之间在规模效益情况上存在较大区别。在未达到生产前沿面的 6 支医疗队中，4 支医疗队呈现规模收益递增，另外 2 支表现为规模收益递减。通过 DEAP 2.1 软件可以进一步对每支医疗队做具体的投入冗余和产出不

足分析（表 13-5）。以果洛甘德县医疗队为例，在现有情况下，该医疗队产出的增长速度低于投入的增长速度，规模偏大，应当考虑压缩规模。在理想的情况下，即当该医疗队达到技术有效时，可在减少 6 名左右医疗队员的情况下进一步提高接诊外伤人员数量，达到 194 人次，此时该医疗队即可达到生产有效的状态。

表 13-5　果洛甘德县医疗队 DEA 分析结果（产出导向）

项目	原始值	产出不足值	投入冗余值	预计值
Output 1	5.000	0.425	0.000	5.425
Output 2	179.000	15.206	0.000	194.206
Input 1	4.000	0.000	0.000	4.000
Input 2	18.000	0.000	−6.471	11.529

三、讨论

从研究的十支医疗队情况来看，医疗队的总体效率较高，但仍然存在着 29.8% 的低效率损失，通过进一步分析发现，规模与结构的不合理是导致总体效率不够高的主要原因，同时各支医疗队之间的效率也存在着较大的差别，在今后的研究当中，应当重点关注医疗队的构成、规模标准，以进一步提高医疗队救援效率。

第五节　汶川地震与玉树地震救援力量效率比较

一、地震救援力量部署速度比较

相对汶川救援，玉树紧急应急医学救援力量部署速度更快、时间更短，在震后 72 小时内已经有大量来自区域和战略的应急医学救援力量在灾区开展救治工作。其中以区域应急医学救援力量抽调最为迅速，震后 2 天达高峰，外省和军队的救援力量分别在震后 8 天和震后 4 天达峰值。汶川抗震救灾中，卫勤力量展开部署速度相对滞后，震后 72 小时内抽组的 60% 战略支援力量中，只有 20% 的力量在灾区展开救治；相对汶川救援，玉树卫勤力量部署与抽组基本同步，72 小时内减少低效率损失近 40%。由于力量快速展开，救治速度快，导致伤病员报告累计增长的时间缩短，也体现了玉树抗震救灾行动的高效性。汶川地震 12 天后伤病员报告累积增长占总量的 93.13%，而玉树地震 4 天后的伤病员累计增长已达到总量的 99.61％。

从力量回撤情况来看，玉树抗震救灾中，震后 9 天医疗力量开始回撤，震后 17 天（4 月 30 日）外省支援力量（除军队野战方舱医院外）均完成回撤归建工作，区域支援力量也回撤完毕，主要是完成灾区恢复重建期间的医疗替代作用。相比汶川抗震救灾卫勤力量 70 天后归建，玉树抗震救灾力量部署决策更加科学，且符合伤病员发生的规律特征（图 13-2）。

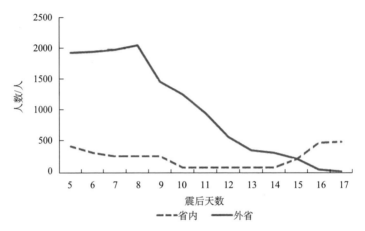

图 13-2　4 月 18 日后参与玉树抗震救灾的医疗力量变化

二、地震救援力量工作效果比较

同汶川地震相比，玉树地震伤亡出现的高峰明显提前。按累计百分比 90％ 计算，遇难高峰出现提前 7 天；按累计百分比 90％ 计算，伤病员报告高峰出现提前 10 天。同时，玉树震后 72 小时死亡报告累计百分比和伤病员报告累计百分比明显提高（图 13-3、图 13-4、图 13-5、图 13-6）。通过汶川与玉树伤亡时序的分析，一方面表明玉树抗震救灾卫勤力量部署的"真空期"缩短，灾区人员伤亡信息报出时间较汶川早，另一方面也表明经过汶川抗震救灾的经验积累，玉树地震卫勤行动有效性明显提高，卫勤力量部署效率提升。从伤亡比看，唐山地震死亡占伤亡总数的 25.6％，汶川死亡占伤亡总数的 19.3％。与汶川地震和唐山地震相比，玉树地震的伤亡比明显下降，同时死亡占伤亡总数的百分比下降，说明玉树地震应急医学救援效率明显提升。

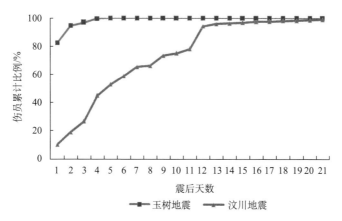

图 13-3　汶川与玉树地震伤员累计比例对比

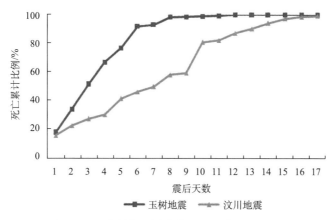

图 13-4　汶川与玉树地震死亡累计比例对比

三、讨论

本书针对玉树与汶川两次地震应急医学救援行动的现场调研中，卫勤指挥员和应急医学救援人员一致认为，震后 24 小时是应急医学救援的关键时期，8 小时以前是"救命"的关键期，专科医疗救治人员在震后 72 小时内发挥最为关键的作用，72 小时后即可陆续撤离。从汶川和玉树抗震救灾卫勤力量的使用来看，力量使用把握"三个快速"，即快速的卫勤力量抽组、快速的卫勤力量部署和快速的伤员后送。特大灾难发生后，灾区医疗卫生系统损毁严重，卫勤力量以支援

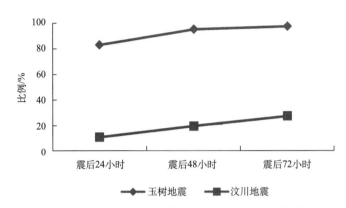

图 13-5 汶川与玉树地震前 72 小时伤员累计比例对比

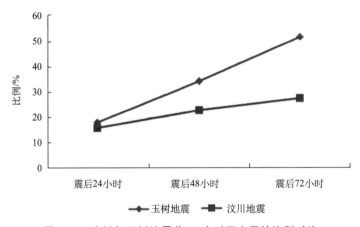

图 13-6 汶川与玉树地震前 72 小时死亡累计比例对比

力量为主,这在汶川、玉树两次地震,以及卡特里娜飓风和海地地震救援中均得到验证。因此,卫勤力量的抽组和部署必须迅速,做到"早期足量、首用精兵、就近用兵"。灾区医疗卫生系统无法承载大量伤病员救治需求,伤病员必须快速安全后送,这是降低伤死率和致残率的关键。同时,要坚持"三个连续",即卫勤力量抽组与在灾区的实际部署相连续、"伤员后送与治疗"相连续、伤员后送各层级之间相连续。灾难发生后大量抽组到灾区的卫生力量是否及时有效部署、是否与灾区需求一致,是力量使用效率的重点。因此,应当确保力量抽组与灾区部署的连续性,提高支援力量利用效率。伤病员后送途中往往经过多种交通工具,后送工具上的伴随性医疗救治是保证安全后送的关键。各后送层级间,伤病员伤情、医疗护理等信息的传递亦非常重要。因此，有必要在后送工具上加载专业医疗救治设备，配齐专业人员，做好转接过程中伤员信息的交接，保证后送与治疗、后送各层级之间的连续性。

本　章　小　结

1. 以调整救援力量内部结构为主，提高医疗队工作负荷

从此次分析结果可以看出，虽然参与玉树地震应急医学救援的医疗队整体技术效率较高，但由于规模效率参差不齐，最终导致配置的投入产出效率不高。在今后的研究中，应当加强对医疗队内部配置结构的研究，在大样本数据分析和参考国外相关标准的基础上，确定医疗队在何种规模结构下能够实现配置的有效性，尽快形成包括床位、装备、人力等在内的标准化配置标准，以期进一步提高医疗的效率和工作负荷。

2. 提高配置效率，提高 72 小时内区域和战略支援力量部署速度

灾后 72 小时是伤员救治的关键时期，也是医疗专业技术人员在应急医学救援行动中最能发挥作用的时间。而灾区本地的卫生机构及其卫生人员由于受灾情影响，面对大量伤病员难以有效完成救治任务。因此，在灾后 72 小时之内，支援力量在灾区部署的比例成为评价救援工作的一个关键因素。在今后灾害应急医学救援行动中，要在注重加快医疗队的抽组和部署速度，争取医疗救援力量的配置和伤员发生曲线能够保持较高的一致性，减少因为部署时间之后而带来的低效率损失。

3. 加强专业能力训练，推动应急医学救援保障能力建设

应急医学救援力量的专业技术水平是决定救援力量工作效率高低的重要因素，更是关系到应急医学救援行动成败的关键。因此，加强医疗队的专业能力训练，对于推动应急医学救援保障能力的提高具有重要意义。建议今后应重点从国家和省级层面加强医疗救援队伍的培训，突出抓好医疗救援力量在处理应急情况条件的医疗能力、机动能力和生存能力的训练，形成国家和省（市）两级专业化、规范化的应急医学救援队伍，建成结构合理、装备精良、训练有素、反映迅速、处置高效的应急医学救援力量。

参 考 文 献

程永忠，徐健康，马健，等. 2009. 汶川地震四川灾区医用物资保障及精确配送体系构建与运行. 中国循证医学杂志，9：1263-1266.

樊毫军，侯世科，郑静晨. 2008. 我国灾害医学救援组织体系建设分析. 解放军医院管理杂志，15：77-78.

高建国，贾燕. 2005. 地震救援能力的一项指标：地震灾害发布时间的研究，20（1）：31-35.

高建国. 2004. 地震应急期的分期. 灾害学，19：11-15.

高钰琪，徐迪雄，陈建，等. 2010. 玉树地震抗震救灾中高原病防治经验与体会. 高原医学杂志，20：21，22.

韩志海，王海威，钱阳明，等. 2009. 从汶川地震灾区疾病谱构成规律分析医疗救援队的组配变化. 中国急救复苏与灾害医学杂志，4：209-211.

胡海，唐时元，蒋臻，等. 2009. 浅论"5·12"汶川地震直升机大批量转运伤病员的医疗管理. 中国急救复苏与灾害医学杂志，4：206-208.

胡秀英，成翼娟，李继平. 2009. 汶川地震灾害国际紧急救援医疗队的协调效果及其影响. 华西医学，（6）：1423；1424.

黄鹤. 2008. 野战医疗方舱展开超声检查诊断情况分析. 华北国防医药，20：64.

姬军生. 2008. 灾害医学救援早期医疗队自我保障体系的建立. 重庆医学，37：2767，2768.

蹇华胜，马剑飞. 2010. 地震伤亡时间曲线在医疗救援中的意义. 创伤外科杂志，12：535-537.

江红，代小舟. 2009. 汶川大地震境外医疗队救援模式及流程分析. 中国循证医学杂志，9：620-624.

江红. 2008. "5·12"汶川大地震古巴救援医疗队工作模式及流程. 实用医院临床杂志，5：41，42.

江琳. 2010. 突发公共卫生事件应急物资管理实践与体会. 中国卫生事业管理，12：110-112.

姜洁，李幼平，邓绍林，等. 2010a. 玉树汶川震后3月医疗救援比较研究. 中国循证医学杂志，10：784-790.

姜洁，李幼平，王觅也，等. 2010b. 玉树与汶川地震医疗救援比较研究. 中国循证医学杂志，10：550-554.

姜洁，李幼平，李正懋，等. 2011. 玉树地震卫生应急指挥绩效分析. 中国循证医学杂志，11：377-382.

焦健. 2010. 省级地震灾害医疗救援队工作流程探讨. 中外医学研究，8：68.

李彬，李素芝，闫春成，等. 2010. "4·14"玉树地震医疗救援组织做法与探讨. 高原医学杂志，20（3）：24，25.

李红樱，代小舟，刘蔚，等.2008."5·12"汶川大地震2196例住院伤员综合分析.实用医院临床杂志，5：26-28.

李建华.2008.汶川特大地震抗震救灾医学救援做法与启示.解放军医院管理杂志，15：Ⅰ-Ⅳ.

李小明.2010.玉树抗震救灾医学救援的组织指挥.解放军医院管理杂志，(8)：701-703.

刘国栋，王普杰，王苏星，等.2009.826例汶川地震住院伤员伤情特点及救治分析.中华创伤杂志，(5)：446-450.

刘华辉，田振明.2009.广州三甲医院投入产出效率分析.中华现代医院管理杂志，7：13-16.

刘凉，马学华，郭谕成，等.2007.批量空运伤员的实践和思考.解放军医院管理杂志，14(1)：25，26.

刘伦旭，石应康.2009.地震胸部损伤救治的几个问题.创伤外科杂志，11：287，288.

卢世璧.2008.汶川地震伤员救治分级处理的重要性.解放军医学杂志，33：919，920.

陆华，马哲，董树虹，等.2008.汶川地震医疗救援中值得关注的几个问题.中华医院管理杂志，24：516，517.

吕传柱.2009.院前急救和灾害医学紧急救援体系建设的反思与建议.中华急诊医学杂志，18：677-679.

罗键，林建伟，李方文.2008.多层次灰色评价法在后勤综合保障能力评估中的应用.后勤工程学院学报，24：56-61.

马莉.2010.玉树地震医疗救援队实施救援的做法.解放军医院管理杂志，(8)：721，722.

田伟，马娟.2010.汶川地震住院伤员伤情及住院费用影响因素分析.中华医院管理杂志，3：198-201.

王红雷，周世伟，郑然，等.2009.灾害医学救援能力评估研究：基于多层次灰色评价法.山西财经大学学报（高等教育版），2.

王红雷，周世伟，郑然，等.2010.基于灰色理论和模糊数学相结合的灾害医学救援能力评估模型的构建.中华医学科研管理杂志，(2)：97-100.

王凌，李静，李幼平，等.2008.大规模伤亡事件伤员分类的系统评价.中国循证医学杂志，8(7)：469-476.

王启栋，周黎明，国文，等.2010.灾害应急救援卫勤评价初探.武警医学，21：722，723.

王谦，陈文亮.2009.非战争军事行动卫勤应急管理.北京：人民军医出版社.

王正国，张连阳.2009.汶川特大地震医学救援的经验教训与发展建议.解放军医学杂志，(2)：121-124.

席梅，侯建盛，刘爱兵.2007.国际地震救援行动中的医疗力量配置分析.灾害学，22：138-142.

邢征，石存兰，袁华伟，等.2011.参加玉树抗震救灾卫勤保障的思考.人民军医，54：17.

熊利泽，李晓康，刘涛.2010.国家级应急医疗救援队参加玉树地震医疗救援启示.解放军医院管理杂志，(8)：704-706.

徐健康，邓兴广，李华，等.2008.汶川地震四川省医用物资保障工作情况.中国循证医学杂志，8：905-912.

杨炯，樊毫军，侯世科. 2010. 从玉树地震救援谈高原寒带医疗救援的组织与实施. 中华急诊医学杂志，19：827，828.

姚卫光. 2007. 关于组建我国突发公共事件医疗救援队的思考. 卫生软科学，21：472，473.

孟力，杨瑞和，徐洁，等. 1994. 急诊危重伤病员早期实施确定性抢救治疗的探讨. 第二军医大学学报，15（5）：476-478.

张宝库，张宏. 2008. 野战方舱医院抗震救灾药品供应体会. 华北国防医药，20：64，65.

张丽建. 2011. 帐篷医院在玉树抗震救灾中存在的问题及对策分析. 山西医药杂志，40：192.

张鹭鹭，张义，刘源，等. 2008. 汶川抗震救灾卫勤保障特征及思考. 解放军医院管理杂志，15：1014-1016.

张鹭鹭. 2007. 卫勤优化决策支持. 北京：人民军医出版社.

张雁灵. 2008. 关于重大灾害医疗卫生应急救援工作的思考与建议：在卫生部"重大灾害医疗卫生应急救援组织与管理研讨会"上的大会发言摘要. 解放军医院管理杂志，15：601-603.

张雁灵. 2009a. 非战争军事行动卫生勤务学. 北京：人民军医出版社.

张雁灵. 2009b. 汶川特大地震医学救援行动及战略思考. 解放军医学杂志，1：3.

赵玛丽，种银保，刘英，等. 2008. 应急医用物资的储备与管理. 医疗卫生装备，29：62，63.

赵文斌，葛颖钦. 2008. 现代医疗救援队的自身建设：中国红十字会999医疗救援队赴汶川地震灾区的应急救援. 中国急救复苏与灾害医学杂志，3（8）：466-468.

钟道柱，余漩，欧阳伟，等. 2010. 参加青海玉树地震医学救援的实践与思考. 人民军医，10：737-739.

周阿颖，张朝，史培军. 2011. 影响地震救灾效率的因素分析：以汶川8.1级地震为例. 灾害学，（4）：134-138.

周炳章. 1996. 日本阪神地震的震害及教训. 工程抗震，1：39-42.

Abolghasemi H，Amid A，Zeinali S，et al. 2007. Thalassemia in Iran：epidemiology，prevention，and management. Journal of Pediatric Hematology/Oncology，29：233-238.

Alexander D. 1996. The Health Effects of Earthquakes in the Mid - 1990s. Disasters，20：231-247.

Altay N，Green III W G. 2006. OR/MS research in disaster operations management. European Journal of Operational Research，175：475-493.

Archer N，Moschovis P P，Le P V，et al. 2011. Perspective：postearthquake Haiti renews the call for global health training in medical education. Academic Medicine，86：889-891.

Auerbach P S，Norris R L，Menon A S，et al. 2010. Civil - military collaboration in the initial medical response to the earthquake in Haiti. New England Journal of Medicine，362.

Baxt W G，Moody P，Cleveland H C，et al. 1985. Hospital-based rotorcraft aeromedical emergency care services and trauma mortality：a multicenter study. Annals of Emergency Medicine，14：859-864.

Beninati W, Meyer M T, Carter T E . 2008. The critical care air transport program. Critical Care Medicine , 36: S370-S376.

Biewener A, Aschenbrenner U, Rammelt S, et al. 2004. Impact of helicopter transport and hospital level on mortality of polytrauma patients. J Trauma Acute Care Surg, 56: 94-98.

Binder S, Sanderson L M. 1987. The role of the epidemiologist in natural disasters. Annals of Emergency Medicine, 16: 1081-1084.

Bryant R A . 2007. Does dissociation further our understanding of PTSD? Journal of Anxiety Disorders, 21: 183-191.

Bulut M, Fedakar R, Akkose S, et al. 2005. Medical experience of a university hospital inTurkey after the 1999 Marmara earthquake. Emergency Medicine Journal, 22: 494-498.

Chang D M. 2001. Intensive care air transport: The sky is the limit; or is it? Critical care medicine, 29: 2227-2230.

Chen W K, Cheng Y C, Ng K C, et al. 2001. Were there enough physicians in an emergency department in the affected area after a major earthquake? An analysis of the Taiwan Chi-Chi earthquake in 1999. Annals of Emergency Medicine, 38: 556-561.

Colgrave N. 2011. Taiwan's medical response to the 921" Chi-Chi" earthquake. European Journal of Trauma and Emergency Surgery, 37: 13-18.

Dorlac G R, Fang R, Pruitt V M, et al. 2009. Air transport of patients with severe lung injury: development and utilization of the Acute Lung Rescue Team. J Trauma Acute CareSurg, 66: S164-S171.

Durkin M E, Thiel CC, Schneider J E, et al. 1991. Injuries and emergency medical response in the Loma Prieta earthquake. Bulletin of the Seismological Society of America, 81: 2143-2166.

Gautsch O P, Cadosch D, Rajan G, et al. 2008. Earthquakes and trauma: review of triage and injury-specific, immediate care. Prehosp Disaster Med, 23: 195.

Gavalya A S . 1987. Reactions to the 1985 Mexican earthquake: Case vignettes. Hospital & Community Psychiatry, 38: 1327-1330.

Gavalya A S. 1985. Reactions to the 1985 Mexican earthquake: case vignettes. Psychiatric Service, 38 (12): 1327-1330.

Glass R I, Urrutia J J, Sibony S, et al. 1977. Earthquake injuries related to housing in a Guatemalan village. Science, 197: 638-643.

Hackett P H, Roach R C. 2001. High-altitude illness. New England Journal of Medicine, 345: 107-114.

Haynes B E, Freeman C, Rubin J L, et al. 1992. Medical response to catastrophic events: California's planning and the Loma Prieta earthquake. Annals of emergency medicine, 21: 368-374.

Hurd W W，Montminy R J，De Lorenzo R A，et al. 2006. Physician roles in aeromedical evacuation: current practices in USAF operations. Aviation，space，and environmental medicine，77: 631-638.

Kang P，Zhang L，Liu Y，et al. 2011. Reflections onaeromedical evacuation in Yushu earthquake relief. Hosp Admin J Chin PLA，18: 28-30.

Kopp J B，Ball L K，Cohen A，et al. 2007. Kidney patient care in disasters: lessons from the hurricanes and earthquake of 2005. Clinical Journal of the American Society of Nephrology，2: 814-824.

Lin A，Rao G，Jia D，et al. 2011. Co-seismic strike-slip surface rupture and displacement produced by the2010 M$_W$ 6. 9 Yushu earthquake，China，and implications for Tibetan tectonics. Journal of Geodynamics，52: 249-259.

Mahoney L E，Reutershan T P. 1987. Catastrophic disasters and the design of disaster medical care systems. Annals of emergency medicine，16: 1085-1091.

Mallick M，Aurakzai J，Bile K，et al. 2010. Large-scale physical disabilities and their management in the aftermath of the 2005 earthquake inPakistan. Eastern Mediterranean Health Journal，16: S98.

Margolis S A，Ypinazar V A. 2009. Aeromedical retrieval for critical clinical conditions: 12 years of experience with the Royal Flying Doctor Service，Queensland，Australia. The Journal of emergency medicine，36: 363-368.

Marmar C R，Weiss D S，Schlenger W E，et al. 1994. Peritraumatic dissociation and posttraumatic stress in male Vietnam theater veterans. American Journal of Psychiatry，151: 902-907.

Mohebb H A，Mehrvarz S，Saghafinia M，et al. 2008. Earthquake related injuries: assessment of 854 victims of the 2003 Bam disaster transported to tertiary referral hospitals. Prehospital Disast Med，23: 510-515.

Moylan J A，Fitzpatrick K T，Beyer A. 1988. Factors improving survival in multisystem trauma patients. Annals of Surgery，207: 679.

Mulvey J，Awan S，Qadri A，et al. 2008. Profile of injuries arising from the 2005 Kashmir Earthquake: the first 72h. Injury，39: 554-560.

Najafi I，Van Biesen W，Sharifi A，et al. 2008. Early detection of patients at high risk for acute kidney injury during disasters: development of a scoring system based on the Bam earthquake experience. JN journal of nephrology，21: 776.

Nates J L，Moyer V A. 2005. Lessons from Hurricane Katrina，tsunamis，and other disasters. The Lancet，366: 1144-1146.

Nie H，Tang S Y，Lau W B，et al. 2011. Triage during the week of the Sichuan earthquake: a review of utilized patient triage，care，and disposition procedures. Injury，42: 515-520.

Noji E K，Kelen G D，Armenian H K，et al. 1990. The 1988 earthquake in Soviet Armenia：a case study. Annals of emergency medicine，19：891-897.

Peek-Asa C，Kraus J F，Bourque L B，et al. 1998. Fatal and hospitalized injuries resulting from the 1994 Northridge earthquake. Int J Epidemiol，27：459-465.

Reitherman R. 1986. How to prepare a hospital for an earthquake. The Journal of Emergency Medicine，4：119-131.

Schultz C H，Koenig K L，Nojie K. 1996. A medical disaster redponse to reduce immediate mortality after an earthquake. New England Jounal of medicine，（7）：438-444.

Schwartz D，Resheef A，Geftler A，et al. 2009. Aero-medical evacuation from the SecondIsrael-Lebanon War：A Descriptive Study. Military Medicine，174：551-556.

Seyedin S H，Aflatoonian M R，Ryan J. 2008. Adverse impact of international NGOs during and after the Bam earthquake：health system's consumers' points of view. American journal of disaster medicine，4：173-179.

Shih Y T，Shih F Y，Wu H M，et al. 2001. Disaster epidemiology and medical response in the Chi-Chi earthquake in Taiwan. Annals of Emergency Medicine，38：549-555.

Singh J M，Macdonald R D，Bronskill S E，et al. 2009. Incidence and predictors of critical events during urgent air－medical transport. Canadian Medical Association Journal，181：579-584.

Sternberg E，Lee G C，Huard D 2004. Counting crises：US hospital evacuations，1971-1999. Prehosp Disaster Med，19：150-157.

Tanaka H，Oda J，Iwai A，et al. 1999. Morbidity and mortality of hospitalized patients after the 1995 Hanshin-Awaji earthquake. The American Journal of Emergency Medicine，17：186-191.

Tanaka MD H，Iwai MD A，Oda MD J，et al. 1998. Overview of evacuation and transport of patients following the 1995 Hanshin-Awaji earthquake. The Journal of Emergency Medicine，16：439-444.

Teichman P G，Donchin Y，Kot R J. 2007. International aeromedical evacuation. New England Journal of Medicine，356：262-270.

Thiel CC，Schneider J E，Hiatt D，et al. 1992. 9-1-1 EMS process in the Loma Prieta earthquake. Prehosp Disaster Med，7：348-358.

Whittaker R，Farmed D，Green P，et al. 1974. Earthquake disaster inNicaragua：reflections on the initial management of massive casualties. J Trauma Acute Care Surg，14：37-43.

Zhang L，Li H，Carlton J R，et al. 2009. The injury profile after the 2008 earthquakes in China. Injury，40：84-86.

Zhang L，Liu Y，Liu X，et al. 2011. Rescue efforts management and characteristics of casualties of theWenchuan earthquake in China. Emergency Medicine Journal，28：618-622.

附录 中国青海玉树地震应急医学救援评估报告①

2010 年 4 月 14 日，青海玉树发生里氏 7.1 级地震，造成了巨大的人员伤亡和财产损失。面对灾难全国人民万众一心、众志成城，参与救援的医务工作者克服高原、高寒、缺氧等不利条件，高效、圆满地完成了玉树地震应急医学救援任务，取得玉树抗震救灾的最终胜利。本次评估由卫生部卫生应急办公室牵头，青海省卫生厅卫生应急办公室负责组织与协调，由第二军医大学卫生事业管理研究所成立评估研究课题组，针对玉树地震应急医学救援行动开展系统调研与科学评估。按照课题组评估计划，课题组成员先后赴卫生部及青海省进行玉树地震应急医学救援现场调研，并随后对四川、陕西、甘肃、西藏进行了补充调研。调研主要瞄准"三个层面"，即玉树（本地救援力量）、青海（区域支援力量）、国家军队（战略支援力量），紧抓"两条主线"，即救援力量部署与指挥（配置效率）和伤病员医疗后送（"伤员流"），针对"三种对象"，即指挥机构、救援分队和救援人员展开科学评估，将玉树地震应急医学救援作为一个复杂适应性系统，需方是地震伤病员，供方为应急医学救援力量。围绕需方在"增长期"与"稳定期"及供方在震后 72 小时"应急段"、72 小时至 1 周内的"有效段"与 1 周后"维持段"的"两期三段"特征下行为演变与发展，对需方——伤病员在应急医学救援系统内的流动（发生—灾区救治—后送—后方救治—高原病防治—卫生防疫防病—心理救援），以及供方——救援力量的结构（战略支援力量—区域支援力量—本地救援力量）及其组织指挥、物资保障与配置效率进行系统分析，以针对需方的救援效果（effectiveness）和针对供方的救援效率（efficiency）为主要评估指标，引入伤员流、分级救治、卫勤力量部署、多主体系统、卫生资源配置等理论，并与国内外重大灾难的应急医学救援行动进行比较分析，获得对玉树地震应急医学救援的系统性第三方外部评估结论。

（一）玉树地震伤亡与应急医学救援

玉树地震伤亡快速增长期较短，呈现"两期三段"特征。地震伤员整体伤情特点符合以往地震伤基本特征，以四肢伤为主。震后 72 小时内，伤病员救治遵循早期救治原则，灾区"两级四站"救治体系基本形成。伤病员医疗后送地震当

---

① 本报告作者为军队卫生事业管理研究所"中国青海玉树地震应急医学救援评估"课题组

日启动,军地协同的空运后送方式使大多数重伤员及时被送往后方医院接受专科治疗。空运中转站的建立成为空运后送的重要环节,保证了伤病员"送治结合"与安全后送。72 小时内出现地震伤病员入院高峰,医、防与康复连续的救治策略有效降低了地震伤病员院内死亡率与伤残率。

(1)关于地震伤病员发生。震后灾区伤亡 72 小时内呈爆发式增长,伤亡人数 1 周内快速增长后稳定,呈现"两期"特征。地震伤病员伤情特点符合以往地震伤基本特征,受伤部位主要以四肢伤为主,且下肢伤发生率高于上肢伤。地震72 小时后,灾区疾病发生逐渐增加,主要以救援人员中急性高原病为主,其次为灾民呼吸系统疾病。

(2)关于灾区伤病员救治。72 小时内灾区伤病员救治"两级四站"体系形成,伤病员采取集中救治策略,以止血包扎、清创缝合为主,符合早期救治原则。灾区救治范围 1 周内由外伤转向内科疾病。解放军方舱医院 1 周后到达灾区迅速展开,替代玉树县医院实施早期专科治疗工作,扩大灾区救治范围,提高了伤病员整体的救治效果。首次建立空运中转站,提高了伤病员后送与早期救治效率,但方舱医院与空运中转站的建立存在机动能力与标准化程度不足等问题。

(3)关于伤病员后送。24 小时内伤病员医疗后送开始实施,形成"灾区—后方医院"两级后送体系,确定"早期、协同"的后送原则提高了后送效率。72小时内 50%以上伤病员后送至省内及相邻四省后方医院,后送阶梯的简化趋同国际趋势。军队与民航飞机发挥重要作用,80%以上伤病员通过空运后送至后方医院接受专科治疗,但过程中暴露出空中专业卫生运力缺乏、伴随救护能力不足等缺陷。空运中转站成为医疗后送的重要环节,保证了伤病员"送治结合"与安全后送,但标准化尚待提高。

(4)关于住院伤病员救治。震后 72 小时为伤病员入院高峰期,住院伤病员以地震外伤为主,诊断符合率达79.2%,主要实施专科对症治疗,并采取医、防与康复连续的救治策略,住院伤病员预后良好,住院手术率为19.61%。早期专科救治,医、防与康复连续的救治策略,有效降低伤病员死亡率与致残率,提高伤病员专科救治整体效果。

(5)关于急性高原病防治。由于玉树灾区地处青藏高原东部高原缺氧,加之救援人员缺乏急性高原病预防措施与相应物资准备,外来救援队员发生不同程度的急性高原病,以轻度急性高原反应为主,甚至发生高原肺水肿及高原脑水肿,严重威胁救援人员的身体健康。卫生部迅速派出专家组开展高原病防治工作,采取紧急预防与现场救治相结合的方式展开紧急救治,效果明显。

(6)关于卫生防疫与心理救援。地震灾区卫生防疫工作与医疗救援同期展开，1 周内实现卫生防疫全覆盖。疫情监测与灾民疫苗接种同步进行，无重大传染病疫情发生。动物防疫与鼠疫重点加强防控，预防性灭獭工作效果突出，未发生重大动物疫情和动物源性人畜共患病。饮用水与食品监督工作有序展开，覆盖面广。同时，应急心理救援工作于 72 小时内启动，心理援助与伤病员救治同步，后期按计划开展灾区心理危机干预与心理健康宣传教育工作。

（二）玉树地震应急医学救援力量与指挥

应急医学救援力量的总量充足，医疗力量抽组更加快速，48 小时内力量抽组与部署较一致；全程模块化部署体系迅速建立，医防重建一体的思想更利于救援效率提升，模块化部署体系更加成熟。灾区本地卫生力量水平局限但行动最快，在救援早期发挥重要作用。支援力量就近快速模块化抽组，并按需求配置，医疗、防疫、心理、高原病防治力量要素齐全，技术水平较高。其中，区域支援力量抽组最迅速，72 小时内医疗力量抽组近 90％，力量抽组与部署更趋一致；战略支援力量为主要力量，采取就近原则抽组。震后 24 小时内，各级各类医疗力量以部署为主，灵活地采取混合编组方式展开救援；72 小时内支援力量进行模块拆分，专科力量灵活使用，于 1 周内全面部署完成。

（1）关于灾区本地力量。灾区本地力量反应迅速，90％卫生人员就地展开早期伤病员应急医学救治工作。本地救援人员以 26～35 岁年龄组为主，学历以大专为主、专业技术职称以初级为主；但由于缺乏急救医学相关培训，救治范围存在局限性，卫生专业技术水平有待进一步提高。

（2）关于支援力量内部结构。支援力量专业构成以外科为主，药剂、医技人员配置偏低，年龄以中青年为主，主要学历为本科，职称为中级。人员组成学历层次高，专业技术强，集中应急医学救援优势力量，有效提高重症伤员的救治成功率。但由于缺少高原病防治人员，应对特殊环境准备不足。

（3）关于卫生物资保障。地震灾区药材保障及时，品类符合灾区具体情况，血液供应准备充分，库存充足，基本满足应急应急医学救援需要，大型卫生装备紧急运至灾区投入使用，保障效果显著，但应急救护车存在前期不足，后期过剩，配置效率较低现象。

（4）关于救援组织指挥。战略机构快速反应，针对救援力量主体多元化特征，形成"两级四方"协同指挥机制，指挥机构整体靠前部署，以属地化管理为特征，实现了"扁平化，靠前指挥"应急医学救援组织指挥模式，应急医学救援行动组织更加迅速，军队卫生组织指挥体系更加明晰，独立性强，但军地协同仍需加强。

（5）关于救援力量效率。72 小时内快速部署，应急医学救援力量迅速增加，高效完成大部分伤员救治工作，72 小时后重点转向灾区居民医疗服务；医疗救援队投入产出评价效果不佳，应急医学救援力量内部配置结构失衡导致低效率损失；救援力量部署顶峰出现较晚，部署速度仍然有待提升；区域应急医学救援力量工作负荷低于本地和战略应急医学救援力量。

几点政策建议如下：

（1）急需建立快速检伤分类流程标准，尽早展开专科治疗，采取医疗、预防与康复相结合的救治策略，康复治疗与救治同期展开，提高地震伤病员救治效果与康复质量。加强方舱医院机动能力建设，提高方舱医院灾害应急期的机动救治能力。

（2）促进"送治结合"，提高伤病员救治效率；加强专用卫生运力及其投送能力建设，提高专用卫生直升机数量，包括现有飞机加载医疗单元，探索并建立地震灾害军地联合后送伤病员的协同机制以及伤员后送空运中转站等新型机构规范化标准，明确机构职能、人员配置标准、救治范围等。

（3）建立应急医学救援卫生防疫工作标准及处置各类突发事件公共卫生问题技术规范；开展应急医学救援卫生防疫应急演练，培养一专多能卫生防疫人才；加强公共卫生应急处置装备储备建设，科学设置救灾防疫工作评估量化指标，心理援助工作须由政府主导，合理引导民间力量参与，同时应建立灾后心理危机干预长效机制。

（4）地震应急医学救援力量部署增加救援力量模块要素，实现力量模块化编组与使用，配备救援所需的妇产、儿科、心理等特殊模块，实现一专多能，以及良好的机动性；灵活使用战略、区域支援力量，各类专业力量科学使用。加强医务人员应急医学救援培训，尤其针对自然灾害高发地区基层医务人员，提高灾难快速反应能力。

（5）加强我国西部欠发达地区卫生专业对口支援力度，整体提高专业技术水平。重视灾区本地卫生人员急救医学相关培训，提高应急反应能力。深化外部应急医学救援队伍建设，制定和完善救援队内部结构配置标准；加强救援人员特殊环境训练，提高应急救治能力和危重症救治水平。

（6）科学落实区域灾难风险评估，有针对性地进行灾难应急卫生物资储备；权责明确，合理编配药材指挥和保障人员比例，实行多样化应急药材库建设；救援物资实施阶段性补给，充分发挥基于有限运力物资的最大保障效用；加强大型卫生装备研发，提高保障效果与机动能力。

（7）建立健全重大突发事件卫生应急组织指挥体系；依托综合实力强的综合医院，建立区域医疗救援基地，加强建设国家级卫生应急专业救援队伍，承担全国范围内特大、重大突发事件的卫生应急救援和国际医疗救援任务；推进灾害救援行动军民融合，完善军队和地方卫生力量协同机制。

专题一 玉树地震伤病员发生

一、伤亡基本情况

（一）地震灾情特点

2010 年 4 月 14 日 7 时 49 分，青海省玉树藏族自治州玉树县（北纬 33.1 度，东经 96.7 度）发生 7.1 级地震，震源深度 33 千米。本次地震属于强烈的浅源性地震，此后余震不断，地震造成大量人员伤亡和房屋倒塌，地震震中位于中国青海省玉树藏族自治州的玉树县境内，距州府所在地结古镇仅 30 千米。

玉树地震发生的断裂带为甘孜—玉树—风火山断裂带，属于巴颜喀拉地块南边界，位于喜马拉雅地震带。很多专家也将这一地区称为"三江地震带"。历史上曾多发地震，并且震级都不低。由于玉树地震之前，即 14 日 5 时 39 分发生过一次 4.7 级地震，主震发生后，又发生了 6 级地震，因此，玉树地震是前震—主震—余震型地震，余震活动可能较为丰富。

（二）灾区建筑毁损情况

震后初评估，玉树藏族自治州医疗卫生机构受损 199 个，占全州医疗卫生机构总数的 57.7%；卫生系统人员受伤 76 名，死亡 10 名，分别占全州卫生系统人员的 7% 和 0.9%；受损房屋面积 121 108 米^2，其中：倒塌 16 900 米^2，受损 7310 米^2，危房面积 102 898 米^2；受损设备 9288 台（件），灾后医疗卫生救援工作面临极大挑战。

（三）地震伤亡基本情况

截至 2010 年 5 月 30 日，经青海省民政厅、公安厅和玉树政府按相关程序规定核准，青海玉树地震最终确认 2698 人遇难，其中已确认身份 2687 人，无名尸体 11 具，失踪 270 人。已确认身份遇难者中，男性 1290 人，女性 1397 人，青海玉树籍 2537 人，省内非玉树籍 54 人，外省籍 96 人（含香港籍贯 1 人），遇难学生 199 人，受伤 12 135 人，其中重伤 1434 人。

二、伤病员发生"两期"特征

（一）地震伤亡报道人数 1 周内持续增长后保持稳定

地震发生后，大量伤亡瞬间发生。随着灾区应急医学救援的迅速展开，伤亡人数的增长具有时序性的规律。地震造成的伤亡增长的总体趋势一致，增长曲线有明显拐点，拐点前持续增长，拐点后趋于平缓。拐点出现的时间与地震的规模相关，规模越大，时间越晚。同时也与救援展开的时间及组织效率有关，迅速、科学、有效的救援行动对于减少地震伤亡起着至关重要的作用。玉树地震中伤员与死亡的增长曲线存在明显拐点，拐点出现在震后 1 周（4 月 21 日），死亡人数占总数 92.97%，受伤人数与重伤员人数于震后第 5 天已达到顶峰。

（二）地震伤员以骨外伤为主，挤压综合征发生率仅为 0.7%

3255 例地震伤病员中，地震伤 2622 例，地震后 3 天为入院高峰，于震后第 4 天入院伤病员数有所下降。地震伤中，骨折的发生率最高，其中单部位骨折为 1181 例，多部位骨折 182 例。在复合伤、多发伤中，均合并有上肢、下肢、脊柱和骨盆骨折，累计骨折发生率 53.91%。其他发生率依次为开放性伤、闭合性伤、挫裂伤等外伤（16.81%），复合伤（15.92%）。101 人发生挤压伤，其中 23 人（0.89%）发生挤压综合征，占所有地震伤病员的 0.7%，其中 9 人发展为严重的肾衰竭。

（三）伤部以四肢伤为主，发生率为 38.05%，下肢伤发生率高于上肢

分析地震伤病员伤型和伤部的分布规律，可以为筹划收治床位、救治力量、卫生物资，改进卫生装备和救治措施提供依据。本次地震 2622 例地震伤病员中，受伤部位多集中于四肢（38.05%），且下肢伤多于上肢伤，其次为胸部（18.69%）和脊柱伤（14.11%）。住院伤员中，骨折发生率超过 50%，对于骨折发生的部位，发生频率最高的部位同样为四肢（36.61%），且下肢骨折多于上肢骨折，其次分别为脊柱骨折（17.75%）及骨盆骨折（15.55%）。

（四）患呼吸系统疾病的主要为灾民，患急性高原病的主要为救援人员

3255 例地震伤病员中，疾病患者为 657 例。震后第 2 天，病员有所增加，而后每日入院人数相对稳定，其中呼吸、消化、循环、神经、泌尿及妇产各类普通疾病占所有非地震伤患者的 42.34%。呼吸系统疾病高发，其中肺炎发生率较高，且多数为儿童。

由于玉树灾区位于 3800～4400 米高海拔地区，参与抗震救灾的救援人员到达后，急性高原病频发，有些救援队急性高原病发生严重，甚至出现高原肺水肿、高原脑水肿，严重威胁救援队员的生命安全，导致救援工作无法及时展开，其中广东抗震救灾救援队到达灾区后，由于极度不适应高原高寒气候，队员均发生强烈的高原反应最终全部撤离。部分高原病严重的队员被后送至后方医院接受治疗。所调查非地震伤住院患者中，超过 40% 的伤病员为发生急性高原病接受紧急治疗，其中 80% 以上为救援人员。

三、评估与比较

（一）地震伤亡增长符合"两期"特征，但快速增长期较短

地震发生后，大量伤亡瞬间发生。随着应急医学救援的迅速展开，伤亡人数的增长具有时序性的规律。地震造成的伤亡增长的总体趋势一致，增长曲线有明显拐点，拐点前持续增长为快速增长期，拐点后趋于平缓为伤亡稳定期。拐点出现的时间与地震的规模相关，规模越大，时间越晚。同时也与救援展开的时间及组织效率有关，分为3个阶段：72小时"黄金救治期"、有效救援期和维持期，迅速、科学、有效的救援行动对于减少地震伤亡起着至关重要的作用。玉树地震与汶川地震的伤亡发生的时序趋势一致，分为快速增长期和伤亡稳定期。玉树地震死亡人数增长拐点出现于震后1周内，死亡报告人数占总死亡人数的92.97%，之后趋于平缓；玉树地震伤员的发生集中于震后72小时，期间伤员人数快速增长，而后趋于稳定。汶川地震后2周，死亡报告人数为总死亡人数的94.12%，之后趋于平缓。汶川地震伤亡的快速增长期均较玉树地震明显延长，这与地震波及的范围和规模有明显关系。同时汶川地震中伤员种类以地震伤员和灾民为主，并受交通恢复、送达方式、受伤人数、掩埋时间等多重因素的影响，伤员持续送达时间较长，人数多，伤情重，救治难度高。玉树地震中伤员种类以地震伤员和救援人员为主，大部分伤病员采取空运后送的方式直接转运至后方医院接受治疗，72小时内重伤员全部后送。

（二）伤情与国内外救援经验吻合，挤压综合征发生率低与当地建筑有关

玉树地震中伤员以外伤为主，骨外伤占所有地震伤的53%左右，其次开放性伤、闭合性伤、软组织挫裂伤等外伤及复合伤高发，同国外地震伤经验基本吻合。王普杰等曾分析汶川地震灾后一周内收治1020名伤员的致伤原因，认为以压砸伤、挫裂伤为主，分别占36.1%、28.4%；软组织挫裂伤626例，骨外伤427例，其他120例。与汶川地震中的伤亡比较，两次地震骨科伤均占绝大多数。震后10天以内，由于玉树地震，当地骨折、外伤高发，重伤员全部后送，各后方医院急需大量的骨外科和普外科医生，同时后方医院承受的大量的手术压力，外部支援力量应主要支援后方医院。

玉树地震伤员中，伤部主要集中于四肢、胸部和脊柱，伤病员伤部情况与其他地震情况基本吻合。根据唐山地震救灾部队统计的医院收治与现场救治伤员伤部情况，以四肢脊柱、骨盆、头面部伤为主。汶川抗震救灾中，某医院统计结果表明，四肢伤占56%、脊柱骨盆损伤占20%、头颈部伤占12%、胸部损伤占7%、腹部会阴部损伤占5%；王正国等统计分析汶川地震转出四川省外的

10 015例伤员伤情，骨折、脊柱损伤、肢体毁损等4542例，占45.35%，颅脑损伤915例，占9.13%，胸部损伤448例，占4.47%，多发伤112例，占1.12%，其他1756例，占17.53%。

通常地震灾区挤压综合征是最常见的一种临床症状，严重者伴有肾衰竭危及生命。在1995年日本阪神大地震中，有研究显示挤压综合征发生率为6.09%，而在2008年我国汶川地震中，挤压综合征的发生率达到5%。在本次地震所有住院病例中，仅41人（1.68%）发生挤压伤，其中19人（0.7%）发生挤压综合征，7人发展为严重的肾衰竭。挤压综合征发生率明显低于国内外其他地震。玉树灾区建筑的结构及房屋类型可能是造成这种差异的主要原因。虽然地震造成玉树城区偏南、偏西的城乡结合部位（部分地区发育地表破裂）90%的土木结构房屋倒塌，但是土木结构建筑重量较轻，其结构特点更有利于地震灾民逃离废墟，展开自救互救。

（三）地震伤震后初期迅速增长，内科疾病72小时后逐渐增多

震后初期，玉树地震灾区伤病员以地震外伤为主，震后72小时呈爆发式增长，并迅速达到峰值，后期逐步下降；而后，上呼吸道感染、胃肠炎等内科疾病患者则从第四天开始逐渐增多。这和以往国内外地震，如1995年日本阪神地震、2005年巴基斯坦地震、2008年汶川地震中伤病发生趋势呈现出一致特点：外伤伤员震后72小时高速增长，一周内逐渐下降，而上呼吸道感染、胃肠炎、皮肤病等灾后多发病随着秩序的逐步稳定，开始逐渐增多。提示随着时间的推移，前方现场救治的工作重点也要及时地从地震伤员急救向常见疾病治疗工作转换，及时调整灾区救援人员专业结构，提高灾区医疗人员的救治效率，促进灾区救治工作高效进行。

专题二　玉树地震灾区伤病员救治

一、情况分析

（一）24小时内灾区伤病员救治"两级四站"体系形成

玉树震后，大量伤病员自发集中于较为安全的空地、广场。救援人员因势利导，将其中较大的赛马场、体育场、格萨尔广场作为伤病员集中收治站，沿结古镇民主路、扎曲路、扎西科路等主要道路展开伤病员的搜救，在震后24小时内就形成了以伤病员集中收治站为中心的灾区救治网络。在进行救治工作的同时，救援人员还将重症伤病员统一集中等待后送。

接到上级转运伤病员的命令后，青海省红十字医院等8支医疗队在24小时

内组建巴塘机场救治检伤站，建立起以巴塘机场空运中转站为中心的集中后送网络与巴塘机场空运中转站为中心的后送网络，构成了灾区"两级四站"救治后送体系。救援人员将候机大厅划分为危重症、重症、轻症三个伤病员收治区域，接收由赛马场、体育场、格萨尔广场等伤员集中收治站统一后送的伤病员，以及地震现场搜救出的伤病员、自行前往的伤病员，并进行检伤分类、及时救治。同时对所有伤病员进行 24 小时病情监护，确保伤病员生命体征平稳，降低后送途中的危险性。

（二）灾区伤病员救治以清创、包扎为主，遵循早期救治原则

在伤病员集中收治站中，赛马场、体育场面积较大，一周内分别接诊 29 541 人次、7015 人次，并进行了大量急诊手术。其中赛马场有 16 支医疗队，展开 165 张床位，收治 2069 人次，在伤病员的救治中发挥了显著作用。由于巴塘机场主要进行伤病员中转，等待途中的救治护理，且接诊的伤病员多经伤病员集中点进行过止血包扎、清创缝合等急救处理。赛马场是最大的集中收治站，接诊了大量的伤病员，其中外伤居多，达 15 682 人，同时也救治了大量急性高原反应患者。体育场主要救治内科疾病，如急性上呼吸道感染，同时诊治了 184 名急性高原反应患者。

（三）灾区方舱医院开展专科治疗，扩大灾区早期救治范围

1. 方舱医院于震后 1 周展开，替代州县医院职能

济南军区 153、北京军区 255 两个方舱医院在 4 月 15 日上午接到赶赴灾区救援的命令后立即出发，分别在 17 日 13 时、19 日 23 时到达，20 日完全展开。这两所方舱医院为解放军先进的二代卫勤专业装备，曾参与汶川抗震救灾，拥有先进的诊疗设备。每个方舱医院由储物方舱、通信方舱、急救方舱、X 射线方舱、水站方舱、手术方舱 1、手术方舱 2、检验方舱、药械供应方舱、制氧方舱、供电方舱、洗消方舱构成，具备检伤分类、急救手术、供应洗消等功能，信息化程度高，设备器材齐全，达到 2 级甲等医院标准，在灾区即可开展普通外科、骨科、妇产科、神经外科等手术，其中的急救方舱是玉树灾区唯一的重症监护室，对重症伤病员的救护起到关键作用。在遇到疑难病例时，方舱医院还能与全军各大医院通过卫星联网，实施远程专家会诊。此外，还有防疫车、被服洗涤车、运输车等装备 42 台（套）同行，并能展开大量临时帐篷病房，提供强大的生活保障。

由于玉树当地医院损毁严重，经前方指挥小组研究决定，由功能齐全的方舱医院替代当地医院，承担灾区医院救治工作。在体育场设置的济南军区 153 医院的方舱医院，由州医院派人参加，替代州医院展开救治；在赛马场设置的北京军

区 255 医院的方舱医院，由县医院派人参加，替代县医院展开救治。方舱医院于 25 日完成与州县医院的对接帮扶，共同依托部队方舱医院开展灾区群众医疗救治服务，确保灾区患病群众能够及时就医。

2. 方舱医院救治范围扩大，开展部分专科治疗

方舱医院在完全展开后，可接受 400 名伤员住院治疗，昼夜通过伤员可达 400 人，并能同时进行 4 台手术，基本满足现场医疗救治工作需要。完全展开后，方舱医院在灾区即可对伤病员进行全身麻醉，开展普通外科、骨科、妇产科、神经外科等一般大型手术，解决了灾区不能开展复杂手术，危重病人抢救效果较差的问题。其中的急救方舱是玉树灾区唯一的重症监护室，可以对休克、多器官衰竭、大面积创伤、大量失血等危重病人进行迅速抢救，给予高效的重症监护，弥补了灾区专科治疗不足的缺陷。同时两个方舱医院作为伤员初步收治点，接收救援队巡诊时收治的危重患者，并要求灾区各医疗点及时将不能处置的患者转到方舱医院，由方舱医院对患者病情进行综合评估后进行专科治疗。两所方舱医院形成 24 小时连续工作机制，可分别同时展开 100 张病床、2 个门诊、2 个急诊科室，还可同时进行 B 超、心电图、X 射线照射、检验化验、重症监护等项目，最大限度地发挥了医疗救治功能，每天门诊量突破 600 人次，住院量 100 人次，手术最多达 16 例。

在灾区开展救治工作至撤回期间，方舱医院开展了大量救治工作。其中的急救方舱共抢救危重伤病员 65 例，仅 1 例死亡。方舱医院的设置解决了灾区开展手术范围较窄，无法实施重症监护的问题，在灾区伤病员救治中发挥了巨大作用。

（四）建立灾区伤病员空运中转站，提高早期后送效率

玉树震后，为高效转运所有重伤员，由青海省卫生厅领导，成立了由青海省红十字医院、青海省藏医院、青海省中医院、青海省第四人民医院、青海省第五人民医院、青海省交通医院、甘肃省紧急医疗救援中心、青海省心脑血管病专科医院等医疗队及空军部队、民航局、巴塘机场、等组成的机场伤病员后送办公室，24 小时内在巴塘机场设立了伤病员空运中转站。

按照伤病员伤情的紧急程度，把生命危险或重要脏器功能障碍者作为紧急后送对象，把严重颅脑伤、脊柱伤、周围大血管、神经损伤的需要专科进一步治疗的伤病员列为优先后送对象，把轻伤病员列为一般后送对象。同时安排现场救治组医护人员遵循"先重症后轻症、先救命后治伤、对症治疗为主"、"儿童、妇女、老人优先救治"的原则，对所有伤病员进行救治。对不同类别的伤病员分别给予心肺复苏、吸氧、补液、止血、固定、包扎等措施，确保伤病员生命体征平稳，降低后送途中的危险性，提高早期救治效率。

二、评估与比较

（一）"两级四站"快速形成，伤病员医疗后送体系靠前延伸

24 小时内，以赛马场、体育场、格萨尔广场为中心的救治网络与以巴塘机场空运中转站为中心的医疗后送网络快速形成，完成了对大部分灾区伤病员的现场急救及部分非择期手术，并在 72 小时"黄金救治期"内实施全部重症伤病员的后送，降低了伤病员因不能及时救治带来的危险，是伤病员医疗后送的细化与前伸，将后置的后送阶梯通过灾区内部简化，缩短了伤病员等待专科治疗的时间，提高了灾区将伤病员医疗后送靠前展开，使重症伤病员得到及时后送，缩短了到专科治疗的时间，降低了生存风险。国外研究表明，即使近灾区的医院亦存在被余震影响造成设施损毁或者难以承担大量伤病员住院需求的危险，因此将伤病员直接从灾区一线后送至远离震区的后方医院非常必要。在汶川震后，医疗后送体系向后方延伸，大量伤病员先统一后送至四川省后方医院，造成救治压力过大，无法及时对重伤员进行救治。后经卫生部统一部署，2008 年 5 月 17 日～6 月 2 日，四川省制订了地震伤员转出标准和伤员转移分流方案，通过飞机、铁路等方式向全国范围后方医院转运伤员 10 015 名，对治疗效果造成一定程度的影响。

（二）方舱医院与空运中转站提高救治效率，但机动能力与标准化程度不足

方舱医院与空运中转站在玉树灾区伤病员救治中发挥了重要作用。两所方舱医院均达到 2 级甲等医院标准，扩大灾区专科救治范围，能够开展普通外科、骨科、妇产科、神经外科等手术，而其中的急救方舱是玉树灾区唯一的重症监护室，使灾区可以及时抢救危重伤病员，提高救治效果（抢救危重伤病员 65 例，仅 1 例死亡）。巴塘机场空运中转站除了对重症伤病员进行检伤分类，还承担起他们在机场等待后送时的监护，对重症伤病员确保伤病员生命体征平稳，降低后送风险，提高了救治效果。但方舱医院与空运中转站灾害应急能力不足，存在一定缺陷。

玉树地震应急医学救援中，方舱医院机动能力不足的问题十分突出。两所方舱医院在 4 月 15 日上午接到赶赴灾区开展医疗救治的命令，分别在 17 日 13 时、19 日 23 时到达，20 日完全展开。此时大部分重伤员已经后送，方舱医院在灾后 1 周未能发挥较大作用。在汶川地震救援过程中，国外救援队的帐篷医院结构简洁，快速到达灾区后即迅速展开，并适合多种地形，而方舱医院由于所有组成均为车厢，移动不便，对展开场地要求过高。与我国方舱医院相似的美国 MED-1 在 2005 年卡特里娜飓风救援行动中首次应用，在仅仅 45 分钟内就展开了 13～

14 张常规床位及 2 张手术床位，而其余的设备及床位在 6～8 小时内也准备就绪（能提供超过 130 张床位，与方舱医院相仿）。另外，为野战需要设计的方舱医院，缺乏完整的科室体系，如耳鼻咽喉科、妇科及皮肤科缺失，对灾害救援覆盖不全。在对 113 名玉树当地医护人员的问卷调查中，有 68 人认为方舱医院空间不够，24 人认为方舱医院的手术条件仍较差，不能满足救治需要，7 人认为辅诊技术不能满足需求，还有 15 人认为存在其他问题。

由于巴塘机场伤病员空运中转站为首次建立，标准化程度较低，一定程度影响了救治工作。首先，伤病员在空运中转站内救治后送整体流程不够清晰，伤员流动复杂，存在重复检伤及伤病员滞留的现象；其次，病情记录与交接工作无法准确到位，如没有记录伤情的伤票，缺乏院前病历；最后，前期准备工作并不充分，缺乏有经验的医护人员、现场急救设备。巴塘机场空运中转站中参与过应急医学救援行动或培训的医护人员占 40%，大多数医护人员缺乏应急医学知识，无法满足空运中转站大量重症伤病员的医护需求。现场缺乏专业的医疗后送车辆，导致伤病员到达候机厅的途中承担了更大的病情恶化风险。氧气及急救药品是重症伤病员救治的必备物资，但其在中转站建立初期十分缺乏，直到大量支援医疗队到达带来医疗物资后才缓解。这些问题应在以后伤病员中转站建立过程中得到重视，提高其标准化程度。

（三）灾区救治范围震后 1 周由外伤逐渐转向内科疾病

对青海省、四川省、甘肃省、陕西省早期救援队的接诊情况进行的调查显示，伤病员救治工作在第四天存在明显拐点，伤员接诊量在前三天呈爆发式增长，在第四天达到峰值，上呼吸道感染、胃肠炎接诊量从第四天逐渐增多，持续上升。这和以往国内外地震，如 1995 年日本阪神地震、2005 年巴基斯坦地震、2008 年汶川地震中灾区救治情况基本一致：外伤员救治工作在前三天高速增长，于一周内（多在第四五天）逐渐下降，而上呼吸道感染、胃肠炎、皮肤病等灾后多发病诊治工作量随着秩序的逐步稳定，开始逐渐增多。因此，随着时间的推移，灾区救治工作重点也应及时从地震外伤的急救转向内科疾病的诊治工作，调整灾区救援人员的专业结构，避免出现内科疾病无法医治以及部分灾区救治人员无事可做的现象，促进灾区救治工作高效进行。

三、政策建议

（一）开展应急医学救援培训，提高灾区现场救治质量

玉树地震灾区伤病员救治中存在医护人员平时缺乏应急培训、政府重视程度不够、准备工作缺乏等现象，这严重阻碍了能够第一时间到达的灾区医护人员快

速反应、发挥应急作用，拖延了救治时间，不得不大量注入外部支援力量，造成了资源的浪费。国外在各种灾害易发地区常设的应急医学培训课程，形成体制，提高了灾区快速反应能力，缩短灾害发生后伤员得到救治的时间，保证伤病员在灾区现场得到高质量的救治。将应急医学培训推广到灾害多发地区的基层医护人员，是我国今后灾害防治工作的重点之一。

（二）加强方舱医院机动能力，提高灾害应急期救治能力

玉树地震灾区伤病员救治中，方舱医院在灾区开展大量专科手术，扩大了灾区救治范围，较好地发挥了替代当地医院的作用，但机动能力不足。例如，方舱医院移动性不足，到达较晚，对展开场地要求过高，完全展开费时较长等，这些问题影响了它在应急期灾害救援中功能的发挥，可以通过研究方舱医院的空投使用，使其在灾害应急期救援中发挥较大作用。

（三）建立伤病员空运中转站标准，实现"送治结合"

玉树地震救援中建立了巴塘机场伤病员空运中转站，对等待后送的伤病员进行不间断监护，并复查病情，清理再次污染的伤口，进行营养支持治疗，对病情不稳的重伤员进行液体治疗、大流量吸氧、紧急床旁血液透析等重症监护，稳定了伤病员生命体征，降低了后送危险性。但由于初次建立伤病员空运后送中转站，缺乏相应标准，仍存在伤员站内流程不清、缺乏经验丰富的地面与空中医护人员、急救医疗设备不足等问题。为在以后的灾害救援中继续发挥伤病员后送中转站的优势，降低伤员转运风险，应逐步建立中转站标准，配置专业的医护人员和针对性的医疗设备，进一步提高其灾害救治能力。

专题三　玉树地震伤病员医疗后送

一、情况分析

（一）震后 24 小时内启动后送，72 小时重伤员全部后送

面对当地严峻的自然条件和医疗设施严重损毁的状况，抗震救灾总指挥部卫生防疫组果断决策，实施重症伤员转运治疗。地震当日 20 时，卫生部与交通运输部、铁道部、民航局紧急会商，协调安排伤员转运事宜。会议决定立即启动由玉树向西宁转运伤员的工作，并确定转运伤员的基本原则：一是由青海省卫生厅总体负责，卫生部负责全国医疗资源的调配、协调相关部门安排交通运输工具，提供技术和后勤保障。二是由青海省卫生厅组织专家对拟转运的伤员进行评估，以确保转运过程中伤员的安全。三是立即启动转运工作。地震当日 19 时，灾区第一批 50 名重症伤员已通过救护车，由医护人员护送，从玉树县出发，经公路连夜运送至青海海

南医院（10 名）、青海省人民医院（20 名）和青海医学院附属医院（20 名）。同时，开始协商民航总局启动从玉树向西宁空运伤员的工作。

　　按照温家宝总理提出的"在地震发生后 3 天内将重症伤员全部转出"的指示精神，为了提高转送效率，协调青海省卫生厅和民航部门，在使用专机转送伤员的同时，充分发挥铁路和公路交通运力大的优势，向青海省内其他城市以及青海省周边省份转送伤员，大大提高了转送工作效率。玉树地震应急医学救援共计向青海、四川、甘肃、陕西、西藏接收地震伤员的定点收治医院后送伤员 3110 名。截至 5 月 9 日，通过包机、公路运输，共计向四川、甘肃、陕西、西藏等的 29 家医院安全转送伤员 969 人。由玉树县向青海省内 3 个城市的 28 家医院，安全转送伤员 2125 人。1434 例重症伤员的转运在震后 72 小时顺利完成。重症伤员分别转运至西宁、青海海南、格尔木、兰州、成都、西安、昌都等 52 所医疗条件和技术较好的综合医院、中（藏）医医院和专科医院。

　　（二）后送体系简化为"灾区—后方"二级后送，首次建立了空运中转站

　　本次地震伤病员后送层级简化，后送阶梯主要为两级，即从灾区直接后送至后方，绝大部分伤病员均直接从灾区一线直接后送到后方医院，青海省内近灾区，以及四川、陕西、甘肃、西藏。

　　首次后送以省内和相邻四省为主。地震当日即开始的全面伤病员后送。截至 4 月 30 日，共从灾区一线向 6 个目的地城市后送 2953 名患者。在这些患者中，2171 名（73.5%）患者后送至青海，420 名（14.2%）患者后送至四川成都，244 名（8.3%）患者后送至甘肃兰州，97 名（3.3%）患者后送至陕西西安，其余 21 名（0.7%）患者后送至西藏昌都。地震当天仅有 24 名（0.8%）患者得到后送。震后 72 小时共后送患者 1621 名（54.9%），震后第一周内共后送 2521 名（90.1%）患者。在第一周后送的 2521 名患者中，2175（86.3%）名为地震伤员，364（14.4%）名为非创伤患者。4 月 21 日至 30 日后送的 424 名患者中，224（52.8%）名为地震伤员，180（42.4%）名为非创伤患者（$p < 0.001$）。

　　再次后送以省外后方医院为主。2953 名患者后送至后方医院后，257 名（8.7%）患者被第二次后送至其他医院。83 名（32.3%）患者在省内后送。其余 174 名患者后送至其他省，包括 4 月 24 日后送至甘肃的 87 名患者和后送至陕西的 82 名患者。第二次后送的原因包括减轻工作负荷（$n = 169$，65.8%）、转入上级医院（$n = 78$，30.3%）、转入专科医院（$n = 9$，3.5%）及原因不明（$n = 1$，0.4%）。另外，257 名二次后送患者中的 12 名接受了第三次后送，包括 8 名患者在省内后送，4 名后送至其他省。第三次后送的原因包括转入上级医

院（$n = 5, 41.7\%$），转入专科医院（$n = 2, 16.6\%$）及原因不明（$n = 5, 41.7\%$）。

本次应急医学救援在玉树巴塘机场、格尔木机场、西宁机场设立了空运伤病员中转站。在巴塘机场成立了由青海省卫生厅领导专门负责，各应急医学救援队以及民航局、玉树机场、空军部队等有关单位负责人为成员的机场伤病员后送办公室。

由于玉树机场候机厅距离停机坪距离较远（约 2 千米），中转站调集机场的救护车、货物板车、担架和移动推车作为伤病员搬运工具，组织了医护人员、战士、机场工作人员、志愿者以及病人家属协助伤病员登机。按照 1 辆急救车配备 1 名专业急救医生和 1 名担架员，负责搬运 1 名危重伤病员或 1 名重伤病员和 2 名轻伤病员；1 列货物板车配备 1 名专业急救医生和 4 名担架员，1 次搬运 16 名伤病员；1 副担架和移动推车各配备 1 名专业急救医生和 4 名担架员，1 次各搬运 1 名伤病员的标准和力量配置进行搬运。登机过程中避免因搬运不当造成伤病员的再损伤，保证伤病员安全登机。

空运中转站医护人员与随机医护人员、接收伤病员的医疗卫生单位等办理交接手续，移交的内容包括伤病员、陪员人数、检伤卡、医疗文书及危重伤病员伤情。由接收地卫生部门统一组织人员搬运伤病员下飞机，并转往收治医院住院治疗，监护医护人员随机返回。

（三）后送方式以空运后送为主，空运后送伤病员占 80% 以上

玉树不通铁路，县城结古镇通过 214 国道和玉树巴塘机场与外界交通。玉树巴塘机场位于结古镇以南 18 千米，是中国海拔第四高的机场（海拔 3905 米），地震后仍正常运行。因此，玉树伤员由灾区转出主要经过飞机后送和汽车后送两种方式。

首次后送工具以飞机为主。飞机是最主要的患者后送工具（$n = 2464, 83.4\%$），以下依次为自行后送（$n = 268, 9.1\%$）和救护车（$n = 203, 6.9\%$）。8 名患者（0.3%）最初为伤员家属，但随后因急性病入院治疗。10 名患者（0.3%）的后送方式不明。城市转院方式根据各个目的地城市不同具有显著差异。所有后送至西藏的 21 名患者均为自行后送（100%），420 名后送至四川的患者中 98 名（23.3%）为自行后送，而其他目的地城市患者中自行后送占 83.2%～97.9%。

再次后送工具以火车、救护车为主。省内后送的 83 名患者中，其中 77 名由救护车后送，4 名经飞机后送。4 月 24 日自青海转入陕西及甘肃的 174 名患者均由火车后送。

玉树地震空运后送的伤员共 2797 人，其中后送到青海本省 2027 人，甘肃 236 人，四川 418 人，陕西 96 人，西藏 19 人，北京 1 人。整个后送过程中无一例发生意外，未出现差错和事故。担负此次伤病员后送任务的飞机机型有空军伊尔-76 型运输机、空客 A-319 民航客机、陆航米-17 直升机。其中伊尔-76 型运输机一次可搭载危重症伤员 30 名（带担架），轻症约 80 名；空客 A－319 民航客机可搭载轻症伤员 100 名左右；米 17 直升机次可载 4～6 名伤员。

截至 5 月 5 日，共有 153 架飞机参与患者后送，包括 95 架次空客 A-319，53 架次伊尔-76 和 5 架次米-17 直升机。地震当日从玉树至各目的地的飞机为 1 架次，至震后 3 天（4 月 16 日）达最顶峰，为 19 架次，4 月 24 日以后减少为 6 架次，5 月 2 日以后减到最低 2 架次。

在组织登机过程中，按照机场伤病员后送办公室下达的计划实施。对近机位飞机用担架、移动推车以及轮椅搬运登机，对远机位飞机用救护车和板车后送伤病员登机。伤病员登机的顺序按照"先危重，后轻症；先担架，后步行"，机舱内放置按照"先前舱，再后舱，轻伤病员坐两边"的原则。伤病员登机后，医务人员详细清点伤病员和陪员家属人数，并及时跟机组移交，将伤病员的信息及时报送机场后送办公室。

为确保空中后送途中伤病员安全，为每架承担后送任务的飞机安排医护人员各一名，根据危重伤病员人数及伤情携带便携式的急救设备，电量充足的监护仪、呼吸机和各类急救药品，随机全程进行空中监护。飞机起飞前，安排医务人员对伤病员伤情和担架固定情况进行检查，纠正不正确的体位，向伤病员详细介绍乘机常识和注意事项。起飞时注意观察伤病员情况，避免出现移动。飞行途中，随机医护人员严密观察机上伤病员生命体征变化，特别是危重病人，一旦出现病情恶化，立即采取措施及时进行抢救。

根据对参加空运伤病员随机医疗保障的 114 名医疗队员所进行的问卷调查结果显示：空运后送途中救护的主要困难依次分别是机舱空间狭窄（58，30.05%）、晕机反应（48，24.87%）、噪声（26，13.47%）、飞机颠簸（24，12.44%）、高空气压低（20，10.36%）和其他（17，8.81%）。其他主要包括急救药品有限、医疗仪器设备缺乏、医护人员不足、座椅不适宜病人平躺、机上无固定装置等。

二、评估与比较

（一）"早期、协同"原则提高后送效率，后送阶梯简化趋同国际趋势

汶川救援于震后第 6 天启动伤员转运工作，采用三级后送体系，即灾区一线

医院——省后方医院——全国范围内 20 个省区市医院。玉树地震当日初步评估，约有 2000～3000 名重伤员需尽快转出。即确立了"早期后送，全部后送"的原则，立即启动伤病员转运工作，为伤病员得到有效救治提供了可能。玉树救援将后送体系简化至两级，从灾区一线直接转送至青海省内近灾区和四川、甘肃、陕西、西藏，仅有 8.7％的伤病员经历了 2 次以上后送。后送阶梯的简化有效地降低了后送伤病员在后送途中的救治风险，减少了不必要的救援资源浪费，缩短了伤病员直接得到专科救治的时间，有效地提高了伤病员的后送效率，降低了地震伤员的致残率。

由于空运后送的快速发展，近年来规模相对局限的灾害，如 katrina 飓风、Bam 地震、玉树地震等救援中，均采用灾区—后方直接后送，保证了重伤员接受专科治疗的及时性。MatterCarl H. Schultz 的研究显示，近灾区的医院亦存在被余震影响造成设施损毁或者难以承担大量伤病员住院需求的危险，因此将伤病员直接从灾区一线后送至远离震区的后方医院非常必要。可见，由灾区一线到后方医院的直接后送已成为国际救援趋势。

（二）空中专业卫生运力相对缺乏，伴随救护专业程度不高

本次空运后送是资料记载的最高海拔上最大规模的伤病员后送。相比汶川地震应急医学救援，尽管"卫勤部队与其他任务部队、甚至记者和物资争抢空运力量，未能按应急医学救援的要求建立独立的医疗后送通道"的问题得到解决，但仍然存在专用卫生空运力量缺乏，没有专用卫生飞机与救护直升机的问题。本次参与后送的空军伊尔-76 型运输机、空客 A-319 民航客机、陆航米-17 直升机，并非为医疗转运特殊设计或改装不具备有助于改善患者预后的因素，因此，在保证伤员安全后送方面存在隐患。在调查的空运医疗队员问卷中，仅有 43.86％的队员认为飞机基本符合要求，90.35％的队员认为需要专用卫生飞机或者改装现有飞机。卫生专用运力是伤病员后送的物质基础，直接影响伤病员后送效果。玉树地震中缺乏有经验的转运团队，飞机上的医疗小组也没有经过空中医疗转运的培训。在调查的 78 名参与空运随机保障的医疗队员中，绝大多数人员没有空运后送的经历或培训，而参与过其他应急应急医学救援行动或培训的人员只有 40％。在影响空运效果的因素调查中，空运医护人员认为"空运人员之间欠统一协调、流程不规范，缺乏系统性"、"医护人员配备不足，空送人员缺乏经验"分别是第 1 和第 3 位因素。87.72％的调查对象认为应"提高救治效率和水平"，83.33％认为应"加强空运医护训练"。

伤病员后送途中往往经过多种交通工具，在后送工具上的伴随性医疗救治是保证安全后送的关键。各后送层级之间伤病员伤情、医疗护理等信息的传递亦非

常重要。因此，有必要在后送工具上加载专业医疗救治设备，配齐专业人员，做好转接过程中伤员信息的交接，保证后送与治疗、后送各层级之间的连续性。在空运救护人员的配置方面，美国空军（USAF）1996 年建成的空运后送重症监护分队（CCATT），由一名有创伤救护经验的医生、一名麻醉师、一名高年资护士组成，能在飞机上展开重症监护，转运绝大多数重症病人，在灾害救援中大量应用。其伤病员空中救护计划的制订考虑高空飞行特点，做到"送治结合"。空运后送通常采用 C-9、C-130、C-141 或 C-17 型号的飞机，飞行时间控制在 4 小时以内。如果飞行时间超过 4 小时，会增加机组人员人数，后送飞机也仅限于 C-141 或 C-17 两种型号。

（三）空运中转站成为后送体系重要环节，但标准化、专业化尚待提高

空运伤病员中转站是本次玉树地震应急医学救援的一大特色。组织空运后送需要民航、机场、空军部队、地方卫生行政机关、各医疗救治机构等军地多个部门协同配合。地震发生初期，大批伤员从一线救治点转运到机场等待后送，滞留伤员多，处置现场乱；玉树地区恶劣的气象条件严重影响飞机的正常起降，救灾飞机没有固定起落时间。因此，在巴塘机场建立空运伤病员中转站，建立青海省卫生厅、民航公司、巴塘机场、空军部队、医疗救援队等的有效协同，明确任务分工，整合各方力量，细化工作流程，对伤病员的检伤分类、中转救治、后送安排、搬运力量组织、机上医护人员选派等作了明确分工，使空运后送工作得以有序展开。

国际范围内，医疗中转机构是大规模远距离伤病员后送的必需环节。在灾难救援中，往往要面对大批量急需救治和后送的伤病员。美国 NDMS 将伤病员从当地医院向其他地区的医疗机构进行疏散分流时，一般要在流动空运医疗中转机构滞留 3～5 天。在指挥人员完成部署和协调工作后，当地医院可以将伤病员后送至流动空运医疗中转机构（在机场附近）。工作人员会评估伤病员人数，并向他们提供足够的食物、药品和敷料，以及担架、毛毯和专门的医疗设备。

三、政策建议

（一）加强"送治结合"，规范地震伤病员后送体系及流程

三级或二级后送是目前国际灾难救援的主流后送体系。应根据地震破坏范围与灾区交通特征，选择适宜的伤病员后送体系及流程。在后送流程中的伤病员聚集点建立中转机构，制定明确的机构职能、人员配置、救治范围等，促进伤病员后送途中的"送治结合"，保证安全后送。

（二）加强专用卫生运力建设，培养标准化空运后送医疗队

卫生专用运力是伤病员后送的物质基础，直接影响伤病员后送效果。必须加强空中专用卫生运力及其投送能力建设，通过研发引进或者改装的方式，提高专用卫生直升机的数量和质量，包括在现有的直升机上加载医疗单元，改装成专用救护直升机；研制机动能力强的小型救护直升机，配备到轻型飞行医疗队和前沿外科手术队；增加空运医疗后送专用大型卫生运输飞机，等等。应当效仿美军CCATT 等国际先进的比较成熟的空运医疗人员培训模式，规范化培养专业的空运后送医护人员，以适应高空环境下重症监护的需求。

（三）建立地震伤病员军地联合后送体系与协同机制

从国外经验看，依托军队建立专门的伤病员后送中心非常必要。例如，美国的 NDMS 的伤病员后送中心负责伤病员后送的全面协调工作，其中包括武装部队医药调配办公室（ASMRO）负责伤病员的调配工作，军事空运司令部（MAC）负责伤病员的空运工作。我国目前的地震灾害伤病员后送方式已经做到军地兼容，但缺乏明确的军地协同指导原则、执行机制等。应借鉴国外经验，结合我国实际，探索并建立地震灾害军地联合后送伤病员的协同机制。

专题四　玉树地震住院伤病员救治

一、情况分析

（一）住院伤病员伤病情分析

3255 例住院伤病员平均年龄 35.42±17.22 岁，最大年龄 89 岁。男性 1784 例（54.81%），中位年龄 36 岁，女性 1471 例，中位年龄 34 岁。地震伤员中，女性比例明显高于男性（$p < 0.001$）。住院伤病员以 31～50 岁中年为主，其次 21～30 岁年龄段为 719 例，占总住院伤病员的 22.1%。80 岁以上住院伤病员 20 例，其中男性 5 例，女性 15 例。总体上，地震伤患者整体年龄高于住院疾病患者（$p < 0.001$）。

地震伤患者中，骨折的发生率最高，其中单部位骨折为 1181 例，多部位骨折 182 例。在复合伤、多发伤中，均合并有上肢、下肢、脊柱和骨盆骨折，累计骨折发生率 54.58%。其他发生率依次为开放性伤、闭合性伤、挫裂伤等外伤（16.81%），复合伤（15.92%）。101 人发生挤压伤，其中 23 人（0.88%）发生挤压综合征，挤压综合征发生率为 0.9%，其中 7 人发展为严重的肾衰竭。受伤部位多集中于四肢（38.05%），且下肢伤多于上肢伤，其次为胸部（18.69%）和脊柱伤（14.11%）

疾病患者为 657 例，呼吸系统疾病高发，其中肺炎发生率较高，且多数为儿童。救援队员高原病发生率较高，甚至出现高原肺水肿、高原脑水肿，严重威胁救援队员的生命安全。超过 40% 的伤病员为发生急性高原病接受紧急治疗，其中 80% 以上为救援人员。

（二）住院伤病员救治分析

1.72 小时为入院高峰期，诊断符合率达 79.2%，平均住院日为 20.44 天

玉树震后 72 小时为地震伤员入院快速增长期，第三天达到高峰，第四天伤员入院人数有所下降，地震病员入院人数 72 小时后有所增加，每日入院人数后 10 天内基本稳定，10 天后有所下降。

在 3255 名住院病人中，伤病员诊断符合率为 79.2%。对于伤病员诊断不符的原因，32% 为误诊，68% 的病例为漏诊。32% 的误诊病例中，26% 是诊断错误，骨折部位判断错误，剩余 6% 的病例将软组织挫伤误判成骨折。在这 68% 的漏诊病例中，未发现骨折存在，仅诊断出软组织挫伤。值得注意的是，其中骨盆骨折漏诊率为 17%，如未及时发现，极易造成骨盆后腹膜破裂大量内出血，引起失血性休克，造成伤员死亡。

经调查，玉树地震住院伤病员一月内共 2086 名康复出院，出院率达 66.7%。截至 8 月 9 日 15 时，3084 名治愈出院，死亡 7 人，仅有 17 名在医院接受治疗，出院率超过 99%。伤病员住院日集中在 0～30 天，5～10 日为出院高峰期，伤病员平均住院日为 20.44 天。

2. 住院手术率为 19.61%，康复、心理治疗与专科治疗同步

青海省内医院收治的 2085 名病例中，仅接受抗炎、营养、止痛等对症处理的伤病员共 1676 名，多为内科病员，轻症伤员及不能手术的伤员。共 409 名伤病员接受手术治疗，手术率为 19.61%。地震病员、无骨折伤员、骨折伤员手术率分别为 7.23%、23.36%、32.8%。对于其中的 817 名骨折伤员，共 268 名实行了手术，其中 143 例为切开复位内固定术，其他实施了 48 例石膏、支架外固定术。非骨折伤员主要为清创缝合（39 例），其余如植皮术、切开减压、脑室引流、残端修补、VSD 引流术等。而地震病员中主要手术类型为阑尾切除术、剖宫产术等。为有效促进伤病员恢复肢体功能，重塑良好的社会适应性，卫生部制定康复治疗早期介入，积极开展心理疏导的治疗原则，康复、心理治疗与专科治疗同步，缩短伤病员住院时间。

玉树地震住院伤病员中，共 1774 名（57.5%）在专科治疗阶段早期已开始接受康复治疗。针对地震伤员营养较差，情况复杂，易发生感染等特点，后方医院进行了一系列康复治疗：一方面注意伤口护理，密切观察伤口，保持伤口引流

通畅，严格按照无菌操作原则，动作轻柔，避免伤口感染；另一方面要求各关节保持中立位，行关节松动术，进行早期功能训练，防止关节挛缩。针对截肢术后病人，采用作业疗法，对残端脱敏塑形，为后期安装假肢作准备。同时进行石蜡、半导体激光、超短波、中频脉冲电等物理疗法治疗伤口、关节和幻肢痛。这一系列的综合康复措施保证了伤病员的康复质量，使他们能够早日治愈出院。

在总体住院伤病员中，共有 2600 名（83.17％）接受心理疏导。在玉树地震伤病员心理疏导中，首先采用简单有效的焦虑自评量表（SAS）、抑郁自评量表（SDS）等，对伤病员心理状况进行评判，根据评分结果对伤员进行分度和重点优先实施心理治疗。组建合理的心理干预治疗小组针对性开展支持性心理治疗、放松训练、认知疗法等，最终达到心理危机干预的目的。

3. 住院死亡率、伤残率分别为 0.2％、1.05％，转院率为 8.7％

玉树地震住院伤病员中，青海省内医院死亡 7 人（4 女 3 男），死亡病例中青海大学附属医院 4 月 24 日死亡一例，为"脑胶质瘤复发并脑水肿，双侧脑疝"，与地震无关；省人民医院 4 月 27 日死亡病例为原发性肝癌，与地震无关；省妇女儿童医院 5 月 7 日死亡患者为肺炎，与地震无关，因此为地震伤员死亡的仅有 3 例；外省无死亡病例。最后合计伤病员住院死亡率为 0.2％。玉树地震住院伤病员中共截肢 8 例（0.24％），截指 10 例。截瘫患者为 27 例，占收治入院伤病员的 0.81％。

257 名（8.7％）伤病员在后方医院接受初步治疗后转入其他医院接受进一步专科治疗。转入上级、专科医院占转院原因的 1/3（33.8％），提示最初将高危患者不适当地转入救治能力不足的后方医院。除自行转院伤病员外，另有 82 名和 84 名伤病员按卫生部统一协调，分别转至西安、兰州接受进一步治疗。

二、评估与比较

（一）入院疾病患者比例偏高，以急性高原反应为主

在 3255 名住院地震伤病员中，地震伤员 2622 名，病员 633 名，伤病比为 3.94：1。汶川震后，某医院收治地震伤病员共 1268 名，其中病员 39 名，伤病比为 31.5：1。与之相比，玉树地震住院病员比例偏高。Y. Y. Emily 研究发现，对地震病员的治疗构成了整个临床治疗负担的 30％。因此必须考虑震后疾病的救治需要，提高救治效果，从而明显改善地震整体治疗效果。住院病员中急性高原病患者 261 名，占地震病员的 41.23％，高原肺水肿占 14.7％，高原脑水肿占 3％，需要得到足够的重视。研究显示，急性高原病在得到及时的救治后，预后

良好，基本可以痊愈。经过及时科学的救治，所有住院急性高原病患者均康复出院，无一例死亡。

（二）住院伤病员及早接受专科治疗，伤残发生率降低

玉树地震伤病员大部分在震后 72 小时内送入后方医院，早期接受专科治疗。汶川震后，伤病员入院高峰期约持续 1 周，大部分伤病员在两周内入院，较玉树伤病员入院缓慢。

玉树地震后方医院在接收伤病员后，第一时间进行对重症伤员的专科救治。4 月 18 日，后方医院非择期手术共完成 171 例，占所有非择期手术的 55.2％。4 月 20 日，非择期急症手术 310 例全部完成。同时后方医院为每一名转运伤员制订有针对性的治疗方案，尽最大限度降低死亡率和致残率。在收治入院的 3126 名伤病员中，仅死亡 7 人，截瘫 27 人，截肢 8 人，住院死亡率、截瘫率、截肢率分别为 0.2％、0.81％ 和 0.24％。而汶川震后 28 008 例伤病员的截瘫率为 7.88％，截肢率为 0.9％。四川省人民医院收治的 1604 名汶川地震伤员住院死亡率为 2％，四川大学华西医院 1856 例伤病员住院死亡率为 1.45％。

与汶川相比，玉树住院伤病员的截瘫率、截肢率均较低。排除地震规模、伤病种类、病情严重程度等因素影响，救治效果的提高可部分归结于早期专科治疗的介入。

（三）采用医、防与康复连续的救治策略，伤病员预后良好

为促进住院伤员肢体功能恢复，早日康复出院，在卫生部确定康复治疗早期介入，与救治同期展开的治疗原则后，接收住院伤病员的后方医院采用医、防与康复连续的救治策略，在卫生部与中国残联等支持帮助下开展早期康复治疗。总后勤部卫生部派出工作组赴收治灾区伤病员的军队后方医院，对医疗救治工作进行督导检查和业务指导。4 月 20 日，4 个康复专家指导组赴西宁、兰州、西安和昌都等地指导伤员康复工作，共计会诊伤员 1800 余名，会同当地康复专业技术人员为重症和伤情复杂的伤员制订了个性化康复治疗与训练方案，为轻症伤员按损伤类型制订了康复方案。在接受物理治疗、作业治疗、康复工程、心理干预、针灸、药物等治疗措施后，玉树震后 4 个月，地震伤病员仅有 17 名在医院接受救治，累计出院 3084 名，出院率超过 99％。

对汶川震后四川省收治的 28 008 例接受规范康复治疗的伤员调查显示，一年后伤病员出院率达到约 98％。显然，玉树地震伤病员康复质量明显高于汶川。排除伤病种类、病情严重程度等因素，采用医、防与康复连续的救治策略，康复治疗早期介入，一定程度上提高了救治效果，促进了伤病员的早期出院。

现分为轻、中、重三度，重度急需临床治疗。急性高原反应一般在进入高原数小时后出现症状，主要是头痛、头晕、胸闷、气短、心悸、食欲减退，恶心、呕吐常见，记忆力和思维能力减退，可伴有睡眠障碍，部分人有口唇紫绀和血压升高，通常在第1～2天后症状明显，以后减轻，一周左右消失，但也有少数人症状急剧加重，发展为高原肺水肿或高原脑水肿。

二、情况分析

（一）急性高原病发病以救援队员为主，发病率高

玉树地震大部分救援人员通过海拔4800多米公路，长途跋涉，历经30～40小时劳顿，才进入灾区；由于事发突然，救援队员大多为第一次上高原，对高原环境和高原病普遍缺乏认识，心理、生理和物资等各方面准备不足；灾情严重，灾区惨烈场面等刺激导致救援队员心理应激反应强烈，精神压力大；大多数救援人员抵达后立即投入救援工作，每天平均工作14个小时以上，劳动强度高；生活条件差，饮食、饮水住宿等条件难以保证；低海拔地区前往救灾的应急医学救援人员普遍缺乏高原医学专业知识，对早期高原肺水肿、高原脑水肿的认识不够，治疗经验不足，对高原病预防药物、氧气和液体使用不当。以上种种因素共同导致救援队员的急性高原病发病率高达80%，为主要的发病人群，其中轻度高原反应占71%，中度高原反应占36%，重度高原反应占2%，高原肺水肿和高原脑水肿占1%

（二）救援队缺乏急性高原病预防措施与相应物资准备

灾区应急医学救援队员由于救人心切，事先准备不足，在没有储备一定急性高原病医学专业知识，以及携带相应的高原病预防治疗药品和装备的情况下，即前往灾区展开应急医学救援，使救援队伍整体缺乏有效的高原病防治卫生保障，急性高原病发病率高。广州救援队由于急性高原反应严重，未参与救援就被迫返回。截至23日9时（灾后10天），灾区救援人员累计高原病发病3706人，其中，轻度高原反应3276人，中度高原反应324人，重度高原反应87人，确诊为高原肺水肿18人，高原脑水肿1人。

（三）紧急预防与现场救治相结合，高原病防治专家综合开展高原病防治工作

1. 紧急预防措施

通过现场知识讲座、高原病防护知识热线等方式，到各救援队中普及高原病防护知识，并发放高原病防护普及读物和预防药物。大量预防药物的发放，为防护手段的实施提供物质保障。对有关医务人员进行培训。在培训中，重点对风俗习惯、高原气候特点、高原环境对人体的影响，如何正确认识高原环境，进驻高

原前的卫生准备，进驻后的高原病防治等内容进行详细讲解。与此同时通过报刊、网络、电视等媒体，系统地为急进高原医务人员介绍了青海玉树高原地震抢险救灾注意事项，通过不同形式、不同载体的高原病防治医学专业知识普及，提高了应急医学救援队人员对高原疾病的认识、救治水平和个人防护水平，为他们更好地适应高原环境，开展应急医学救援工作提供了有力支撑。

2. 现场救治措施

实行分级救治。每天对驻扎地附近救援部队进行不间断、不定时的巡诊，对一般急性轻型高原病进行门诊处理，轻度 HAPE 和 HACE 实施住院治疗；对于中、重度 HAPE 和 HACE 患者先经过二级医疗机构现场救治，待病情稳定后下送具有丰富高原病临床治疗经验的大型综合医院派出的医疗队承担的三级医疗机构；对于三级医疗机构无法救治的重症和特重证病员，在病情相对稳定后，紧急转送低海拔后方医院救治。

（四）预防效果显著，发病人数明显降低

紧急预防工作全面展开，取得明显的阶段性效果，急性高原病发病率明显下降。救援人员意志坚定，主动克服困难，配合适当的现场治疗，双管齐下，现场治愈率高。由西藏军区总医院收治的 519 例高原病患者中（其中 59 例为重症高原病患者），现场治愈 508 例，现场治愈率达 97.9%，因病离队，后送至低海拔医院的患者仅 11 例，占调查人数的 2.1%。

三、政策建议

（一）救援队员需经筛查，避免高原病易感者进入高原

人体对高原的习服能力存在明显的个体差异，应对有可能突进高原参加救援人员进行科学的筛查。例如，曾患过高原心脏病、高原肺水肿、高原脑水肿和高原红细胞增多症；有癔症、癫痫、其他精神障碍病史；现时患有各种急慢性呼吸系统疾病；有器质性心脏病、恶性心律失常、高血压及低血压的人员都不应进入高原参加救援。

（二）强化培训、合理编组，提升应急医学救援队特殊环境救援能力

低海拔前往高原灾区参与救援的医务人员大多缺乏高原医学专业知识，即使通过专业培训，其高原现场救治经验仍然不足。因此，在加强医务人员的高原医学专业知识培训，提高预防、现场诊治能力的同时，应结合实际，给医疗队合理编配 1～2 名高原病医学专家，并在野战方舱医院等大型卫生装备中，设高原病组室，为高原灾害应急医学救援提供保证。

（三）控制劳动强度，适时调整作息，劳逸结合，科学施救

高原地震一般烈度大，救援环境恶劣，救援人员工作任务艰巨，劳动强度大，应合理安排作息，保证睡眠时间，避免过度劳累，诱发和加重高原反应。只有保证自身的健康，才能实施有效的救援。建议救援人员作业强度应先轻后重，作业时间先短后长，有必要时实行轮班制，轮流休息，从而做到劳逸结合，科学施救，保证施救质量。

专题六　玉树地震卫生防疫与心理救援

一、卫生防疫情况

（一）情况分析

1. 卫生防疫工作与医疗救援同期展开，震后 1 周内实现卫生防疫全覆盖

玉树地震发生后，玉树疾控中心严重损毁，原有工作人员 57 人，由于地震伤亡等原因，仅有 40 人投入正常工作。同时由于设备损毁严重，工作人员不同程度地因家属伤亡、财产损失、灾后连续工作等影响，制约了灾后疾病预防控制工作的正常开展。为确保"大灾过后无大疫"的目标，玉树卫生防病工作策略与汶川地震相同，采取卫生防疫"全覆盖"策略，由青海省和外省援助的卫生防疫及卫生监督专业人员组成的卫生防疫队伍迅速组建，形成军队、武警、部门与当地政府协调联动机制，投入地震灾区卫生防疫工作。将灾区划分为 19 个卫生防疫责任片区，实行分片包干，责任到人。震后 30 天后，重灾区的卫生防疫工作、消杀物资、疫情监测已实现全面覆盖。虽然汶川地震受灾面积远大于玉树地震，且震情更加严重，但是玉树灾区卫生防疫工作吸取了汶川地震的宝贵经验，开展更加及时、有效。

2. 灾区疫情监测与灾民疫苗接种同步进行，无重大传染病疫情发生

截至 5 月 15 日，传染病监测方面，玉树灾区累计报告麻疹 6 例（实验室确诊 6 例），细菌性痢疾 5 例（实验室确诊 4 例，临床诊断 1 例），流行性腮腺炎 1 例（临床诊断），肺结核 1 例（临床诊断），其他感染性腹泻 1 例，无传染病突发疫情报告。症状监测方面：灾区 19 个片区共报告发热伴呼吸道症状 830 例、发热伴出疹 51 例，腹泻 488 例、其他发热性疾病 334 例。与 2005～2009 年同期资料相比，玉树灾区传染病发病率保持平稳，无明显上升，未发现重大传染病疫情和突发公共卫生事件。各灾区无甲类传染病疫情报告；与去年同期相比，灾区法定传染病报告总数下降了 33.6%，无重大传染病疫情、重大动物疫情及重大突

发公共卫生事件报告。

玉树县疾控中心冷链设施在震中全部损毁，原有疫苗无法使用，儿童常规免疫接种工作无法开展。为防止传染病暴发流行，卫生防疫组在灾区建立了临时检测实验室和冷链系统，组建了 9 支 79 人的预防接种小分队，重点开展甲型肝炎疫苗和麻腮风联合疫苗的群体性预防接种工作。截至 5 月 15 日，灾区累计接种甲肝疫苗 6383 人份，麻腮风疫苗 6304 人份。常规免疫规划工作正在逐步恢复。灾区累计接种狂犬病疫苗 323 人份。实践证明，地震后灾区群体性的疫苗接种将有效控制传染病的爆发与流行。

3. 重点加强动物防疫与鼠疫防控，预防性灭獭工作效果突出

玉树地震后，国家农业部门全力以赴开展灾区动物防疫工作。农业部制定了《青海玉树地震灾后动物疫病紧急免疫方案》和《青海玉树地震灾后动物疫病紧急检测方案》，指导灾区开展动物防疫工作。迅速向灾区派出两批工作组和专家组，指导灾区农牧部门制定因灾死亡动物无害化处理和消毒工作方案。截至 4 月 26 日，共无害化处理因灾死亡动物 24 860 头只，环境消毒 49.72 万米^2，对牦牛紧急免疫炭疽疫苗 15.48 万头，藏犬免疫狂犬病疫苗 13 760 只。抓好灾区重大动物疫病和人畜共患病监测，加强灾区动物及动物产品检疫监管。截至 5 月 16 日，已对灾区安置点公共厕所和临时厕所 168 个、集中和临时垃圾堆放点 179 处等进行清理和消毒，累计消毒面积为 359.5 万米^2。灾区没有发生重大动物疫情和动物源性人畜共患病，亦未发生重大动物产品安全事件，为促进灾后恢复生产打下了坚实基础。

针对玉树灾区为鼠疫疫源地，自 1961 年以来，玉树县累计发生过 20 次人间鼠疫疫情，累计鼠疫病例 40 例。卫生部在灾后迅速组织专家对灾区鼠疫防控形势进行分析评估，并对灾区鼠疫防控工作作出紧急部署，要求青海省卫生部门完善灾区鼠疫防控责任制，确保各项措施落到实处，做到鼠疫疫情监测、鼠疫检测项目、鼠疫防控宣传教育、鼠疫防治专业培训全覆盖，并派出国家专家组于 4 月 16 日抵达灾区指导鼠疫防控工作。4 月底，国家、省级和 5 个自治州派 7 支 137 人的鼠疫防治专业队伍，协调部队官兵 460 人，以结古镇为中心，由远及近、由里到外开展了拉网式预防性灭獭工作。5 月 15 日，以结古镇为中心的第一阶段灭獭工作顺利完成，共组织 610 人（省内 135 人，省外 15 人，解放军及武警官兵 460 人）和 3055 人次参加灭獭工作，累计灭獭面积 55 414.5 公顷，堵獭洞数 101 947 个，投药洞数 77 213 个，投药量 13 850 千克，灭獭的重点地区旱獭密度均低于国家控制标准（0.1 匹/公顷），灭獭后平均密度 0.0038 匹/公顷，低于国家控制标准 26 倍。有效降低了鼠疫发生和传播风险，灾区未发现动物及人间鼠

疫疫情。

4. 饮用水与食品监督工作任务繁重，健康教育宣传作用显著

玉树县结古镇扎西通社区和西航社区居住人口约 2 万人，是本次地震震中，受灾极为严重，基本夷为平地。该地区土壤透水性好，水源污染威胁性极大。截至 5 月 16 日，卫生监督工作覆盖了灾区全部乡镇，卫生监督主要工作是对饮用水卫生、食品卫生、餐饮店、点、医疗救助点医疗垃圾处理及环境卫生等进行卫生监督检查。生活饮用水卫生检查累计抽样检测 78 个饮用水点，采集水样 323 份。食品卫生检查累计巡查集中供餐 222 点次。医疗卫生点监督累计巡查了医疗救治点 147 次。玉树灾区未发生重大传染病疫情和突发公共卫生事件。

从主动防疫的角度看，以提高群众普遍的防病知识、卫生习惯、健康水平的健康教育和健康促进工作，以保护易感人群为主的计划免疫和应急免疫工作，也是当今卫生防疫工作的重要组成部分。

(二) 政策建议

1. 建立、健全应急应急医学救援卫生防疫工作标准和规范

通过玉树抗震救灾行动，将以往积累的经验和技术方法转化为技术标准体系用来指导救援机构执行防疫保障任务极为重要。建立处置各类突发事件公共卫生问题和重大突发事件公共卫生问题的技术规范。应更加重视突发事件公共卫生问题的快速风险评估和干预措施的确定。着重制定应急处置中的流行病学调查、病原体快速检测、媒介生物控制、消毒食品饮用水安全等技术规范。

2. 开展卫生防疫应急演练，加强公共卫生应急装备储备建设

组织对疾控应急专业技术骨干和专业指挥人员开展培训，依靠现代化的技术手段，增强培训效果，实现培训的基地化、模块化、网络化。根据各类灾害救援和多样化任务的特点，针对事件类型和场景进行综合演练，培养一专多能的卫生应急人才。

3. 科学制定防疫工作评估量化指标，避免过度"消杀灭"

由于政府、媒体、灾民对消毒预防控制传染病效果的期望过高，部分地区对救灾防病工作评价指标设置不合理（以消毒面积评价当地救灾防病的工作），导致灾区出现过度消毒现象，如在一个地方长期多次消毒，对城市马路、广场喷洒消毒，对倒塌建筑废墟每天多次反复消毒，对过往的车辆消毒等。因此，识别需要消杀的目标环境、在保障环境卫生的同时避免环境污染和无效工作，及时清理环境，是今后灾区防病中需要考虑的方面。

二、心理救援情况

（一）情况分析

1.72 小时内启动心理救援工作，心理援助与伤病员救治同步进行

玉树地震发生后，卫生部紧急组织有关专家前往灾区区进行心理救援需求评估，灾后第二天就选派了首批两名专家前往灾区，随后又陆续派出了一些专家，对不同人群进行心理救援的需求评估。2010 年 4 月 18 日，卫生部快速组织国家级专家赶赴西宁市，对通晓当地民族语言和风俗的 186 名地震灾后心理援助人员进行师资培训，指导做好转运伤员和灾区群众的心理疏导服务。青海省教育厅迅速建立了教育系统心理救援工作机构，组建了一支由 78 人组成的心理救援工作队伍，先后分三批赴玉树灾区开展灾后心理救援工作。除了卫生部等政府派遣的一部分心理专家外，一些民间团体也采取了一系列措施。甘肃省等一些大专院校以及一部分公益机构随后也陆续进入灾区进行心理援助。

2. 灾区心理危机干预与心理健康宣传教育工作按计划开展

地震发生后，各伤员接收省（区）对救治伤员的同时启动早期心理干预治疗，以提高伤员整体排除、治疗心理创伤。派出心理、康复专家组赴各省（区）开展培训、指导工作，接收伤员的医院已将心理干预和康复治疗纳入伤员整体救治工作中，为伤员制订了个性化的心理干预和康复治疗与训练方案，专家组对当地医务人员开展了心理干预、康复治疗的有关培训。

2010 年 4 月 19 日青海电大赶制刻录的 70 套《危机与灾害心理援助》节目光盘送往青海省教育厅，通过青海省教育厅发放到第一批全省教育系统抗震救灾心理救援人员手中。

（二）政策建议

1. 心理救援应基于当地民族特色和宗教背景

玉树藏族自治州人口近 26 万人，其中 95% 以上是藏族，是全国少数民族自治地区中少数民族比例最高的，也是青海省内唯一的康巴方言区，由于沟通困难，给心理救援带来了很大难度。在玉树的实际工作中，受灾主体以藏族为主，一般家庭生育子女较多，基本都信仰藏传佛教，宗教信仰深深地影响着他们的生活和应对类似此次地震等危机的方式方法。由于民族、宗教、文化的差异，许多心理救援者不知如何与当地人打交道，也致使后期工作难以开展。因此，基于玉树心理援助的民族特色和宗教背景，玉树心理援助工作必须紧紧依托当地心理学工作者队伍，吸纳民族文化专家参与，借助汶川地震心理援助专家经验。

2. 灾后心理救援工作需由政府主导，合理引导民间力量广泛参与

心理救灾是救灾工作的重要组成部分，建立健全灾难心理危机干预和心理援助机制是对个体的人本主义关爱的体现。灾后的心理援助必须要在政府的主导下开展工作，才能实现效率最大化。同时，要扩大心理援助覆盖面，仅靠政府是不行的，还需要大量的民间资源的参与，但如果民间资源配置不合理，必将造成反面效果。因此要善于利用和引导民间力量，只要有政府引导，专家指导与督导，就能最大限度发挥作用。

3. 急需建立灾后心理危机干预长效机制

此次救援行动中，大多数匆匆赶到灾区的心理救援组织都缺乏长期的考虑和安排。志愿者、心理援助者奔赴灾区对安抚受灾民众的心理固然重要，但如果不能长久，其结果必然是需要救援的人得不到有效的帮助，反而可能会在这种"走马灯式"的心理救援行动中失去安全感。因此，要建立心理干预工作的长效机制，建立心理危机干预机构，采取医疗救护、卫生防疫、心理危机干预"三位一体"的方式，在灾区重建的整体框架下同步进行。心理服务工作的重点逐步由心理救援转向心理援助，并进一步转向常规的心理干预。同时应尽快培训当地心理工作者，在当地建立起心理服务的工作网络。

专题七　玉树地震应急医学救援总体力量

一、现状分析

（一）应急医学救援力量总量充足，以战略支援力量为主

玉树地震战略支援力量共抽组医疗队 42 支、3483 人，野战方舱医院 2 所、446 人，高原病防治队（专家组）6 支（为战略支援力量与区域支援力量合编）；防疫队 5 支、109 人，心理救援队 5 支（包括专家组 1 支）、51 人。派往玉树地震灾区的外省支援力量来自四川、西藏、云南、甘肃、新疆、山西、天津、湖北、重庆、辽宁等，累计医疗队 27 支、2033 人，防疫队 3 支、75 人，心理救援队 2 支（包括专家组 1 支）、22 人。军队和武警支援力量包括 8 个大单位共 2025 人，包括 15 支医疗队、1450 人（来自 23 个单位，其中包括来自第三军医大学和西藏军区总医院 3 支高原病防治队），2 所野战方舱医院、446 人，3 个专家组、64 人（来自解放军总医院、军事医学科学院、第 302 医院等单位），2 支防疫队、34 人，3 支心理救援队、31 人。区域支援力量共抽组医疗队（含高原病防治队）27 支、846 人，卫生防疫队 15 支、310 人。震后灾区本地参与应急医

学救援的卫生力量共 502 人（以卫生部值班信息为准，以玉树卫生力量为计算标准）。总体看来，战略支援力量总量最多，最多时达到灾区应急医学救援力量总数的 70%，支援力量中医疗力量占到总数的 90% 左右。

（二）支援力量就近快速模块化抽组，类别齐全技术精良

1. 区域支援力量抽组最迅速，72 小时内医疗力量抽组近 90%

卫生部在地震当天即抽组 5 支外省医疗救援队，共 164 人（四川甘孜救援队 2 批 71 人、西藏昌都救援队 21 人、甘肃省救援队 35 人、四川省救援队 37 人）。同时组织了 18 支 396 人的专家组和 60 支 1320 人的医疗救援队伍随时待命。震后 30 分钟，军队即从武警总医院、兰州军区第 4 医院和武警青海总队医院、二炮 536 医院抽组医疗队，分别从北京、西宁火速出发，以空中、陆路开赴灾区。震后 24 小时，军队抽组 2 个方舱医院和 20 支医疗防疫队，并组织 7 支医疗救援队待命。震后 72 小时，卫生部从北京、四川、湖北等 13 省份以及军队共抽组 20 支医疗卫生队伍。军队和武警系统从兰州军区兰州总医院、第 1 医院、第 10 医院等 10 个医疗卫生机构抽组 12 支医疗队和 2 个专家组 700 余人。区域支援力量抽组最为迅速，震后 2 天达高峰。军队医疗力量抽组在震后 4 天达峰值，外省支援医疗力量抽组在震后 8 天（4 月 22 日）达峰值，4 月 23 日后即未抽组战略支援力量。从医疗力量抽组数量来看，震后 72 小时抽组医疗力量达到总量 90% 左右。由于灾区地理环境特殊，卫生防疫的工作开展也较早，但缺乏不同层次卫生防疫力量抽组时程变化相关数据。外省和军队系统抽组的医疗救治力量超过 3000 人，占战略应急医学救援力量抽组力量总数的 70%。青海省内区域支援力量抽组医疗和防疫队 800 余人，72 小时内抽组支援力量达到抽组总量的 89%。

2. 战略支援力量依据就近原则抽组，四川派出力量最多

在抽组的外省战略支援力量中，以四川、陕西、山西三个与灾区最近的省份为主。军队支援力量抽组立足环境适应和效率，就近动用了解放军第 4 医院、第 1 医院、兰州军医总医院等单位。外省支援力量和军队支援力量的抽组，均体现了就近抽组的特点。从震后 24 小时战略支援力量抽组的来源看，多为距离灾区较近的省区，体现了"就近用兵"的力量使用原则。

3. 支援力量按照模块化抽组，医疗、防疫、心理、高原病防治力量要素齐全

应急医学救援力量采取医疗队、防疫队以及专家组形式抽组。外省支援力量派出以卫生部下发的标准为依据，按照各自预案进行抽组。军队支援力量抽组大多以模块化成建制抽组。例如，兰州军区抽组的 3 支建制机动卫勤分队、3 支国家和军区级应急救援分队，第四军医大学抽组的国家级应急医疗救援队。军队的

2 所野战方舱医院整体全员全装抽组，均按 150 人编成，配备医疗、护理、辅诊、管理等各类人员。总体上，战略支援力量按模块化形式抽组，人员组成具有一定的标准化程度。医疗队 30~50 人编组，防疫队 10~15 人编组，心理救援队 3~5 人编组。卫生监督力量一般配置 20 人，最多配置 50 人。

首日抽组的 6 支外省支援力量主要由医护人员组成，同时每支队伍配备 1~2 名防疫人员和心理卫生人员开展卫生防疫和心理援助工作，按照医疗防疫组合的形式抽组。力量抽组种类上，玉树地震应急医学救援力量抽组按照一体化的思路，从开始即考虑到医疗防疫并重，以及后期重建，首批就动用了卫生防疫力量，实现全要素抽组。早期支援力量的合理运用，确保了救灾初期应急医学救援的有效控制和有序展开，尤其注重专家组的抽组，抽组了包括卫生部心理援助专家组、青海卫生厅高原病专家组以及军队医疗专家组，注重高原病的防治。针对灾区高原特征与鼠疫疫源地的特点，震后 72 小时抽组的防疫、高原病防治等力量超过 30％。同时，抽组力量的构成要素全面，除创伤外科、普外科、神经外科、麻醉科外，还抽组了传染病、儿科、妇科、产科、内科等，增加了当地居民担当藏语翻译。鉴于当地地理环境的特点，玉树地震应急医学救援特别抽组了卫生监督力量，包括从青海海南、黄南和西宁抽组的 3 支卫生监督力量，完成了卫生监测（主要是水质监测）和部分卫生防疫（主要是传染病防治）任务。

4. 支援力量技术水平高，灾区本地卫生力量水平局限但行动最快

玉树地震应急医学救援力量抽组强调技术突出，质量第一，尤其是震后 72 小时抽组的战略支援力量质量高。例如，兰州军区在震后 72 小时抽组的 10 支应急医学救援分队中，6 支经过高原适应性训练，3 支是装备精良的应急机动卫勤力量，3 支是国家和军区级应急救援分队，1 支是军区表彰的"高原爱民模范医疗队"。高质量的应急医学救援力量为高效的医疗救治提供了可靠的技术保障。玉树地震导致玉树 57.7％的医疗卫生机构受损，大部分医疗卫生机构均无法承担日常医疗工作，受伤卫生人员占到总数的 7％。从本书对灾区本地医疗卫生人员的调研结果来看，参与救援的卫生人员大多没有经过专业的应急训练，相关技术水平与应急救援的需求有一定差距，与战略支援力量和区域支援力量相比，技术水平差距大。但是，灾区本地卫生力量作为灾后应急医学救援的第一反应人，在紧急救治方面发挥了不可替代的作用。

（三）支援力量主要在灾区部署，各级各类力量科学分布

1. 部分战略支援力量部署近灾区，军队支援力量大部在灾区展开救治

战略支援力量除在灾区部署外，部分力量配置在青海省内非灾区后方医院。

抽组的战略支援力量，部分到达西宁，部分直接机动至玉树灾区，很少一部分到达西宁后分流配置在青海省内其他地方（格尔木等地），区域支援力量全部部署至灾区。部署西宁的战略医疗支援力量（包括专家组），主要配置在西宁机场伤员中转站，以及西宁市内接受转运伤员的各大医院。震后 72 小时，部署在地震灾区的战略支援力量占到部署在青海省内战略支援力量总数的 50％。灾区支援力量最多时（4 月 22 日），占到支援力量总数的 80％。部署在西宁的战略支援力量，主要为外省支援力量，军队应急医学救援力量绝大部分部署在玉树灾区。结合部署时间，外省支援力量抽组达峰值后，部署在灾区和灾区外的力量数量均逐步下降，灾区内的力量下降最快。

2. 医疗防疫力量分布以灾区实际需求为依据，实现灾区医疗防疫工作全覆

玉树灾区医学支援力量的配置地域，以灾区伤员集中点为基本依据，医疗救治力量主要配置在体育场、州医院、赛马场、武警支队医院、巴塘机场等地。卫生防疫力量，主要依据灾民集中居住区域和集中安置点展开，与本地及区域支援力量协同，分别配置在 19 个卫生防疫责任片区，震后 1 周实现了灾区卫生防疫工作全面覆盖。军队部署的高原病防治队与区域支援力量协作，灾后 10 天实现了灾区高原病医疗服务全覆盖。总体来看，玉树地震医学支援救援力量在分布上，始终坚持最强的力量放在最需要的地方的原则。依据对伤员分布情况以及应急医学救援力量可能部署的地域实地勘察和调研。在明确医疗救治和伤病员后送体系的基础上，军队将装备精良、技术精湛的第 4 医院医疗队、153 和 255 野战方舱医院部署在伤员最集中的体育场和赛马场，最大限度发挥了医疗资源的作用。同时，针对伤员全部通过空运后送的实际，军队将第 323 医院医疗队部署在玉树机场，专门负责危重伤员的集结、急救、转运，确保了医疗后送链条流转顺畅，高效快捷，体现出科学分布的特点。

（四）支援力量按需求快速部署，形成模块化部署体系

1. 24 小时内以医疗力量部署为主，各类力量在震后一周全面部署

第一支外省支援力量，四川甘孜 49 人医疗队于 14 日下午 14 时到达灾区，并开展伤员救治工作；第一支区域支援力量在震后 7 小时抵达灾区。第一支军队支援力量为第 4 医院 31 人医疗队，于 4 月 15 日凌晨 3 时抵达灾区（武警青海总队医院医疗队 62 人于 14 日下午 16 时即到达玉树灾区，本报告将其计入区域支援力量）。武警总医院医疗队、兰州军区第 4 医院医疗队、青海省军区预备役步兵旅医疗队，均在 24 小时内抵达玉树地震灾区，迅即展开救援行动。总体看来，震后 24 小时到达灾区的支援力量以医疗救治力量为主。

72 小时内，到达灾区的战略支援力量迅速增加，尤其是医疗救治力量

（包括医疗队和专家组）增加明显。同时，战略支援的卫生防疫力量开始抵达灾区展开部署，保障了灾区卫生防疫工作的顺利开展。4月16日，灾区共有1880名医务人员，战略支援力量人数近900人，占到灾区总数的45%（玉树本地力量502人）。军队卫生系统从兰州军区兰州总医院、第1医院、第四军医大学等单位紧急抽组的11支医疗队和2个专家组700余人，通过空运投送、摩托化机动等方式，抵达灾区并展开救援工作。军队和武警在灾区部署的支援力量于震后8天（4月22日）达峰值，外省支援力量于震后7天（4月21日）出现明显高峰，并达峰值，此后又迅速下降，而军队和区域支援力量的下降趋势不明显。

2. 72小时内支援力量模块拆分，专科力量灵活使用

随着震后72小时应急医学救援工作重心的转移，应急医学救援力量使用形式也发生变化，主要表现为支援力量模块拆分使用，主要有两种形式，一种是支援力量在部署前即拆分为不同分队开展活动，另一种是随着救援行动的进展已部署的医疗队拆分为小分队。前者主要指部分外省医疗队到达西宁后，拆分为两部分，一部分继续机动至玉树灾区部署，一部分配置至西宁或省内其他后方医院开展医疗救治。后者主要出现在震后72小时内紧急医疗救治工作基本完成后，为扩大医疗救治范围，将先前按独立模块配置的医疗队拆分成小分队，深入偏僻乡村展开巡诊和搜救工作，部队医疗小分队也与救灾部队混合编组进村入户，依据任务转换合理部署支援力量。第5天起，军队和武警组派多支医疗小分队，与救援部队混合编组，深入偏僻乡村开展搜救行动，先后派出72批次医疗小分队进村入户，巡访897户，接诊2378人次，接回重伤员56人。模块拆分使用充分体现了支援力量模块化使用的灵活性，提高了医疗救治的效率，为实现灾区医疗救治全覆盖提供了良好的基础。

3. 各级各类应急医学救援力量混合编组，力量部署方式灵活

玉树地震应急医学救援力量部署充分实践了不同类型、不同层次、不同来源应急医学救援力量混合编组的力量部署方式。按模块化抽组的应急医学救援力量部署至灾区后，早期紧急医疗救治阶段大多采用各医疗队独自配置的形式开展医疗救治活动。战略支援卫生防疫力量由抗震救灾指挥部前方工作组统一协调，与区域卫生防疫力量整合后配置在19个片区。每个片区卫生防疫和卫生监督力量按15～20人编组，模块化部署，体现了不同级别救援力量的协同使用。随着灾区过渡期间医疗政策的出台，基于满足灾区日常医疗需求的考虑，4月23日开始进行灾区医疗资源整合。

二、评估与比较

（一）战略支援力量比例明显增加，72 小时内抽组支援力量达到 90％

汶川地震应急医学救援行动中，震后 2 周灾区本地医疗人员 2.6 万余人，战略支援力量（包括外省、军队和国外支援力量）占到灾区力量总数的近 20％，区域支援力量和灾区本地力量均占到总数的 40％左右。而玉树地震应急医学救援中，灾区战略支援力量最多占到灾区力量总数的近 70％，区域支援力量震后 24 小时部署的数量最多，对早期伤病员的救治与后送发挥了重要作用，灾区本地力量数量相对稳定，亦发挥了积极作用。从支援力量抽组数量来看，震后 72 小时抽组支援力量达到了总数的 90％，明显高于汶川的 60％。调研中，救援指挥员和一线救援人员一致认为，震后 24 小时是应急医学救援的关键时期，8 小时以前是"救命"的关键期，专科医疗救治人员在震后 72 小时发挥最为关键的作用，72 小时后即可陆续撤离，留守的医疗救援力量要及早展开巡诊，专科的专家力量可以采取轮换的方式进行补充使用。这充分说明玉树震后 72 小时的力量抽组符合灾区 72 小时救治需要。

（二）力量抽组与部署更趋一致，防疫力量抽组与部署仍滞后于医疗力量

1. 48 小时内力量抽组与部署较一致，72 小时内完成部署 52％

从数据来看，玉树地震应急医学救援力量部署总体稍滞后于力量抽组。震后 48 小时，医疗卫生力量灾区部署基本一致，战略支援力量抽组在震后 72 小时达到 90％，而部署滞后于抽组，52％的抽组力量部署至灾区，表明 72 小时内仍存在低效率损失。两者在震后 8 天内均保持上升趋势，震后 8 天两者趋于一致。震后 72 小时的足量抽组，表明了战略支援力量在 72 小时黄金救援期的快速响应。汶川抗震救灾中，应急医学救援力量展开部署速度相对滞后，震后 72 小时内抽组的 60％战略支援力量中，只有 20％的力量在灾区展开救治。

2. 医疗力量抽组更加快速，防疫力量部署虽有提前但仍滞后

汶川地震应急医学救援中，医疗力量抽组快于防疫力量。震后 72 小时抽组力量最多最迅速，抽组的医疗力量达到峰值的 80％，医疗力量抽组峰值出现在震后 7 天，而震后 72 小时防疫力量抽组相对较少，仅为峰值的 40％，表明汶川地震应急医学救援早期对卫生防疫工作的认识尚存在不足，部署决策内容未能反映真实需求。72 小时后卫生防疫力量抽组逐步增加，防疫力量抽组峰值的出现较医疗力量抽组峰值晚 8 天，表明 2 周后才开始明显重视卫生防疫工作。玉树地震应急医学救援，灾区医疗力量部署的高峰出现在震后 9 天，与医疗力量抽组基本一致。随后医疗力量部署明显下降；各级医疗支援力量的部署情况表明，外省

医疗支援力量在震后 9 天开始快速下降，军队和区域支援医疗力量下降趋势较缓；防疫力量部署在震后 3 天逐步增加，震后 15 天出现高峰，并维持一周。结合灾区支援力量部署变化趋势，外省支援力量 8 天后的快速下降是由于医疗力量的迅速下降导致，而其防疫支援力量下降趋势不明显。从医疗力量和防疫力量部署累计百分比来看，震后 11 天起呈剪刀状，表明防疫力量累计增加明显，这也是震后 10 天实现玉树灾区卫生防疫的全覆盖的重要依据。虽然玉树震区有特殊性，但防疫力量的总体部署速度仍滞后于医疗力量，两者的一体化联动对于提升地震应急医学救援行动效率至关重要。

（三）模块化部署体系建立更迅速，回撤时间明显提前

1. 全程模块化部署体系建立，医防重建一体更利于效率提升

汶川抗震救灾中应急医学救援力量呈"三阶段"式部署，震后 72 小时到 2 周前功能模块拆分为小分队，2 周后集成为模块化体系部署。全部应急医学救援力量除整体抽组的 2 所野战方舱医院外，194 支军队应急医学救援分队整合成为 5 所野战医院和 14 个野战医疗所，由所属责任区统一指挥，形成"医疗队－野战医疗所－野战医院"责任区模块化部署体系。防疫队编成防疫监控群，下设 5 个防疫监控队，由各所属责任区统一指挥。而玉树地震应急医学救援始终坚持属地化管理原则，应急医学救援力量部署基本实现全程模块化。玉树地震震后 72 小时，抽组医疗队 13 支，预见性地着眼防疫需求，首先就抽组了卫生防疫队 2 支，4 月 17 日心理救援力量即开展工作。同时，着眼当地卫生资源匮乏和恢复重建时间长，第一时间动用了军队野战方舱医院 2 所，替代当地州、县医院职能，在黄金 72 小时后，为灾区常见疾病的医疗救治发挥了核心作用。从救援行动开始，即形成医疗队、防疫队、野战方舱医院的模块化部署体系，提高了医疗、防疫和重建的整体效率，由汶川的医疗为主转为医疗防疫重建一体，提高了医疗、防疫和重建的整体效率。

2. 战略、区域和灾区本地力量协同部署有待加强

与汶川地震应急医学救援力量的模块化部署体系相比，玉树地震应急医学救援力量的模块化体系更完善，功能模块类别齐全。在支援力量的模块组成上，借鉴"汶川地震"救灾经验和灾区高原环境、流行病发病趋势，加强了心脏内科、妇产科、传染科等专业人员及相应功能模块的设置，以应对不同的需求。玉树地震 4 天后，伤病员累积增长达到总量的 99.61%，而救援力量抽组累计增长滞后于伤病员累计增长 6 天，主要是 72 小时后补充了大量防疫力量和高原病救治力量，以及为预防高原反应进行了医疗救援力量的轮换。相比汶川，玉树战略支援力量比例明显提高，加之战略支援力量在结构比例和技术水平上均优于其他两类

救援力量，战略支援力量在灾区一线救治中发挥了重要的作用，主要优势在于其较强的专科救治能力。区域支援力量的优势主要体现在快速的抽组和部署，以及对高原条件的适应能力上；在技术平和结构比例上稍逊于战略支援力量。灾区本地力量主要担负了震后 24 小时的急救和紧急救治任务，在后期主要与支援力量混合编组，不仅解决了支援力量的语言障碍问题，而且提高了灾区本地力量的利用效率，也探索了支援力量使用的新模式。总体看来，战略、区域和灾区本地三级应急医学救援力量的使用尚缺乏统一的配置原则和依据，在今后突发事件应急医学救援中，需建立各级应急医学救援力量的使用原则，区分各自职能，以提高力量使用效率。

3. 支援力量回撤时间明显提前，利用效率仍需提高

玉树震后 9 天医疗力量开始回撤，震后 17 天（4 月 30 日）战略支援力量（除 2 所野战方舱医院外）均完成回撤归建工作，区域支援力量部分回撤，留守灾区的力量主要是完成恢复重建期间的医疗替代作用。相比汶川地震应急医学救援力量 70 天后归建，玉树地震支援力量部署决策更加科学，且符合伤病员发生的规律特征，这与属地震本身的特点也有密切关系。结合灾区需求，从灾后 9 天开始各类救援力量陆续撤离，同时有部分区域支援力量到达参与灾后重建工作。课题组调研期间，部分受访者提出：专科医疗救治人员在震后 3 天就可撤回，或分流至后方医院，主要是本次救援采取了重伤员全部后送的原则。此外，专家组成员可以采用轮换的方式发挥作用。随着震后 72 小时急救医疗工作的开展，医疗队被开始成小分队，深入偏僻乡村展开巡诊和搜救工作，部队医疗小分队也与救灾部队混合编组进村入户。结合调研实际，部分应急医学救援管理专家和急救医学专家认为，玉树地震应急医学救援力量在震后 4 天即能基本满足灾区医疗卫生的需求。但结合玉树地震应急医学救援力量使用的实际，震后 8 天力量部署达高峰，提示期间可能存在资源过剩引起利用效率低下，这也是今后地震应急医学救援值得注意的问题。

三、政策建议

（一）根据需求控制卫生力量总量，建立高效应急医学救援力量体系

地震应急医学救援力量部署，应当根据地震医疗卫生需求，指挥机构的意图，分析事件可能的发展态势，从客观实际出发，遵照以下原则合理进行配置。一是应符合应急条件应急医学救援要求。有利于伤病员的急救与后送，有利于事件后果的快速消除与有效控制。二是应形成高效的应急医学救援体系。通常应按照不同的保障区域，点、线、面相结合，灵活采取模块组合、混合编组、功能拆

分、职能转换等方式建立应急医学救援力量体系，要做到灾区本地力量、区域支援力量、战略支援力量相结合，医疗救治、卫生预防、康复治疗相结合，防止医疗后送、卫生防疫防护脱节，同时还要避免力量的相互重叠。三是应与交通道路等客观条件相适应。要靠近主要交通道路，有一定的展开地幅和相应的水源，紧靠其他救援力量，便于对其他救援力量的应急医学救援。同时，应力求避开可能的自然灾害或事发蔓延的地段，如塌方、泥石流方向等。在应急医学救援力量投送上，应强调功能模块整体递送原则，保证模块内部功能要素、人员与装备同时展开，减少人装分离、分次运输的现象。

（二）增加救援力量模块要素，实现力量模块化编组与使用

地震中创伤、挤压伤占到 80% 以上，对于外科的专科救治需求明显增加，必须建立专业的医疗救治力量，强调专科救治。例如，美军建立的快速反应医疗增援小组中专门设立创伤和紧急救治快速反应增援小组，能够利用当地器材、资源和随身携带的药箱对伤员进行紧急救治；帮助确定对后续专业技术和医疗资源的需求；帮助制订治疗过渡计划，以便有序地恢复正常。良好的专科救治水平对于完成地震应急医学救援任务有重要意义。因此，要不断完善我国正在建立国家级应急医学救援力量，应以此为契机建立抗震救灾专业医疗队，力量单元要向短小精悍、结构稳定、快速机动的目标改进。按照模块化要求配置，并且拥有适应不同地域、自然条件和技术条件下展开救治的功能模块。应加强医疗救治功能模块的构成要素和结构标准建设，促进资源向保障力的转化。同时，要完善功能要素模块种类，配备救援所需的妇产科、儿科、心理等特殊模块，实现一专多能，以及良好的机动性与便携性。

（三）灵活使用战略、区域支援力量，专科力量按需配置

战略支援力量是通常国家执行抗震救灾的拳头力量，具有技术装备先进、标准化程度高等特点。结合玉树地震应急医学救援的实践，战略支援力量的快速抽组与部署对救援行动至关重要。当前，需要进一步提升战略支援力量的机动能力，实现全天候、全方位快速机动。区域支援力量作为近灾区的支援力量，是早期救治与响应的重要力量。需要进一步明确各层级支援力量的职责与救援需求，战略支援力量实施技术指导和支援，区域支援力量实施区域内相关技术力量实施保障或相应的支援保障。对于各类专业的力量，要集中使用。医疗后送力量的部署应按照现场急救、专科治疗两级部署，必要时安排早期治疗阶梯。坚持灾区属地化（按照责任区）管理、分区域保障，明确救治技术范围和伤病员后送体系。在突发大量地震伤病员，现场紧急救治力量只担负简单救命手术和维持生命体征的急救复苏、简单清创等急救和紧急救治技术范围，伤病情稳定后迅速组织伤病

员就近后送。国家、地方以及军队卫生行政部门要根据情况组织疾病预防控制和卫生监督等有关防疫防护力量，安排力量到事发地区开展卫生流行病学调查和评价、卫生执法监督，派出现场处置力量，采取有效的预防控制措施，防止地震次生或衍生突发公共卫生事件的发生。

专题八　玉树地震应急医学救援灾区本地力量

一、情况分析

（一）灾区本地卫生人员积极参与救援，发挥巨大作用

玉树地震导致玉树 57.7％的医疗卫生机构受损，主要医疗机构的用房均已成危房，大部分医疗卫生机构均无法承担日常医疗工作，受伤卫生人员占总数的7％。地震当天本地卫生部门在地震发生后迅速组织 300 余名医务人员，在紧急搭建的帐篷里或是露天开展伤员救治工作，作为灾后应急医学救援的第一反应人，在紧急救治方面发挥了不可代替的作用。震后灾区本地参与应急医学救援的卫生力量共 502 人，通过对玉树地震紧急应急医学救援队伍抽组与部署情况表的抽样调查分析，发现玉树各县共计 115 名医务人员利用服务流动车和救护车等在地震后迅速展开紧急救治。

（二）灾区本地力量与支援力量有效衔接，共同开展救援工作

在玉树地震发生后，6 个玉树县的乡镇卫生院均在临时指挥部立即展开救治，上拉秀乡、巴塘乡和仲达乡等卫生院，共计 18 名应急医学救援人员都在 14 日 8 时就展开医学救治，安冲乡、哈秀乡、小苏莽乡共计 18 名应急医学救援人员也在地震当天展开了医学救治。玉树多县卫生医疗队、曲麻莱县卫生医疗队、杂多县卫生医疗队共计 62 名应急医学救援人员也在数小时后赶赴玉树县结古镇重灾区，分布在结古镇赛马场、结古镇扎曲科片区、结古镇扎曲南路（加吉娘移民村）等伤员集中的地段。16 日结古镇中心卫生院 17 名应急医学救援人员采用到各村灾区巡诊的方式展开医学救治。

（三）灾区本地力量以青年为主，学历水平相对偏低

1. 无药剂专业人员，应急医学救援力量以 26～35 岁年龄组为主

玉树地震应急医学救援灾区当地力量中医疗专业人员占 67％、护理专业人员占 19％、辅诊专业人员占 5％、防疫监督专业人员占 9％、无药剂专业人员；医护比为 1：0.29，行政后勤人员占 14％。年龄分布为 20～56 岁，平均年龄在33 岁，26～35 岁年龄段所占比例最高。

从灾区当地救援力量不同专业类别的卫生技术人员的年龄构成来看：防疫监督专业人员在 36～45 岁年龄组中占比例最高，其余 3 类专业人员均在 26～35 岁年龄组中占比例最高。其中 25 岁以下的应急医学救援力量中无防疫监督专业人员；46～55 岁年龄段中无辅诊专业和防疫监督专业的人员构成；56 岁以上的应急医学救援力量均为医疗专业人员，此年龄段人员在医疗专业中占 1.45％，在整个区域支援应急医学救援力量中占 0.98％。

2. 应急医学救援力量学历以大专为主、专业技术职称以初级为主

玉树地震灾区当地应急医学救援队中卫生专业技术人员均以大专学历为主，各专业类别人员的学历分布基本一致。其中辅诊专业中所有人员全为大专学历，其次为防疫监督专业，其大专学历的人员占 81.82％；本科学历的人员以护理专业占 17.39％ 为首、医疗和防疫监督 2 类专业中的本科学历人员均只占 9.09％，辅诊专业无本科学历人员；中专学历的人员以护理专业所占比例最高，占 30.43％，其次为医疗专业，占 22.08％，防疫监督专业的中专学历人员仅有 9.09％，辅诊专业无中专学历的人员。

玉树地震灾区当地应急医学救援力量中卫生专业技术人员主要以初级职称为主，占 70.37％，无高级职称人员。当地应急医学救援队中不同专业类别的卫生技术人员的职称结构，副高级职称以防疫监督专业所占比例最高，占 33.33％、医疗和护理专业各占 7.89％ 和 4.35％，辅诊专业无副高级职称人员；中级职称以辅诊专业占 33.33％ 为首，其次为医疗专业，占 23.68％，护理专业的中级职称人员占 17.39％，为最低；初级职称所占比例最高的为护理专业，占 78.26％，医疗专业占 68.42％，辅诊专业和防疫监督专业人员的初级职称所占比例一样，均为 66.67％。

3. 应急医学救援力量学科专业以全科为主

玉树地震灾区当地应急医学救援力量中的医疗专业是以全科为主，其次为内科。玉树当地因民族特色，藏医所占比例为 17.72％，在所有学科分类中位居第三。外科人员占 13.92％、与地震灾害疾病谱的构成规律不符。因当地的医疗水平偏低和地震破坏，内外科未再进行二级学科的分类。

二、评估与比较

（一）灾区本地救援力量反应迅速，承担灾区早期应急医学救援任务

调研中，课题组访谈了曾亲临地震现场的相关救援人员，如青海省卫生厅领导、各救援队负责人、玉树本地救援人员，受访者都一致认为当地医务人员在早期，尤其是前 72 小时内发挥着不可替代的作用，并通过对玉树地震灾区当地应

急医学救援力量调研的分析，可明显得出灾区当地应急医学救援人员在当地卫生人力受损的情况下，仍然能迅速反应，积极采取搜救、搬运伤员，清创包扎，简易固定，抢救复苏、心理疏导等紧急救治，在支援力量抵达后又积极与之紧密协同，担任方言翻译、向导、与支援应急医学救援力量一起展开合作手术，甚至加入方舱医院中共同工作，为取得玉树地震应急医学救援工作任务的顺利完成打下了坚实的基础。

（二）灾区救援力量缺乏急救医学相关培训，救治范围局限

自然灾害发生突然，情势复杂，混乱多变，只有充分的计划准备才能很好应对。在调查的113名当地救援人员当中，在三年内参加过急救医学相关培训的人员仅占31%（35名），显示出平时训练的缺乏。类似的在国外一项针对急救住院医师培训的调查中，多数人表示愿意接受紧急医学培训，并且培训方式多样，但我国现有的培训很难满足需求，这提示在以后的工作中应提高医护人员的整体水平，并且应该对急救医学相关培训有所侧重。

（三）灾区救援力量卫生专业技术水平偏低

医疗人员素质可从其人员具备的能力、知识结构及工作态度等指标进行评价，但因紧急应急医学救援的特殊性，可以说紧急应急医学救援队人员学历水平和职称等级在一定程度上代表其综合实力。通过对调研数据中115名应急医学救援人员的结构整理分析得出玉树灾区当地应急医学救援力量主要是以大专为首、中专为次，本科学历的应急医学救援人员只占10.26%，职称也是以初级为主，并占到70.37%。虽然玉树地震导致玉树的医疗卫生机构受损，但整体上玉树灾区当地应急医学救援力量的医疗技术水平还有待提高。

三、政策建议

（一）加强卫生专业对口支援，提高当地医疗人员专业技术水平

从此次玉树地震可看出，我国西部地区卫生技术人才队伍素质仍然偏低，应建立分类别、分渠道、全方位的培训体系，重点是加大急需紧缺专业人才的培养，从现有人才队伍中选拔有发展潜力的人员送到高等院校或通过其他方式进行深造。针对不同层次人员，鼓励他们参加在职博士、硕士、专升本、大专等学习教育，并在时间、经费等方面给予优惠政策，整体提高我国西部地区卫生技术人才队伍的素质。

（二）加强当地医疗人员急救医学相关培训，提高应急反应能力

通过此次玉树地震可得出在紧急应急医学救援中，当地医疗人员是反应最快，并能立即展开医疗救治的应急医学救援力量，在整个紧急应急医学救援工作中能起

到至关重要的作用。但在这次的问卷调查中，发现 113 名当地应急医学救援人员中参加过急救医学相关培训的人员仅占 31%，因此我国紧急应急医学救援力量的建设应全范围覆盖，普及伤病员的现场急救训练，包括通气、止血、包扎、固定、搬运、基础生命支持的技术训练，使每位应急医学救援人员都了解地震灾害较常见的疾病的救治，如挤压综合征的现场急救。并能够熟练使用相应的工具、器材和装备，不断提高紧急应急医学救援人员在简易条件下的快速急救、紧急防护等处置能力和工作能力，并注意在高原执行任务时的高原缺氧综合征的处理，在高温条件下作业时中暑人员的处理，高寒时节作业值勤时的冻伤的处理等。

专题九　玉树地震应急医学救援支援力量内部结构

一、情况分析

（一）药剂、医技人员配置偏少，专业构成以外科为主

通过对 12 支应急医学救援队共 201 名卫生人员的专业类别分析，发现药剂、医技人员所占比例偏低，除青海省海南藏族自治州人民医院派出的应急医学救援队有 5.56% 比例的药剂人员外，其他 11 支应急医学救援队无药剂专业的配置。陕西省汉中市卫生局、青海省水电四局等应急医学救援队的医护配置是以护理人员为主，其次为医生；其他 10 支救援队都是以医生为主，其次为护理人员。医护比最高为 1：2.5，最低为 1：0.21。

（二）支援力量以中青年为主，平均年龄 38 岁

应急医学救援队有效的人才群体必须由不同的年龄按一定的比例组成。一支有效的人才群体应该有一个合理的梯队，对于玉树地震这样的紧急应急医学救援，医疗队人员合理的年龄结构尤为重要。

抽样调查的 12 支应急医学救援队人员年龄分布集中在 21～56 岁，其中 36～45 岁年龄组的比例最高，平均年龄在 38 岁，最小 21 岁，最大 56 岁，标准差 7.8365。但由于医学专业的特殊性，应急医学救援人员年龄主要集中在 45 岁以下，可以说人员年龄构成相对较为年轻。

（三）支援力量以本科学历为主，卫生专业技术职称以中级为主

医疗人员的素质可从其人员具备的能力、知识结构及工作态度等指标进行评价，但因应急医学救援的特殊性，并且应急医学救援队人员的学历水平在一定程度上也代表了其综合实力，故本章仅对 12 支应急医学救援队人员的学历和职称进行分析。

在参加玉树地震应急医学救援的 12 支救援队中救援人员以本科学历为主，

其次为大专学历，并有 6 支应急医学救援队中硕士以上学历的人员也占有不同程度的比例，甘肃省人民医院和陕西省人民医院抽派的应急医学救援队中博士学历的人员均占 6.67％。中专学历主要是护理人员，医生的学历主要在本科以上。

在参加玉树地震应急医学救援的 12 支救援队中救援人员的卫生专业技术职称主要以中级为主，高级职称占 5.47％，副高级职称所占比例高达 32.34％。有些应急医学救援队，如西宁市第二人民医院、甘肃省人民医院等，副高级职称人员占主要比例。

二、评估与比较

（一）外地救援队医护比 1∶0.52，与国内外救援队情况基本吻合

通过对 12 支玉树地震支援应急医学救援队和汶川地震 11 支境外应急医学救援队的类别结构构成比的比较分析，可得出两次地震中应急医学救援人员的医疗、护理、医技、药剂等专业的结构比例有一定的差别，玉树地震支援应急医学救援队中医疗人员占 60.7％、护理人员占 31.84％、药剂人员占 0.5％、医技人员占 1.49％，医护比为 1∶0.52；汶川地震 11 支境外应急医学救援队中医疗人员占 41.78％、护理人员占 25％、医技人员占 9.21％、行政后勤人员占 24.01％，医护比为 1∶0.6；玉树地震 12 支应急医学救援队中医疗专业和护理专业人员较汶川地震 11 支境外应急医学救援队比例增多，但医护比基本一致。

（二）集中外地救援优势力量，有效提高重症伤员救治成功率

玉树地震应急医学救援支援力量均是合理抽组学历层次高，专业技术强的优秀医务工作者，12 支应急医学救援队的学历以本科为主，硕士以上学历也占 9.95％，卫生专业技术职称等级也是以中级为主，因此应急医学救援支援力量整体水平较高，这有利于抗震救灾的全面胜利。并且部分支援的应急医学救援力量是加强至西宁和格尔木等地区的后方医院，参与危重伤员的抢救，尤其是重症医学和护理力量。例如，通过玉树调研数据整理分析发现陕西省 246 名应急医学救援人员加强至西宁市红十字医院和西宁机场等各大医院和伤员二次转运点。支援力量通过各后方医院提供的仪器设备和自身的高水平医学知识，极大提高了救治质量，减少了伤死率和伤残率，体现了在优质医疗技术力量使用上的高质量。在 2008 年汶川地震 11 支境外应急医学救援队中有 7 支应急医学救援队也是加强至各后方医院进行医学救治，并取得了良好的效果。

（三）玉树支援力量缺少高原病防治人员，应对特殊环境的准备不足

玉树地震中支援应急医学救援力量中的医疗专业是以外科为主，其次为内科，医学专业学科覆盖全面。其中外科人员主要由骨科、普通外科、神经外科、

心胸外科、脑外科、泌尿外科、肝胆外科等学科组成；内科人员主要由呼吸内科、心内科、肾内科、消化内科等学科组成。

三、政策建议

（一）深化应急医学救援队伍建设，制定和完善救援队内部结构配置标准

地震灾害的不确定性和毁灭性破坏等特性，要求应急医学救援必须迅即响应、快速行动，准确施救、高效保障，实现这个目标的前提是必须有一个优良的应急准备状态，牢固树立"居安思危"的忧患意识，保持高度警惕性，做好各方面的医学救治训练，还要反复组织针对性训练和演练，打牢抗震救灾应急医学救援的基础。

在紧急应急医学救援中，医疗救治技能不仅体现在医疗技术水平，还体现在灾难医学、创伤外科等相关专业知识的运用与提升。加强国家紧急医疗救援队建设，做好不同类型救援任务的应急医学救援力量抽组和编成。可以省（直辖市）为单位，根据人员专业、年龄、性别、学历和职称等各方面的因素，建立紧急医疗救援人力资源库，根据各区域不同情况（如环境、地方病等），制订不同的紧急应急医学救援队内部结构的配置方案，尤其是医疗专业的构成。

（二）加强救援人员特殊环境训练，提高应急救治能力和危重症救治水平

对紧急应急医学救援人员应以应急医学救援分队为单位，根据不同的环境、地域、任务定期抽组开展具有针对性的训练，查漏补缺，力求形成能够全天候、全方位、全地域执行应急医学救援任务的能力。对于应急医学救援分队的各类人员应当普及伤病员的现场急救训练，包括通气、止血、包扎、固定、搬运、基础生命支持的技术训练，使每位应急医学救援人员都了解地震灾害较常见的疾病的救治，如挤压综合征的现场急救。并能够熟练使用相应的工具、器材和装备，不断提高紧急应急医学救援人员在简易条件下的快速急救、紧急防护等处置能力和工作能力。

对于紧急应急医学救援队伍建设来说，重点是人才和专业队伍。建设培养一批能执行多样化任务紧急应急医学救援的复合型人才队伍，是完成紧急应急医学救援任务的强力资源基础。同时人才的专业技术是完成救治任务的首要条件，只有具备良好的技术，才能保证救治质量，降低致残率和死亡率。在地震灾害中，由于房屋等建筑物严重破坏、倒塌，大量人员被埋、被压，前期伤员数量大，伤情复杂，既类似战伤，又与战伤有区别，其中开放性骨折、挤压综合征占了大多数，还发生了平时很少遇到的气性坏疽，多种伤或疾病集于一身的也不少；后期皮肤病、消化系统疾病和心理异常较多见；这种情况下，专业技术知识的覆盖面

显得非常重要。因此,一方面,应做好应急救治能力储备,规定不同灾害应急救治队伍的人员组成,注重平日的应急演练,不断提高技术水平;另一方面,在平时应注重专科以外技术的训练,做到一专多能,能在现场处理本专业以外的一般问题。在建设手段上,可采取外送内训、岗位练兵、继续医学教育、交流学习等方式,进行模拟化、网络化培训、不断增强技术教育的针对性,加强各项专业技术能力的培养。

(三)提高专科力量、机动能力,实现模块化编组与使用

地震中创伤、挤压伤占到 80% 以上,对于外科的专科救治需求明显增加。必须建立专业的医疗救治力量,强调专科救治。例如,美军建立的快速反应医疗增援小组中专门设立创伤和紧急救治快速反应增援小组,能够利用当地器材、资源和随身携带的药箱对伤员进行紧急救治;帮助确定对后续专业技术和医疗资源的需求;帮助制订治疗过渡计划,以便有序地恢复正常。良好的专科救治水平对于完成地震紧急应急医学救援任务有重要意义。我国正在建立国家级应急医学救援力量,应以此为契机建立抗震救灾专业医疗队,力量单元要向短小精悍、结构稳定、快速机动的目标改进,按照模块化要求配置,并且拥有适应不同地域、自然条件和技术条件下展开救治的功能模块。应加强医疗救治功能模块的构成要素和结构标准建设,促进资源向保障力的转化。同时,要完善功能要素模块种类,配备救援所需的妇产科、儿科、心理等特殊模块,实现一专多能,以及良好的机动性与便携性。

专题十 玉树地震应急医学救援卫生物资保障

一、情况与评估

(一)"两级一体"卫生物资保障体系有效加强多部门协同

玉树地震应急医学救援卫生物资保障实行两级指挥、一体化的组织体系,国务院抗震救灾总指挥部为最高指挥,下设国务院抗震救灾总指挥部卫生防疫组和卫生部青海省玉树地震卫生应急领导小组,各单位权责明确,协同完成卫生物资保障任务。此外,卫生部青海省玉树地震卫生应急领导小组还下设物资保障组,前方协调组,国际组,以统一解决卫生物资保障过程中的多方协调、供需沟通、外部支援问题。总后勤部卫生部、武警后勤部卫生部为整个应急医学救援物资保障提供联勤支持。我国社会管理部门数量较多,"两级一体,多部门同时响应"的扁平化指挥方式,缩短灾难应急响应时间,有利于应急医学救援物资第一时间到达救灾现场。

（二）药材保障及时、品类齐全，基本满足应急医学救援需要

应急医学救援任务应急，对卫生物资保障时效性要求高。从最近几次重大灾难应急医学救援来看，第 3～10 天的卫生物资需求约占全部物资需求的 50%。基于此，在任何时候，应急医学救援物资都必须准备充分，保障快速，即使是防疫物资，也要求在灾害刚发生或有疾病流行苗头出现时就要到位使用，否则一旦疾病流行，会对人群的健康带来不必要的严重后果。这就要求卫生物资除有针对性的预置以外，还要在模块组合、包装方法、储运条件、组织装载以及供应保障机制等方面，适应快速保障的要求，使其具备较强的应急保障能力。卫生部根据卫生救援任务和以往派出应急应急医学救援队的经验，于 2008 年 12 月制定了相关指引和《卫生应急队伍装备参考目录（试行）》手册，对解决应急应急医学救援队伍药品保障问题有重要的指导意义。

药品保障计划较为完备，药品种类基本覆盖灾区应急应急医学救援需要，符合灾区具体情况。根据本次地震造成大量伤员、血液供应必然紧缺的情况，卫生部指导青海和玉树卫生部门做好血液采集和应急供应工作，通知有关省份做好调运血液支援灾区的相关准备。格尔木中心血站于 4 月 19 日 23 点要求青海省血液中心调运 3 人份"B"型机采血小板用于抢救灾区挤压伤伤员，虽然青海省血液中心次日完成采集工作，并令工作人员携带血液制品连夜出发，但由于格尔木中心血站离青海省血液中心距离较远（公路需 9～11 小时），工作人员于 21 日才到格尔木，并立即开始为伤员输注血小板。为了从根本上缓解格尔木血液中心血小板供应问题，应青海省卫生厅要求，医政司指定陕西省血液中心应急支援设备和技术人员，协助当地开展血小板采集制备工作，同时开展技能培训。

（三）血液供应库存充足，完全满足应急医学救援供血需要

灾难应急医学救援行动的血液保障应根据血液保障计划，按照及时、准确、适量、安全的要求组织实施。基本任务是筹措与储备血液、实施血液供应、技术保障和血液管理，协调国家或地方血液管理部门保证后续血液的供应。在进行血液保障时，应注意符合适应需要、方便使用、确保质量、注重效益、军民结合的原则。

72 小时"黄金救治期"内，为保证应急救援供血需要，卫生部医政司令青海省血液中心备好 4000 单位血液，并向灾区调往 140 袋血液，另部署北京市、陕西省血液中心分别做好支援 5000 单位血液的准备，甘肃、四川、陕西、重庆等血液中心，满足正常临床用血供应的基础上，适当提高血液库存，保障地震灾区伤员救治血液供应工作。震后 3 天，累计输送到玉树灾区的血液共 578 单位，

完全满足急救供血需要。由于玉树灾区危重伤员转出,用血量减少,为保证血液质量,除部分血液供应方舱医院和医疗队应急使用外,分别于 19 日、28 日和 29 日从玉树灾区运回青海省血液中心,共计 228 单位。在应急医学救援后方医院中,西宁市各医疗机构用血量最多,为平时的 3～4 倍,青海、陕西、四川等血液中心用血量较同期也有明显上升。青海省血液中心前 3 天向西宁市各医疗机构供血数量最多,为 1031 单位,随后供应数量逐渐走向平稳,按库存补给规律补充,日均补给量为 320 单位。整个应急医学救援过程,除格尔木中心血站由于离青海省血液中心距离较远,在 19 日出现血小板供应问题以外,玉树中心血站和青海省血液中心医疗救治血液保障工作正常,甘肃、四川、陕西、重庆血液库存充足。

（四）大型卫生装备投入灾区使用,保障效果显著

大型卫生装备方舱医院,移动 P3 实验室,在玉树地震应急医学救援中崭露头角。方舱医院装备精良,模块化程度高,由检验、超声、X 射线等 12 个要素单元组成,具备检伤分类、急救手术、供应洗消等功能,可与各大医院通过卫星联网,实施远程专家会诊。野外快速展开后,能布设床位 200 张、昼夜通过伤员 400 人,可同时进行 4 台手术。此外,方舱医疗队还携带防疫车、被服洗涤车、运输车等装备 42 台（套）,抵达灾区后迅速展开一座野战化医院,及时实施应急医学救援。总后勤部卫生部于 4 月 15 日上午派出两个编制 150 人的野战方舱医院,其中济南军区 153 方舱医院于 17 日抵达,北京军区 255 医院的方舱医院于 19 日 23 时 30 分抵达。两个方舱医院抵达后迅速展开工作,基本满足现场医疗救治工作需要。两个方舱医院成为伤员初步收治点,灾区各医疗点将不能处置的患者转到方舱医院,由方舱医院对患者病情进行综合评估后决定是否向灾区外转运。

为加强玉树灾区卫生防疫水平,根据卫生部指示,中国疾病预防控制中心向玉树灾区派出移动生物安全实验室。5 月 2 日,移动生物安全实验室经过长途跋涉,顺利到达青海玉树并通过安置调试,正式运行启用。这个移动生物安全实验室主要用于地震灾区传染病诊断。移动生物安全实验室在地震灾区的使用,代表了目前移动实验室的最高水平,是国内高等级移动生物安全实验室首次应用于抗震救灾防疫工作,创造了国内在高海拔地区开展高等级生物安全实验活动的先例。该实验室的启用有力提升灾区鼠疫的应急防控水平。

（五）应急救护车前期不足,后期过剩,配置效率较低

大型卫生装备战略部署在伤病员集中,疫情高发地点,发挥其重点保障作用,而机动能力相对更高的卫生装备,如救护车、防疫车、应急监测车、理化检测车、微生物检测车、实验室物资保障车、冷场车等,应强调保障范围的有效覆

盖和及时性,以保证区域内第一时间的医疗救治、转运后送和防疫能力。救护车单位保障人数少,调配总量多。但从获得的数据来看,救护车的配置效率较低,表现为:①救护车到达不及时,急救转运运力不足。灾后前3天,灾区救护车运力严重不足,需要转运的伤病员人数达到最高峰,转运压力巨大。灾后第五天,到达的救护车数量达到最高峰356辆,极大地缓解了灾区转运压力,其中,到达西宁的救护车有193辆、玉树125辆、青海海南23辆、格尔木5辆、达石渠10辆。②救护车救援后期数量过剩。在灾后第6天,需转运伤员迅速减少,救护车的数量远大于灾区救援需要,部分后来到达的救护车没有参与救援就直接返回,造成卫生资源的浪费。

二、政策建议

(一)落实区域灾难风险评估,有针对性地进行灾难应急物资储备

有关部门机构应根据各个地方的具体情况和地理特征,包括经纬度,海拔高度,地面的地质构造,当地经济发展程度以及最有可能发生的重大灾难等,进行合理科学的风险评估。据之,制订有针对性的灾难应急预案,形成区域自救,跨区互救,国家援救三个层次的具体应急方案,并由点及面,形成国家、区域、地方3级战略物资储备。

(二)合理编配药材指挥和保障人员比例,加强应急药材库建设

根据不同应急医学救援行动的特点、规模,进一步完善和修订各类应急药材保障预案,制定权责明确的应急药材保障体系,合理编配药材指挥和保障人员比例,落实应急药材仓库开设的原则和方法,使之具有操作性和针对性。据之,为加强应急药材保障,除国家、军队战略储备外,应开发多种应急药材保障模式,如通过预付保险金的方式,由有关药品生产企业代储应急药材。

(三)救援物资实施阶段性补给,充分发挥有限运力物资最大保障效用

在组织灾难应急医学救援物资保障时,物资保障有关组织应充分考虑应急救援物资需求的阶段性和特征,发挥基于有限运力物资的最大保障效用。一般来说,灾后72小时内,应急医疗物资需求大;生活后勤物资保障问题在灾后3天后逐步上升为主要矛盾,而保障的关键在于保质量足;公共卫生物资供应保障的时间敏感度稍低于应急医疗和生活物资保障,但公共卫生和生活后勤物资保障都十分强调连续性。

专题十一 玉树地震应急医学救援协同指挥

一、情况分析

（一）应对复杂灾情临危不乱，战略机构决策快速，属地力量迅即行动

玉树地震后，作为战略指挥机构，卫生部反应迅速，在第一时间启动了卫生部抗震救灾应急响应Ⅰ级机制，以国务院抗震救灾总指挥部为最高指挥，下设卫生防疫组和卫生应急领导小组。卫生防疫组由卫生部牵头，国家发展和改革委员会、农业部、质检总局、食品药品监管局、中医药管理局、总后勤部卫生部和武警总部后勤部等作为成员单位，并向灾区派出前方协调组，承担前方联络组成员单位的相关职责，协调指导当地开展紧急应急医学救援。总后勤部卫生部在接到兰州军区联勤部卫生部关于地震情况的报告后，立即启动应急预案，成立应急指挥领导小组，第一时间搜集汇总信息，分析形势，研究对策，迅速确立了"就近就便，首用精兵"的力量筹划原则，经与卫生部进行沟通，预抽组第一批5个野战医疗所和2个方舱医院共7支卫勤力量，下达预先号令，配合当地卫生力量参与联合应急医学救援行动，同时指导相关部队单位做好赴灾区执行任务的先期准备工作。

（二）根据救援力量主体多元化特征，探索"两级四方"机制协同指挥

在借鉴汶川经验的基础上，本次地震应急医学救援行动建立了地方以卫生部、青海省卫生厅为主体，军队以总后勤部卫生部、兰州军区联勤部卫生部参加的"两级四方"联席会议制度。卫生部和总后勤部卫生部建立和完善军地一体化工作机制，在灾区医疗救援、伤员转运、卫生防疫、高原病防治、鼠疫防控等方面发挥重要作用。建立了前后方一体化工作模式，通过抗震救灾信息日报制度，及时汇总各方信息，实现前方与后方的有效沟通，信息共享。军地一体化的工作机制，在灾区医疗救援、伤员转运、卫生防疫、高原病防治、鼠疫防控等方面发挥了重要作用。玉树地震应急指挥在及时准确信息指导下，更快速、更科学、更全面、更有序、更有力，尤其是伤员转运和恢复空中运输，全国医疗系统应急响应，做到积极主动、反应迅速、目标明确、全国联动，实现了有效联动的组织指挥，以指挥部会议和多层级指挥部联系会议方式进行应急指挥与协同。同时，卫生部与交通、铁道、民航和军队紧急会商协调伤员转送安排；与地震、民政、气象等部门及时沟通余震、灾情、灾区气象等信息，形成有效的紧急应急医学救援联动，体现了卫生系统与其他系统指挥主体之间的高效协同。

（三）指挥机构整体靠前部署实施属地化管理，实现扁平化指挥

各级指挥机构整体靠前部署，以玉树灾区前线指挥部为依托开展应急医学救援组织指挥，实现了前后方一体、多部门协同的组织指挥模式。在这种模式的指引下，各指挥机构互通信息，统一协调，将卫生力量和物质统一安排、调整、组合、使用，形成了统一指挥、统一救治、统一保障、协同救援的格局，军民结合机制有效契合，为军地相互取长补短、发挥各自优势、聚合整体保障力量创造了条件。

截至震后第 38 天，卫生部共向灾区派出 5 批前方协调组，共计 54 人次，其中应急办累计派出 22 人次，占卫生部全部派出人员近 50％。前方协调组与国务院前方指挥部、总后勤部卫生部、武警后勤部卫生部、青海省卫生厅和玉树卫生局等部门和人员建立对口衔接、联合办公和每日早例会工作机制，确保信息沟通顺畅、工作协调有序。

二、评估与比较

（一）组织指挥体系更加完善，指挥扁平化，更加靠前

汶川地震 72 小时内，以国家战略指挥为主，重点在支援力量的调集。震后 72 小时到 2 周内，以灾区各医疗救援队战术指挥为主，呈现出快速反应、靠前指挥、主动出击的特征。震后 2 周形成了包括灾区前线责任区救援指挥体系和省内后方医院集中救治指挥体系的灾区属地化应急医学救援指挥体系，促进了灾区医学力量全覆盖和任务转换，即稳定的战略和灾区两级救援指挥体系。

玉树地震紧急应急医学救援中，早期即建立起"两级四方"协同指挥工作机制，由汶川地震紧急应急医学救援的三级指挥转向两级，更加靠前指挥，而且，更加强调属地化管理的重要性，早期实现战略和灾区两级卫生指挥体系，减少了中间环节，提高了决策效率和资源利用效率。

（二）应急医学救援行动组织更加迅速，各项工作及早展开

两次地震卫生部均在第一时间启动了卫生部抗震救灾应急响应Ⅰ级机制。在"黄金 72 小时"，玉树地震完成重症伤员全部转运；汶川地震实现了 11 个重灾县医疗救援的全覆盖，3.58 万名医务工作者的大集结，伤员早期救治率实现了 100％。汶川地震的第一反应主要集中在医疗救治工作安排，如派遣医疗队、用血安全和保障、应急物资和药品供应等方面。玉树地震与汶川地震均在第一时间启动自然灾害卫生应急一级响应，基于汶川经验，玉树地震医疗救援更科学、更准确、更快速：震后 72 小时完成 1434 名危重伤员转运任务、6 天完成全部 452 例非择期手术、10 天完成灾区医疗卫生防疫全覆盖和大灾之后无大疫的阶段性目标、30 天基本完成政策保障。

在政策保障上，基于汶川地震救援的经验和做法，玉树地震在震后出台文件、方案的数量、速度以及内容完善程度方面均有所提高，早期即出台了卫生防疫、心理干预和灾后重建的相关政策文件，为相关工作和救援行动的开展提供了政策保障，尤其是玉树地震灾后第 2 日即启动灾后评估和重建规划编制工作。基于汶川经验，玉树地震第一时间在灾区现场建立了快速检伤分类，启用危重伤病员监测系统，最大限度地降低死亡率和致残率。汶川地震于震后第 6 天启动伤员转运工作，主要采用飞机和专列相结合的方式，铁路、民航、公路三大系统通力协作，分两次转运，先由灾区一线医院转至省会城市实力较强的医院，再转至全国 20 个省区市医院。玉树地震源于汶川经验，震后当天启动伤员转运工作，主要采取飞机转送至四川、甘肃、陕西三个相邻省份，实现地空方式的"无缝对接"，两次转运途中均无伤亡。

（三）军队组织指挥体系明晰，独立性强，军地协同仍需加强

玉树抗震救灾中军委向灾区派出"四总部前方工作组"，由总后勤部卫生部部长任副组长和后勤组组长，于 15 日到达救灾现场一线靠前指挥，在战略层面形成了以卫生指挥为中心的后勤指挥。兰州军区联勤部卫生部与青海省军区卫生机关联合建立军队的灾区卫生指挥机构，直接指挥包括武警部队在内的全军各类应急医学救援力量，有效地建立了战略、战役两级卫生指挥之间的协调机制，实现了军内各系统之间、卫生力量与保障机构之间的有效协同。这种指挥模式凸显了军队卫生力量的"战斗队"属性，提高了卫生指挥的独立性、权威性、准确性，通过实践证明是高效的指挥模式。

汶川抗震救灾中，军队卫生指挥仍按照军事行动指挥体制，附属于后勤指挥，指挥层级偏低，专业性和独立性不够。玉树抗震救灾行动第一时间明确了军队应急医学救援力量的指挥关系，即所有到灾区的军队卫生力量均由兰州军区联指统一指挥，"四总部前方工作组"负责协调指导，由联指负责各卫勤分队的部署和任务分配，各分队指挥组负责组织本级救治机构的医疗救治工作的开展，指挥体系明晰，层级扁平化，有利于信息沟通，便于指挥控制，提高了整个卫勤指挥的效率。

以"两级四方"指挥模式和联席会议制度为依托，为军地应急医学救援行动的协同提供了组织和制度保障。但是，军地在力量统一调配、后勤物资保障等方面仍存在一些盲区。例如，军队战区联合指挥部虽然纳入灾区属地政府指挥体系，在军地卫生力量混合编组方面进行了有益的探索，但是受到指挥及隶属关系的制约，更深入的协同仍有待相关机制和程序的完善。此外，在军队应急医学救援力量的使用上，军队各级、各大单位卫生力量基本实现了统一指挥、统一部

署、统一使用和统一保障，但与地方卫生力量的统一使用和协调配置方面仍缺少制度保障。

三、政策建议

（一）建立健全重大突发事件卫生应急组织指挥体系，制度建设标准化

我国应急体系始建于 2003 年，国务院 2006 年正式成立应急办公室和"一案三制"，即应急预案、机制、体制和法制。由于我国尚未建立危机应急处理机构，尚无专门的"国家突发事件应急组织指挥条例"，重大突发事件卫生应急没有明确的组织指挥体系。医疗应急救援由国务院应急管理办公室从国务院和地方各应急管理机构建立的各类专业人才库抽调人员组成临时专家组。各级卫生行政部门在同级政府或应急指挥部的统一领导下，与相关部门密切配合、协调工作。应进一步坚持属地化管理的原则，建立突发事件卫生应急组织指挥体系，制订并完善组织指挥预案，明确指挥部署结构。将军队联合指挥部和上级相关部委"前指"纳入灾区属地政府的应急组织指挥体系。统一规范各级各类应急指挥部组织结构，规范合理的管理幅度。完善应急组织指挥的协同机制和程序，规范各级指挥机构的关系和职责。

（二）建立区域医疗救援基地和国家级卫生救援队伍，队伍建设需专业化

依托综合实力强的综合医院，由中央财政拨款支持在全国分片建立区域性的医疗救援基地，平时承担医疗卫生应急队伍的培训、演练、装备保藏管理等任务，在突发事件时有效开展重症伤员的收治和抢救工作。由财政部、卫生部牵头，建立方舱医院，依托相关医疗机构进行管理和应急状态下的运行，确保灾区紧急救援和医疗卫生服务及时有效开展。组建专业结构合理、装备精良、训练有素、反应迅速的国家医疗卫生应急救援队伍，承担全国范围内特大、重大突发事件的卫生应急救援和国际医疗救援任务。

（三）推进灾害救援军民融合组织指挥体系建设，探索军地协同机制

军队参加地方灾难应急医学救援行动，实质是作为支援力量参与国家应急医学救援，应进一步建立相关协调机制，包括力量使用、组织指挥关系、制度保障等。在国家层面，需要协调完善军民融合机制，提高融合层次，建立健全国家层面和地方层面的"军民融合"协调机制；对军队来说，需要进一步建立三军一体、平战结合、军民兼容的军队卫生保障体制和军地联合工作制度，强化应急医学救援组织体系和制度建设，加强"军民融合"式发展的组织领导和综合协调。

专题十二 玉树地震应急医学救援力量配置效率

一、效率评估

（一）医疗救援力量工作效率高、负荷大，有效完成灾区伤病员救治工作

1. 72 小时内高效完成大部分伤员救治工作

2010 年 4 月 14 日 7 时 49 分，中国青海省玉树藏族自治州玉树县发生 7.1 级浅源地震（深度约 33 千米）。截至震后第 12 日下午 17 时，遇难 2220 人，受伤 12 135 余人，失踪 70 人。地震发生后，卫生部迅速调动全国军警地医疗和卫生应急救援队伍，多方配合、齐心协力抢救伤员。战略支援力量共抽组医疗队 42 支、3483 人（其中外省支援力量包括医疗队 27 支、2033 人，军队和武警支援力量包括 15 支医疗队、1450 人）；区域支援力量共抽组医疗队（含高原病防治队）27 支、846 人；震后灾区当地参与应急医学救援的卫生力量共 502 人。根据卫生部数据显示，截至震后 72 小时（4 月 17 日），已有军地医疗队伍 1880 人在玉树灾区开展工作，并完成救治伤员 8246 人（占累计救治伤员数 9145 的 90%）。震后 72 小时内为专科医疗救治人员发挥作用最为关键的时期，此次玉树地震应急医学救援行动充分体现出了应急医学救援力量工作效率高的特点，在灾害救援的关键时期保证了大部分伤员得到及时有效的救治。

2. 72 小时后以向灾区居民提供医疗服务为主

受地震灾害影响，玉树受损医疗卫生机构 199 个（占全州医疗卫生机构总数的 57.7%），卫生系统人员受伤 76 名，死亡 10 名（分别占卫生系统人员总量的 7% 和 0.9%），玉树本级和玉树县各级医疗卫生机构全部遭受不同程度损害，无法有效开展工作。在完成了大部分伤员的救治和后送工作后，灾区医疗卫生工作已由紧急医疗救援向提供群众基本医疗卫生服务过渡。医疗队替代玉树本地医疗机构的基本职能，继续留守灾区开展接诊和巡诊工作。从医疗工作量的角度进行分析，抽取玉树本地医疗队（本地救援力量）108 人、省内医疗队（区域救援力量）408 人以及省外医疗队（战略救援力量）459 人，对其 4 月 14 日至 4 月 20 日震后 7 天之内所完成的接诊、巡诊、手术、清创、后送和抢救危重伤员进行统计，人均接诊量达到 9.75 人次/天，说明医疗队在参与灾区医疗救援工作中的利用效率较高。截至 6 月 1 日，累计接诊 67 033 人次，巡诊 36 023 人次，基本满足了灾区居民的日常就医满足。确保了医疗卫生服务秩序得到逐步恢复。根据调研数据，医疗队救援人员平均接诊量达 10 人次/天，显示出救援力量工作负荷较

大，在震后当地医疗机构损毁严重、服务能力不足的情况下，为解决灾区居民看病就医的问题提供了重要的保障。

（二）投入产出效率不高，应急医学救援力量内部结构失衡导致低效率损失

1. 投入产出评价结果不佳，平均效率不足 70%

对于医疗队投入产出的生产效率评价，主要采取数据包络分析方法。选取青海红十字医院、青海第五人民医院、果洛达日县人民医院、解放军第 536 医院、玉树仲达乡卫生院、玉树巴塘乡卫生院、四川石渠县人民医院及解放军第一医院共 8 支医疗队作为评估的决策单元（Decision-making Unit，DMU），以医疗队人员数量和展开床位数量作为投入要素（Input-1 和 Input-2），将 4 月 15 至 21 日的接诊人数作为产出要素（Output），运用数据包络分析软件 DEAP 2.1 进行计算，设置具体运行参数为：数据类型（横断面数据）；产出要素数量（1）；投入要素数量（2）；导向（以产出为导向）；规模效率可变（VRS）。从参与评价的医疗队来看，投入产出（生产）效率不高，平均有效率仅达到 65.1%。其中投入产出有效（投入产出效率值＝1）的医疗队有 2 支，分别为青海省第五人民医院和解放军第 536 医院，占所评价医疗队的 25%。这两支医疗队在救援人力和展开床位上的投入已经得到了充分的利用，达到了技术水平上和规模结构上最佳的产出值。非投入产出（投入产出效率值＜1）的医疗队有 6 支，占到所评价医疗队的 75%。其中以青海红十字医院的投入产出效率最低（0.226），说明同投入产出有效的医疗队相比，该医疗队仅发挥了 22.6% 的水平。上述数据说明各支医疗队在投入产出效率上还存在着较大的差异。

2. 内部结构失衡是导致低效率损失的主要因素

医疗队来的平均投入产出（生产）效率仅达到 65.1%，表示存在着 34.9% 的低效率损失。导致低效率损失的原因，可能是由于技术水平不高或者是内部结构配置失衡。

首先从技术水平的角度进行分析。从医疗队的技术效率评估结果分析，平均技术效率值达到 78.1%。其中，技术有效（纯技术效率值＝1）的医疗队共有 5 支，分别为青海省第五人民医院、解放军第 536 医院、玉树县仲达乡卫生院、玉树县巴塘乡卫生院和四川省石渠县人民医院。技术有效的这几支医疗队都处于"用现有投入获得最大产出"，以及"在现有产出基础上，投入最小"的理想状态。从总体看来，技术有效的医疗队占到了总数的 62.5%；非技术有效的医疗队只占到 37.5%，说明参与此次玉树地震应急医学救援的医疗队在技术层面上效率已经能够达到较高水平。

再从医疗队的规模有效性方面进行分析，规模效率平均值虽然到达 80.8%，

但大部分医疗队的规模效率不高。其中规模有效（规模效率值＝1）的医疗队仅有2支，分别为青海省第五人民医院和解放军第536医院，占所评价医疗队的25％。这两只医疗队的规模收益不变，说明在当前技术水平的情况下，医疗队配置已处于理想的规模状态，要想获得更高总体效益，应主要从技术水平、管理水平上谋求提高。而其余6支医疗队呈现非规模有效（规模效率值＜1），说明其在内部结构配置上存在一定问题，主要反映在投入要素比例之间（如床工比、人工比等）失衡，这正是导致救援力量投入产出效率不高的主要原因所在。

（三）应急医学救援力量配置效率较高，部署速度有待提升

1. 72小时内应急医学救援力量迅速增加，体现了较高的配置效率

从时间维度上分析，参与玉树地震医疗救援的医疗队在配置上基本符合地震灾害伤员发生规律和医疗救援的实际需求。地震发生72小时内，投入玉树灾区的医疗人力呈现迅速增长的态势，在震后72小时之内已经有军地医疗队伍1880人在玉树灾区开展工作，并完成了大部分伤员的救治工作，成为实现伤员获得有效救治的关键所在。震后3日内救援力量的增长速度趋于放缓，并在震后两周内根据伤员救治的实际需求，逐渐撤回了大部分的医疗队。一方面说明在地震发生后能够及时有效地抽组救援力量赶赴灾害区开展救治工作，保证了伤员在最急需的时候获得医疗救治；另一方面说明在指挥组考虑到在灾情得到控制后，医疗救助的需求主要转移到伤员后送的定点医院，同时考虑到高原反应可能对医疗队员产生的影响，逐步将大部分的医疗队撤回，救援力量配置上基本符合地震灾害医疗需求的时间规律，实现了较高的效率。

2. 应急医学救援力量部署顶峰出现在震后1周，提示医疗队配置存在滞后

在灾害应急医学救援行动中，医疗队的首要职责，是在灾害发生后以最快的速度、在最短的时间内赶赴灾区对伤员进行抢救和转运。但通过评估发现，在玉树地震应急医学救援行动中，震后三天之内已经完成伤员救治8246人（占累计救治数90％），而应急医学救援力量的部署在震后1周左右才达到顶峰。可以认为，震后72小时候后投入灾区工作的医疗队主要是承担灾区居民常见疾病的治疗，没有有效发挥其在伤员救治上的关键作用。提示在震后72小时内在医疗队的部署速度上还应有提升余地，并可考虑减少在震后72小时医疗救援力量的投入。

二、效率比较

（一）区域应急医学救援力量工作负荷低于本地和战略应急医学救援力量

在应急医学救援中，人均日接诊量反映了医疗队的工作负荷，也是体现医疗

队工作效率的重要指标。从本次调研的人均日接诊量分析，三类应急医学救援力量（本地、区域和战略）存在较为显著的差异。其中本地救援力量与战略救援力量人均日接诊量较高，达 12 人次/天左右；相比较而言，区域应急医学救援力量人均日接诊量仅为 6 人次/天，低于本地和战略应急医学救援力量 50％以上，工作负荷呈现不足。这一现象的产生可能与医疗队到达时间和技术水平有较大关系。

（二）震后 72 小时内救援力量配置和利用效率更高，较汶川地震有所提升

相对汶川救援，玉树紧急应急医学救援力量部署速度更快、时间更短，在震后 72 小时内已经有大量来自区域和战略的应急医学救援力量在灾区开展救治工作。其中以区域应急医学救援力量抽组最为迅速，震后 2 天达高峰，外省和军队的救援力量分别在震后 8 天和震后 4 天达峰值震后 4 天达峰值。由于力量快速展开，救治速度快，导致伤病员累积增长的时间缩短，汶川地震 12 天后伤病员累积增长占总量的 93.13％，而玉树地震 4 天后的伤病员累积增长已达到总量的 99.61％，体现了玉树地震紧急应急医学救援行动的有效性。

三、政策建议

（一）以调整救援力量内部结构为主，提高医疗队工作负荷

从此次分析结果可以看出，虽然参与玉树地震灾害应急医学救援的医疗队整体技术效率较高，但由于规模效率参差不齐，最终导致配置的投入产出效率不高。在今后的研究中，应当加强对医疗队内部配置结构的研究，在大样本数据分析和参考国外相关标准的基础上，确定医疗队在何种结构下能够实现配置的有效性，尽快形成包括床位、装备、人力等在内的规范配置标准，以期进一步提高医疗的效率和工作负荷。

（二）加快 72 小时内支援力量部署，保证力量配置与伤员救治需求一致

灾后 72 小时是伤员救治的关键时期，也是医疗专业技术人员在应急医学救援行动中最能发挥作用的时间。而灾区本地的医疗机构及其卫生人员由于受灾情影响，面对大量伤病员难以有效完成救治任务。因此，在灾后 72 小时之内，支援力量在灾区部署的比例成为评价救援工作的一个关键因素。在今后灾害应急医学救援行动中，要在注重加快医疗队的抽组和部署速度，争取医疗救援力量的配置和伤员发生曲线能够保持较高的一致性，减少因为部署时间之后而带来的低效率顺势。

（三）加强专业能力训练，推动应急应急医学救援保障能力建设

应急医学救援力量的专业技术水平是决定救援力量工作效率高低的重要因

素，更是关系到应急医学救援行动成败的关键所在。因此，加强医疗队的专业能力训练，对于推动应急医学救援保障能力的提高具有重要意义。建议今后应重点从国家和省级层面加强医疗救援队伍的培训，突出抓好医疗救援力量在处理应急情况条件的医疗能力、机动能力和生存能力的训练，形成国家和省（市）两级专业化、规范化的应急医学救援队伍，建成结构合理、装备精良、训练有素、反应迅速、处置高效的应急医学救援力量。